Dr Paul LE GENDRE

Médecin honoraire des hôpitaux de Paris
Membre de l'Académie de ...

Du
Quartier Latin
à
l'Académie

(Réminiscences)

suivies du

"Crin-Crin d'un Mire"

ÉDITIONS MÉDICALES N. MALOINE, PARIS

Du Quartier Latin à l'Académie

RÉMINISCENCES

Le Crin-Crin d'un Mire

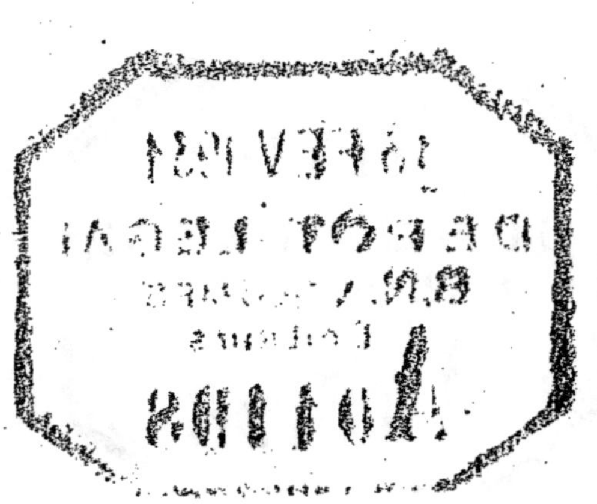

Dr Paul LE GENDRE

Médecin honoraire des hôpitaux de Paris
Membre de l'Académie de Médecine

DU QUARTIER LATIN
A L'ACADÉMIE

RÉMINISCENCES

Le Crin-Crin d'un Mire

ÉDITIONS MÉDICALES NORBERT MALOINE
27, RUE DE L'ÉCOLE-DE-MÉDECINE, 27
PARIS, 1930

Du Quartier Latin à l'Académie

RÉMINISCENCES

I

UN DÉBUT INSOLITE D'ÉTUDES MÉDICALES (1)

Au temps où j'avais le plaisir d'être entouré de jeunes stagiaires, je demandais souvent aux nouveaux pour quelles raisons ils avaient choisi la profession médicale.

Beaucoup, fils ou proches parents de médecins, avaient été naturellement orientés par leur milieu.

Quelques-uns étaient attirés par le goût des sciences naturelles auxquelles s'apparente la médecine.

Sur d'autres avait agi la mode, l'engouement

1. Remontant à plus d'un demi-siècle, j'évoque ici le début de mes études et le Quartier Latin de 1872-1880. Peut-être la Jeunesse s'intéressera-t-elle à ce lointain passé, quitte à s'égayer aux dépens des anciens.

social qui a suivi le retentissement des découvertes de Pasteur et des progrès merveilleux de la chirurgie.

J'en ai rencontré qui, venus de province, avaient voulu surtout être étudiants à Paris et qui s'étaient décidés plutôt pour la Médecine que pour le Droit, parce que l'auréole du carabin passait pour être plus brillante aux yeux du beau sexe que celle du clerc de notaire ou d'avoué.

Quelques-uns ont pu voir au bout de la carrière médicale un mandat législatif, un portefeuille ministériel ; j'ai eu un élève qui m'a dit franchement ne rechercher le diplôme que parce que son arrondissement, depuis longtemps représenté par un médecin, l'était alors par son oncle, à la succession duquel il aspirait — et qu'il a obtenue.

Certains, éblouis par les gros gains attribués à quelques médecins et surtout aux chirurgiens, pensaient devoir s'enrichir de même, ou tout au moins faire de riches mariages.

J'en ai rencontré peu qui m'aient déclaré avoir été poussés par la vocation véritable, c'est-à-dire le désir d'étudier les maladies pour se vouer à soulager les malades sans arrière-pensée.

Enfin, c'est parfois un pur hasard qui décide. Le médecin belge Th. Hauben (1) était sur le

---

1. Edmond PICARD. — *Théodore Hauben, médecin.* Une vie belge au XIXe siècle. Bruxelles, 1909.

point d'entrer au séminaire, quant un ami, étudiant en médecine, l'arrête, l'entraîne à la brasserie, lui crie : « A bas la Calotte ! », lui propose de l'accompagner à l'Université et l'y fait inscrire. Je l'ai connu dans sa vieillesse ; il était devenu un fanatique de sa profession et l'avait exercée avec maîtrise.

Mon cas personnel ne s'apparente à aucun des précédents. Bien que né en janvier (1854 — comme c'est lointain !), — sous le signe réfrigérant du Verseau, j'ai dû subir au point de vue de mon horoscope la brûlante influence de Mars, puisque c'est la guerre qui a décidé de ma profession. Ma vie hospitalière et médicale a été encadrée entre deux guerres, auxquelles j'ai pris médicalement part. Sans celle de 1870-1871 je n'aurais certainement pas exercé la médecine, et sans 1914 je l'exercerais peut-être encore. Comme Hauben avait failli être séminariste, j'ai failli être professeur de lettres ; comme Hauben, j'ai aimé avec passion la profession médicale, où le hasard m'avait jeté. Il y a des vocations qui ne se révèlent qu'à l'usage et quelquefois l'habit peut faire le moine.

Un bachot mouvementé. — Jansénisme et homœopathie.

Ayant terminé dans ma 17e année ma Rhétorique au lycée Louis-le-Grand en juillet 1870, je subissais l'épreuve orale du baccalauréat ès lettres le 6 août, le jour où fut livrée la bataille de Reichoffen. Je suais à établir d'ingénieux rapprochements entre l'Epitre aux Pisons d'Horace et l'Art Poétique de notre Despréaux, sous le regard bienveillant du professeur Lenient, qui prononçait poète « pouate », quand soudain fit irruption dans la salle d'examen le chef des huissiers de la Sorbonne, connu sous le nom du « Père Soleil », probablement à cause de sa physionomie rougeoyante.

Il parle avec une animation insolite à l'oreille du Président du jury, qui s'anime à son tour, entame des colloques avec ses collègues et tout d'un coup interrompt l'examen par ces paroles : « Messieurs, on annonce une victoire de l'armée française ! » Hourrahs, rumeurs. La séance est levée et, je crois, tous les candidats reçus.

Quelques heures plus tard, Paris apprenait que la prétendue victoire, annoncée pour réaliser un coup de Bourse, était une grave défaite, glorieuse sans doute, puisqu'une brigade de cuirassiers ce jour-là acquit une gloire immortelle par ses charges réitérées à travers les houblonnières.

C'était le prélude de tant d'autres désastres ; mais l'opinion publique ne s'émut pas beaucoup encore : chacun continua ses affaires ou ses projets. Les miens étaient de faire, à la rentrée des classes, une deuxième année de rhétorique et de concourir pour l'Ecole Normale Supérieure (Lettres), avec chances de succès, me disait-on d'après l'ensemble de mes études.

En attendant, j'allai passer une partie de mes vacances dans la famille d'un de mes condisciples, Victor N., dont le père, ancien chirurgien de la marine, était devenu industriel dans les Deux-Sèvres. J'étais accueilli par un trio délicieusement hospitalier, et peu banal. Mon condisciple, charmant garçon, d'une santé médiocre, mais bien doué intellectuellement, enthousiaste de la musique, qu'il étudiait avec Massenet comme professeur, dessinant avec goût, passionné pour les écrivains du xviie siécle et aussi amoureux de Mme de Sévigné que Victor Cousin des nobles Héroïnes de la Fronde, était l'orgueil de ses parents, dont il partageait l'ardeur religieuse, quoique non orthodoxe.

Sa mère, petite femme, mince et pâle comme la mère de Philippe de Champagne, d'allure monastique, était d'une famille janséniste de stricte observance. Adorée de son mari, un bon colosse sexagénaire, elle l'avait converti à ses opinions.

La conversation roulait aussi souvent sur l'Evêque Jansénius, l'abbé de Saint-Cyran, les Arnaud, la Mère Angélique et toute l'histoire de Port-Royal que sur les événements de la guerre de plus en plus angoissants.

Le Dr N. avait des opinions assez particulières aussi en politique. Tout jeune chirurgien à bord du navire de l'Etat sur lequel le prince Louis-Napoléon, après l'attentat de Strasbourg, avait été déporté aux Etat-Unis par décision du gouvernement de Louis-Philippe, il avait été séduit par l'affabilité, la simplicité et la culture du futur Empereur et en était devenu fanatique. Par contre, sa femme et lui, religieux et de vertu rigoriste, avaient été scandalisés par la *Fête impériale*, dont ils rendaient seule responsable la coquette et superstitieuse Espagnole inféodée au catholicisme ultra-mondain. Aussi les désastres actuels de l'armée française et la chute de l'Empire leur parurent-ils le châtiment céleste mérité par les mauvaises mœurs du Régime.

Après la Révolution du 4 septembre et en face de l'invasion rapide de la France le patriotisme éclatait chez les hommes de tout âge et de toute opinion. Mon ami et moi, nous réclamions la permission de nous engager pour la durée de la guerre ; mais nos parents, considérant notre jeunesse et notre médiocre développement physique, refusèrent leur consentement.

Alors le Dr N., dont l'usine était fermée par suite de la stagnation des affaires et du départ de beaucoup d'ouvriers aux armées, adressa au gouvernement de Tours une demande pour être chargé de la direction d'une ambulance, nous promettant qu'il nous y attacherait comme infirmiers. Mais il fallait nous initier rapidement aux éléments de la médecine et de la petite chirurgie pour nous permettre d'être utiles et de comprendre quelque chose à ce que nous verrions.

Mon hôte entreprit de nous exposer simultanément les éléments de l'anatomie avec un squelette et les belles planches coloriées de l'Atlas de Bonamy, Broca et Beau, ceux des pansements en nous apprenant à faire des bandages. Sous ses yeux nous taillions et roulions des bandes de toile, les appliquions suivant les régions en faisant des renversés corrects ; nous nous servions réciproquement de mannequins et nous sûmes bientôt exécuter convenablement spica, huit de chiffre, chevestre et capeline, préparer des appareils à fractures. Heureux de retrouver ses souvenirs chirurgicaux, le Dr N. nous expliquait les phases de la cicatrisation des plaies, pendant que Mme N. faisait fébrilement des monceaux de charpie. Durant les périodes de repos elle nous lisait avec onction quelques passages de Saint Augustin, des Essais de morale et d'instruction théologique de Pierre Nicole, des Provinciales de Pascal ou de l'Imitation de Jésus-Christ.

Le Dr N. nous exhibait ses vieilles boîtes d'instruments et ses trousses, nous apprenant les noms et l'usage des différents couteaux et bistouris, scies, pinces, daviers et de la clef de Garengeot ; nous frissonnions un peu, mon ami et moi, mais nous souhaitions voir le plus tôt possible fonctionner cet arsenal.

Notre initiateur pensa aussi que quelques notions de médecine générale et de thérapeutique ne nous seraient pas inutiles. Mais c'était un adepte convaincu de l'Homœopathie. J'entendis pour la première fois parler de Hahneman, de sa romanesque biographie, de ses théories. Je connus les dilutions, les doses infinitésimales et les globules.

N'ayant jamais entendu le mot *allopathie*, je ne fus pas choqué par le *similia similibus*.

Ayant eu une amygdalite aiguë fébrile, je fus traité homœopathiquement et je fus guéri en quelques jours. Comment révoquer en doute l'efficacité de la méthode ?

Cependant le temps s'écoulait et la commission de chef d'ambulance n'était pas encore arrivée au Dr N., si bien qu'un beau jour il nous fit la proposition de nous conduire à l'Hôpital maritime de Rochefort-sur-Mer, où se trouvait une Ecole de Médecine Navale, dont les cours allaient s'ouvrir et où il avait des amis. Nous y commencerions à pouvoir appliquer et augmenter les notions élémentaires qu'il nous avait enseignées et nous viendrions le rejoindre quand il serait pourvu d'une ambulance. Enchantés, mon ami et moi, et après consentement de mes parents, nous arrivions en octobre à Rochefort où, présentés par le Dr N. au Médecin Principal Directeur et à plusieurs des professeurs, nous étions inscrits comme élèves à l'Ecole de médecine.

II

UN BEL HOPITAL
SUR PIED DE GUERRE
en 1870=1871

Chirurgien pressé qui boude le chloroforme. — Une jambe embarrassante. — Capote de cuir essuie-mains. — Amitié brisée par la mort. — Lieutenant de vaisseau commandant des gendarmes à cheval. — Un futur grand chef dans la médecine coloniale : Edouard Primet.

L'Hôpital de la Marine, dans lequel se trouvait l'Ecole de Médecine, était un très vaste et monumental établissement en dehors des fortifications de la ville. Il contenait un millier de blessés ou malades, évacués des armées, dans des salles grandes et belles, aussi bien tenues que le permettait l'encombrement.

N'ayant jamais pénétré dans un hôpital, je craignais d'éprouver du dégoût ou de la répulsion ; il n'en fut rien. La pitié, la sympathie pour tous ces pauvres alités l'emportèrent sur tout autre sentiment. Les chirurgiens et les médecins, dans l'uniforme sobre des officiers de marine, dont ils ne se distinguaient que par la bande de velours grenat sur la manche, les religieuses empressées et actives, les infirmiers silencieux et disciplinés me firent la meilleure impression. Je me réjouis de la perspective de participer à tout ce mouvement dont le but était de soulager les victimes de la guerre, puisqu'il m'était impossible de collaborer comme combattant à la défense du pays.

Le directeur de l'école et médecin chef de l'hôpital, grand, sec et sourd, nous reçut froidement et nous confia à son prévôt, petit médecin à trois galons, rondelet et jovial ; le prévôt était chargé de la direction d'une quarantaine d'élèves de 18 à 20 ans, appartenant pour la plupart à des familles des départements voisins, qui firent presque tous un accueil cordial aux Parisiens que nous étions.

En temps de paix les cours, qui duraient deux ans et conduisaient après examen au port du premier galon, occupaient la plus grande partie du jour ; les services de médecine et de chirurgie peu actifs ne prenaient guère qu'une heure chaque matin et une demi-heure l'après-midi. Mais depuis la guerre l'existence des élèves était transformée.

Les services commençaient à 7 h. du matin et se prolongeaient souvent jusqu'à midi à cause du grand nombre des opérations et pansements ; on y revenait après 2 heures et ils duraient parfois jusqu'au dîner. De temps en temps seulement les professeurs pouvaient consacrer quelques heures à l'enseignement théorique (chimie et physique médicale, anatomie et physiologie, bandages et appareils pour les élèves de 1re année). On disséquait assez irrégulièrement faute de temps, malgré l'abondance des cadavres ; les autopsies en revanche étaient quotidiennes.

Je fus attaché au service d'un chirurgien d'aspect massif, d'une physionomie bienveillante, mais qui me parut trop peu sensible aux souffrances des blessés. La chroroformisation faisait perdre du temps, disait-il, et pouvait causer des accidents mortels ; aussi opérait-il le plus souvent sans anesthésie, indifférent en apparence aux cris des patients, qui me causèrent longtemps la plus pénible impression. Je lui ai entendu dire plus d'une fois au marin ou soldat qu'il allait opérer : « Allons ! bourre ta pipe et fume ; ce sera vite fait ». Il opérait en effet vite et bien.

Mais cet opérateur, habile et pressé, bien éloigné de pressentir l'antisepsie, négligeait la plus simple propreté. Il opérait revêtu d'une grande capote en cuir, sur laquelle il essuyait fréquemment ses mains ensanglantées et qui n'était que rarement lavée, avec la même éponge dont on nettoyait la table d'opérations.

Je dois ajouter qu'il y avait dans l'hôpital d'autres chirurgiens qui ne dédaignaient ni l'anesthésie, ni la propreté.

Mon chef ne s'inquiétait guère du choix de ses aides. Peu de jours après mon arrivée, me trouvant à sa portée, il me dit de tenir une jambe qu'il allait amputer ; je tremblais que l'émotion ne me fît faire quelque sottise. Je me comportai heureusement à peu près comme il fallait, mais je n'ai jamais oublié les étranges sensations que me firent éprouver le grincement de la scie sur les os, le bruit sec qui terminait la section et surtout mon embarras quand la jambe amputée me resta entre les mains. Je la contemplais avec une sorte de respect, comme une portion d'être humain, participant aux égards qu'on doit à ses semblables. Il fallut une énergique interpellation de l'opérateur pour me décider à la jeter dans le seau où se trouvaient déjà le sang et d'autres débris. J'étais pourtant assez fier d'avoir été utile, quoique novice.

Mon ami Victor N... ne put s'accoutumer aux spectacles sanglants et perdait tout appétit à l'hôpital. Le pauvre garçon n'y devait pas rester bien longtemps ; peu après notre arrivée, il commença à éprouver des maux de tête violents et s'alita. Son père revint le chercher et quelques jours plus tard m'écrivait que son fils avait une fièvre typhoïde ; il le soigna bien entendu homœopathiquement. La fièvre très élevée avait duré plusieurs semaines, puis cessé, et le malade entrait en convalescence, quand un matin, en s'asseyant sur son lit, il retomba inanimé. Cette syncope mortelle fut-elle causée par une myocardite ? — Les malheureux parents consternés furent particulièrement frappés par cette circonstance que la montre de leur fils s'arrêta à la minute précise de sa mort. Ils ne lui survécurent guère, à ce que je sus plus tard. Après être allé assister aux obsèques de mon charmant ami et témoigner de mon mieux ma sympathie impuissante à ces braves gens qui m'avaient traité en fils, je revins prendre ma place à l'Hôpital-Ecole.

Il s'y trouvait aussi bien des fièvres typhoïdes et les traitements alors usités ne consistaient guère qu'en purgatifs, toniques (tisane vineuse, alcool, extrait de quinquina), de petites doses de quinine et, contre les phénomènes ataxiques, les potions à l'opium et au musc, des compresses froides ou de la glace sur la tête. La mortalité était grande. Nul ne songeait aux lotions froides, et encore moins aux bains. — C'est précisément à cette époque que Franz Glénard, prisonnier à Stettin, vit Brand soigner les typhiques par les bains froids avec des succès qui firent de lui, après son retour à Lyon, l'apôtre de la balnéation froide dans notre pays, où on avait oublié les remarquables tentatives de Récamier.

J'avais jusqu'alors logé dans un hôtel, où la table d'hôte était fort animée par les conversations d'officiers venus de divers champs de bataille et occupés à organiser les nouvelles recrues levées par le Gouvernement de la Défense nationale. Je fus le commensal d'un lieutenant de vaisseau destiné à devenir le brillant amiral Fournier ; il m'a raconté qu'à la bataille de Bapaume il avait dû charger à la tête d'un escadron de gendarmes ; ce détail donne idée du désarroi de nos armées d'alors.

Au bout de quelques semaines il me fallut chercher un logement moins onéreux ; je fis chambre commune avec un étudiant un peu plus âgé que moi et vers qui m'attirait une sympathie croissante. C'était EDOUARD PRIMET, qui, après avoir atteint le plus haut grade dans le corps de santé des troupes coloniales, retraité à Paris, est mort subitement pendant une séance de la Société de pathologie exotique à l'Institut Pasteur. Il a servi noblement son pays dans presque toutes les colonies, laissant partout le souvenir d'une bonté, d'une fermeté, d'une dignité professionnelle inégalables. Ce futur grand chef était déjà un étudiant modèle et notre amitié, étroitement nouée à cette époque, s'est continuée pendant 57 ans malgré les longues périodes de séparation.

Pendant la Grande Guerre, alors qu'il remplissait les fonctions de médecin-inspecteur birégional dans les départements de l'Ouest, et que je dirigeais les formations sanitaires de La Flèche, nous échangions souvent nos impressions comparatives au sujet des progrès de la chirurgie et de la médecine, comme de l'organisation du Service de Santé, depuis notre cohabitation à Rochefort. Si on a vu encore trop de « pagaie » en 1914 et 1915, la transformation prodigieuse obtenue dans la thérapeutique et la prophylaxie entre les deux guerres avec l'Allemagne nous était un grand réconfort. — La fièvre typhoïde, si souvent guérie par l'hydrothérapie et progressivement presque supprimée par les vaccinations, surtout les admirables résultats de la chirurgie d'armée nous touchaient à un point dont ne peuvent se rendre compte les générations médicales qui n'ont pas connu la période pré-pastorienne et pré-listérienne. Les « moins de cinquante-ans » liront peut-être avec une curiosité horrifiée le fidèle récit de « ce que mes yeux ont vu » et de ce que mes mains, aussi inconscientes que bien intentionnées, ont fait dans un bel hôpital militaire en 1870-1871.

III

LA LUGUBRE CHIRURGIE
de 1870-1871.

Cérat et cataplasmes. — Une pipe léguée in extremis. *—
Pourriture d'hôpital et fer rouge. — Proclamations pa-
triotiques et semelles de carton. — Versaillais et communards en wagon. — Alcool. Presse enragée et guerre
civile.*

Donc chaque jour, Primet et moi, nous
quittions, à 6 heures du matin, la petite chambre
que nous occupions, au-dessus d'un bureau
de tabac près d'une des poternes des remparts
et, par l'hiver d'une exceptionnelle rigueur qui
régna dans l'Année Terrible, nous franchissions
les glacis couverts de neige, sous des rafales de
vent glacial et, après nous être lestés du morceau de pain et du verre de vin de quinquina
alloués aux élèves par le Service de Santé, nous
commencions les pansements.

Dans les salles se trouvaient en permanence
d'énormes bassines de farine de lin, dont nous
retirions avec de larges cuillers de bois Q. S.
pour confectionner de vastes cataplasmes. Toutes les plaies qui paraissaient « enflammées »,
suivant le langage du temps, recevaient un de

ces « épithèmes antiphlogistiques » au lieu du pansement habituel, le plumasseau de charpie ou la compresse fenêtrée, enduite avec soin du cérat, extrait avec une spatule de bois d'un gigantesque pot toujours à ciel ouvert sur « l'appareil », longue table occupant le centre de la salle.

Les pauvres gens, qui avaient reçu plusieurs blessures, se voyaient appliquer, matin et soir, autant de compresses cératées ou d'épithèmes émollients : l'art du panseur consistait à faire les plus ingénieux et les plus classiques bandages roulés, avec des renversés corrects, pour maintenir en place ces topiques, dont nul de nous ne soupçonnait les dangers. Nous entretenions donc, avec un zèle diabolique et inconscient, ces interminables suppurations, dont on ne s'inquiétait pas pourvu que le pus fût *louable*, d'un beau jaune, crémeux, etc.

Un brave Bavarois, qui se trouvait dans mes lits, avait reçu une douzaine d'éclats d'obus disséminés sur les points du corps les plus éloignés ; je le pansais avec d'autant plus de minutie que nous étions devenus de très bons amis ; je savais un peu d'allemand et m'efforçais de remonter son moral. Naturellement il mourut, mais si reconnaissant que, dans ses derniers jours, il me fit présent d'une superbe pipe à long tuyau, dont le fourneau de porcelaine était décoré d'une Gretchen peinte ; j'ai conservé ce souvenir pendant toute ma vie d'étudiant,

Quand le pus cessait d'être louable, s'il devenait vert-bleu ou fétide, ou quand apparaissaient les signes de l'effroyable « pourriture d'hôpital », le chirurgien éteignait dans les anfractuosités des plaies plusieurs cautères rougis à blanc, de formes variées, qui chauffaient sans cesse sur un réchaud promené de lit en lit. Les cris des patients, l'odeur de chair brûlée nous étaient fort pénibles, mais nos chefs étaient convaincus que c'était pour le bien des blessés. Quand j'ai vu plus tard dans l'amphithéâtre de la Faculté de Paris la fresque représentant Ambroise Paré au moment où il repousse le fer rouge qu'on lui présente pour cautériser les plaies saignantes, je me suis rappelé la scène inverse dont j'avais été si souvent le témoin en ces tristes jours.

On pansait ensuite avec des plumasseaux de charpie imbibés de vin aromatique ou de vinaigre chaud ; aux pansements suivants il fallait extirper délicatement avec les pinces les escarres qui se détachaient, les longs lambeaux de tissu conjonctif mortifié qui flottaient dans le pus.

Sur ces entrefaites une chute me valut une fracture de l'acromion. Alité quelque temps dans le service des officiers, je fus traité par eux comme un jeune camarade et choyé par les religieuses. Ce me fut une occasion de revenir aux distractions littéraires, abandonnées depuis le départ de mon cher condisciple du lycée.

J'avais un Montaigne, vulgaire édition sur papier grossier achetée dans la ville et à laquelle j'avais fait moi-même une pseudo-reliure er toile à voiles, qui a eu la vie dure, puisqu'elle est encore dans ma bibliothèque et que je l'avais à mon chevet pour les angoissantes insomnies de 1914-1918. Ce vieux bouquin, comparé aux éditions de Fortunat Strowski et de mon Montaniste collègue Armaingaud, est comme une chaumière comparée à des palais. Mais les charmes de notre Michel national n'y brillent pas d'un moins vif éclat. Un Rabelais, un Homère, un Lucrèce et les *Pensées* de Marc Aurèle furent aussi en ce temps mes compagnons de prédilections.

J'avais repris mes pansements et mes cours ; la guerre se poursuivait avec les rares espoirs de redressement, auxquels succédaient si vite les nouvelles accablantes des désastres successifs. Les émotions plus récentes et prolongées quatre ans ont naturellement estompé le souvenir des sentiments que j'ai éprouvés pendant les six mois de la première guerre franco-allemande.

Je n'ai pas oub ié pourtant ma tristesse profonde quand je voyais dans la ville et sur les glacis les mobiles et les mobilisés, avec leurs vêtements minables et des chaussures à semelles de carton, faire l'exercice ; ils avaient des fusils de tous modèles, dont les officiers avaient beaucoup de peine à leur expliquer le maniement, quand ces recrues venaient de Bretagne, comprenant à peine le français. Leurs figures haves et blêmies par le froid faisaient pitié. Les attelages de l'artillerie étaient aussi pitoyables, chevaux efflanqués de toutes les tailles, harnachés de cordes.

Cependant, en général, un bon esprit et l'entrain gouailleur n'abandonnaient pas ces braves gens, qui, à peine exercés, rejoignaient les armées. On lisait encore avec enthousiasme les proclamations de Gambetta ; mais, à partir de décembre, bien des gens réclamaient la paix, même à tout prix, et l'armistice fut accueilli avec soulagement par la majorité des Rochefortais.

Ce fut au moment où on apprit les événements du 18 mars et la Commune de Paris que les discussions politiques prirent, parmi les étudiants et dans les cafés de Rochefort, une violence particulière. Les insurgés trouvèrent d'abord un certain nombre de défenseurs, qui voyaient dans l'insurrection une protestation contre l'humiliation nationale. Mais l'indignation fut unanime contre eux, quand on connut les meurtres des otages et les incendies.

Alors nous vîmes arriver des trains pleins de blessés de la bataille parisienne. J'ai très présent le souvenir de ce spectacle. Dans des wagons de marchandises sur la paille, pêle-mêle, des blessés des deux partis ; soldats de l'armée de Versailles et « communards », de tout âge — j'ai vu un gamin de 14 ans et des vieux à barbes blanches — continuaient à s'insulter et des gendarmes, revolvers chargés, les empêchaient de se jeter les uns sur les autres. Dans les salles de l'hôpital on dut les séparer, ce qui n'avait pas été nécessaire pour les Allemands et les Français. L'horreur de la guerre civile m'apparut dans toute sa force.

Beaucoup de ces blessés de la Commune étaient manifestement en état d'alcoolisme ; les accès de délirium tremens furent nombreux.

Quand ils étaient guéris, on les transférait au pénitencier de l'île d'Aix ou de l'île de Ré. Si on allait les visiter, leurs regards furieux répondaient aux réflexions souvent indignées des curieux. A cette époque je ne trouvais aucune excuse à ces Français qui avaient voulu brûler Paris sous les yeux des Allemands ; je ne connaissais qu'une version des événements du second siège. J'ai compris plus tard qu'il y avait eu parmi les insurgés plus de victimes que de meneurs, — que l'alcool, distribué à profusion à une population d'affamés, avait créé une sorte d'ivresse permanente et de délire obsidional, capable de livrer les cerveaux populaires à toutes les suggestions d'une Presse enragée, dont la plupart des journaux étaient soudoyés par des partis politiques. J'ai compris le rôle odieux des chefs, qui cherchaient, à la faveur des troubles, à reprendre ou saisir le gouvernail de la chose publique.

L'été était venu ; les deux guerres étrangère et civile finies, le nombre des blessés diminua progressivement ; les cours de l'Ecole cessèrent et je rentrai à Paris, beaucoup plus mûr qu'on ne l'est d'ordinaire dans sa dix-huitième année.

Qu'avais-je appris en dix mois ? Peu et beaucoup. A faire correctement des panse-ments sales, à manipuler avec précaution des blessés et des malades, à être un aide averti dans les opérations ; j'avais vu évoluer des typhiques, des paludéens, des vénériens ; j'avais appris l'infection purulente et la pourriture d'hôpital, sans presque ouvrir de livres. J'avais surtout senti naître et croître en moi la sym-pathie pour les malades,— en tant que malades, — qu'ils fussent doux ou brutaux, dociles ou révoltés ; j'avais pris l'amour de l'hôpital, si bien qu'à partir de ce temps, même quand des occupations tout autres me firent négliger les traités de médecine et les cours, je n'ai jamais cessé de fréquenter régulièrement les hôpitaux, avec ou sans fonctions officielles, pendant 48 ans.

Mes projets anciens de rentrée au lycée pour aborder le concours de l'Ecole Normale ne me tentaient plus ; j'aspirais à revenir me prépa-rer à la Médecine Navale au retour des va-cances. Ma destinée devait être autre.

IV

UNE INSTALLATION
AU QUARTIER LATIN en 1872

Ce qu'on peut faire de ses Mémoires. — La mode du calembour et sa nécessité. — Du danger de mépriser les mathématiques. — Qui trop embrasse n'étreint rien. — Utilité relative du temps perdu.

Je n'écris pas ici mes Mémoires. Si mes copieux « *Souvenirs d'un Irrégulier* », dont je détache ici quelques fragments, n'ont pas trouvé d'éditeur au jour de mon décès, hypothèse vraisemblable en ce temps d'imprimerie coûteuse, il appartiendra à mon aimable exécuteur testamentaire de choisir entre trois partis : les garder en souvenir de son vieux maître, comme honoraires plutôt gênants de ses soins gratuits et dévoués, — les déposer à la Bibliothèque de la rue Bonaparte, si le Bureau de l'Académie et le Conservateur y consentent, — ou les glisser en guise d'oreiller sous ma tête dans le Complet de sapin qui me transportera au four crématoire : *pulvis in bibliopola* ou *fumus in auras*, symboles philosophiques d'une des plus vaines parmi les vanités, celle du papier blanc gâté par l'écriture. Vanité dont j'avoue n'être pas exempt.

En m'excusant de ce préambule funéraire, je dois pourtant dévoiler un peu de mon « moi haïssable », pour expliquer comment j'ai recueilli les éléments assez variés des tableaux du Quartier Latin et autres lieux fréquentés par les « fils des Muses », au cours d'une scolarité médicale d'une durée insolite (trois lustres, y compris *celui* de mon temps d'internat dans les hôpitaux).

— « Quoi ? Ce vieux Monsieur, qui semblait sérieux, fait des jeux de mots ! C'est un indice d'affaiblissement sénile », pense peut-être le lecteur. — Eh bien ! Non, du moins je l'espère, austère critique ; cet écart de plume est une première réminiscence de ma jeunesse.

On cultivait alors abusivement le calembour sur les deux rives de la Seine et même à l'Assemblée nationale de Versailles. La vogue de ces confusions voulues de mots similisonnants était telle que dans les cafés des consommateurs réclamaient impérieusement la primeur du dernier numéro du « *Tintamarre* », journal comique dont le rédacteur, Léon Bienvenu, dit Touchatout, publiait un « *Dictionnaire tintamarresque* » où se lisait entre autres cette définition : Lustre, espace de cinq ans, qu'on suspend au plafond pour en donner aux étoffes. Et cela nous faisait rire en 1872, au Quartier !

Comment s'en scandaliser, quand deux hommes que j'ai admirés à d'autres points de vue, le Père Hugo et mon maître, le chirurgien Félix Guyon, s'abandonnaient sans résistance à ce tic mental ? Le second, d'un air modeste et détaché qui contrastait avec sa gravité professorale et son profil de médaille ; le premier, sans descendre des hauteurs où planait son lyrisme. Hugo aimait tant le calembour qu'il lui a fallu mettre le mot même dans la bouche de la reine Dona Maria, de *Ruy Blas*, quand elle dit à son gentilhomme *patito* et quasi geolier, don Guritan, pour se débarrasser de lui,

> De porter ce coffret *en bois de calambour.*
> A mon père Monsieur l'Electeur de Neubourg.

Les détracteurs du poète ne veulent voir dans cette rime riche, malgré une petite différence d'orthographe, qu'une cheville colossale. Ses fanatiques l'interprètent comme une preuve de la valeur du présent, ce bois étant alors des plus précieux.

Les critiques impartiaux pensent que le Maître a cédé une fois de plus à son péché mignon, l'étalage de son érudition livresque en accessoires de couleur locale, et le lui pardonnent en faveur de son génie. N'a t-il pas d'ailleurs vaticiné : « Le calembour est la fiente de l'Esprit qui vole » ? C'est donc la satisfaction de deux besoins actuels de tout être humain, puisque, si le rire a été déclaré par notre confrère Rabelais le propre de l'homme, celui-ci partage maintenant avec les oiseaux en général (et la pie en particulier) et les singes le pouvoir et le goût du vol dans les deux sens du mot. — Jeunes lecteurs d'aujourd'hui, soyez donc indulgents pour cette digression, qui n'est qu'une transition pour aborder le récit de mes débuts dans la vie d'étudiant.

Mon projet de renoncer à la carrière de l'enseignement pour me faire Médecin de la Marine causa autant d'étonnement que d'inquiétude à ma famille ; elle n'avait envisagé mon séjour de quelques mois dans un hôpital-école que comme un moyen de me rendre utile pendant la guerre. Je fis valoir l'intérêt très vif que m'inspirait la médecine et le goût des voyages qui m'était venu. Sur le premier point, j'obtins satisfaction, après qu'on m'eut peint le sombre tableau d'études longues et coûteuses, dont mon père ruiné ne pouvait assumer la charge, puis la difficulté de me créer ensuite une clientèle, alors que je n'avais aucun médecin dans ma famille ni dans mes relations. Sur la poursuite de la carrière navale mes parents furent irréductibles ; ma santé était médiocre et j'étais le seul garçon. Je dus céder à leurs tendres protestations et mon bon grand-père maternel m'offrit une mensualité de 150 francs pour vivre en étudiant au Quartier Latin, ma famille ayant dû quitter Paris. Cette perspective, je dois l'avouer, me fit accepter plus facilement l'abandon de mon plan médico-naval.

Quand je me présentai à la Faculté muni

d'un certificat d'assiduité à l'Ecole de Rochefort pendant l'année scolaire écoulée, le secrétaire m'accorda quatre inscriptions rétrospectives, mais au titre de l'Officiat de santé parce que je ne possédais qu'un baccalautéat, et„ avec le droit de les faire transformer en inscriptions pour le Doctorat, quand j'apporterais mon second diplôme de bachelier.

Il me fallait conquérir le baccalauréat ès-sciences restreint pour la partie mathématique, et, pour restreinte que fût cette partie, elle ne laissait pas de me causer de l'effroi. Les mathématiques m'avaient toujours rebuté, autant que les sciences naturelles m'attiraient.

En vertu d'une mode ridicule, trop répandue dans les classes de Lettres à l'époque de mes études, c'était presque un point d'honneur pour les élèves qui tenaient la tête de leur classe dans les autres branches de se déclarer ignares en « math ». Ainsi avais-je fait et j'avais encore dans les oreilles les avertissements salutaires de celui des professeurs de mathématiques qui m'avait inspiré le plus de confiance par sa bienveillance bourrue : « Vous ne voulez pas prendre la peine de vous initier sérieusement à l'algèbre et à la géométrie. Vous vous en repentirez un jour, quelle que soit votre carrière ; il est toujours humiliant d'être nul en mathématiques. »

Aussi mon premier mouvement fut-il d'aller faire amende honorable devant ce maître prévoyant et d'implorer son aide pour me tirer d'embarras.

Il fut parfait, cet ancien capitaine d'artillerie, qui avait conservé dans l'enseignement la brusquerie grondeuse du commandement. « Je vous l'avais bien dit, maître sot ! Enfin il n'est jamais trop tard pour s'amender. Je ne ferai jamais de vous un fort en math, comme vous étiez un fort en thèmes, mais si vous voulez donner un coup de collier suffisant, j'espère vous faire franchir à la prochaine session la modeste banquette irlandaise du Bachot restreint ». Il me passa au cou le collier, et, soutenu par lui, je surmontai l'obstacle.

Enfin immatriculé à la Faculté comme candidat au Doctorat et étudiant de deuxième année, j'envisageai avec joie la perspective de plusieurs années d'études, que je me proposais follement d'étendre dans le plus grand nombre possible de directions. A une époque où les étudiants manquaient totalement de conseils pour orienter leurs efforts, quand ils n'avaient ni parents ni amis médecins, je ne soupçonnais pas la nécessité d'entrer le plus tôt possible dans la filière des concours de l'Assistance publique. Suivre un service d'hôpital quelconque le matin en spectateur, des cours à la Faculté l'après-midi et disséquer à l'Ecole pratique me paraissait un programme suffisant pour passer les examens de fin d'année et du doctorat.

Je pensais donc avoir le temps de continuer à

cultiver parallèlement les Lettres par la fréquentation de la Sorbonne et du Collège de France et les sciences naturelles par celle du Muséum. Comme j'aimais les Beaux-Arts et la Musique et comme j'avais des amis artistes, le Louvre, les ateliers, les concerts devaient encore trouver place dans l'emploi de mon temps. Deux types humains m'avaient inspiré une admiration particulière : un mort, Gœthe ; un vivant, Littré. Je me donnais comme objectif d'acquérir une culture générale et une connaissance de l'humanité aussi étendue que me le permettrait ma modeste capacité intellectuelle !

Une pareille boulimie d'encyclopédisme devait mal finir. J'en fais l'aveu ici dans l'espoir que, si quelque imprudent jeune homme me lisant veut se risquer sur cette pente, il en soit détourné par le récit de mes mésaventures ultérieures.

Si j'avais eu les moyens pécuniaires de continuer dans cette voie, me payant de l'illusion que je développais ma culture en ne négligeant « rien de ce qui est humain », je risquais fort de rester à jamais un simple curieux, un amateur n'ayant qu'un vernis de toutes connaissances — « à la française » comme dit Montaigne, — ou pis encore, un échantillon précoce de Bouvard et Pécuchet, un raté. Heureusement je n'étais pas riche ; à un moment donné la nécessité du pain quotidien m'a rappelé brutalement qu'il faut d'abord connaître bien une profession, pour en vivre.

Mon erreur initiale m'a causé un retard de dix ans dans ma carrière médicale. Toutefois, sans vouloir aller *à la recherche du temps perdu*, comme le regretté romancier Marcel Proust, dont le père Adrien fut un de mes maîtres, je crois que j'ai retrouvé une partie du mien sous la forme d'une expérience d'ordre moral, intellectuel et social, acquise en passant par des milieux très divers, et que ce bagage n'est pas sans m'avoir servi dans l'exercice de ma profession.

Il me restait à résoudre le problème de trouver le gîte et la pâture pour sept louis et demi (papier) par mois. Aujourd'hui cela serait aussi difficile que de réaliser les promesses des candidats à la députation.

J'entends dire que, même après multiplication de leurs mensualités familiales par le coefficient 4, nos étudiants y arrivent malaisément et que la plupart envient l'élite constituée par les Thélémites de la Cité Universitaire. Qu'ils sachent comment nous faisions dans le dernier tiers du XIXᵉ siècle pour manger, boire, dormir, fumer, travailler et nous distraire aux plus bas prix possible.

V

UN DUEL COUTEUX,
MAIS SANS EFFUSION DU SANG

Hôtels-pensions d'étudiants. — Les politiques de tables d'hôte. — Un amateur de duels pour autrui. — Démosthène militaire et pacificateur.

Alors commença la série de mes recherches et expériences en vue de réaliser la meilleure organisation domiciliaire et alimentaire compatible avec l'équilibre de mon budget de 150 fr. par mois. Ce voyage d'exploration à travers les hôtels meublés, pensions et restaurants de la Rive Gauche me fit connaître un Quartier Latin que je ne soupçonnais pas, malgré les sept années de mon externat au lycée, pendant lesquelles je l'avais parcouru en tous sens.

Pour mes condisciples et moi le centre géographique en était le jardin du Luxembourg, bien plus attrayant qu'aujourd'hui. Sur les terrains où se sont élevés depuis cette époque l'Ecole de Pharmacie, le lycée Montaigne, la Maternité existait une vaste pépinière d'arbres touffus, parmi lesquels des allées tournantes permettaient les longues péripéties du jeu dit

« de rentrée ». Dans les emplacements découverts on jouait au ballon, qu'on n'appelait pas
« foot-ball », à la paume, qu'on n'avait pas
baptisée « tennis », aux barres, et nous pratiquions ainsi des sports sans nous en douter.

En cas de pluie on péripatétisait dans les
galeries de l'Odéon, où, sous l'œil scrutateur
des employés de la librairie Marpon (Flam-
marion depuis) nous complétions notre instruction : nous lisions à feuillets rompus, si
j'ose dire, — il fallait écarter patiemment (ou
plutôt avec impatience) les pages non coupées —
certains classiques anciens — dont on ne nous
parlait pas dans nos classes : l'alléchante pasto-
rale de Longus, *Daphnis et Chloé*, et Suétone
en ses horreurs sur les *Douze Césars*, et les
romans récents.

Je connaissais tous les libraires du quartier,
mais je n'avais jamais jeté un coup d'œil sur
les enseignes des hôtels. C'est ainsi que j'avais
des centaines de fois suivi la courte rue
Corneille, qui jouxte la galerie orientale du
susdit Odéon, sans remarquer l'existence d'un
hôtel portant le nom de la rue. J'avais pourtant lu les amusants *Mariages de Paris* d'Edmond About, dont la première nouvelle est
intitulée « *Les jumeaux de l'Hôtel Corneille* ».
Or ce fut précisément la première de mes
étapes dans la course au logis idéal.

Une vénérable amie de ma mère le lui avait
signalé comme hôtel de tout repos ; je m'y

installai donc avec la malle qui contenait mes seuls biens, peu de vêtements, pas mal de livres, un demi-squelette et son crâne et quelques pipes plus ou moins culottées.

J'étais sans prévention contre cette demeure, me souvenant qu'au dire d'About en 1848 c'était « l'Hôtel des Princes » du Quartier Latin, qu'une belle chambre avec tapis et rideaux y était louée 50 francs par mois et que la pension n'y était pas mauvaise pour 75 fr. En 1872 pour les mêmes prix on n'avait plus qu'une toute petite chambre au dernier étage et la nourriture laissait fort à désirer.

Mais ce qui me réfrigera promptement, ce fut l'aspect conventuel de la maison et la surveillance visiblement exercée sur les locataires par une patronne austère, aussi jalouse de leur vertu que de la sienne propre et s'imaginant sans doute qu'elle en répondrait devant Dieu, sinon devant leurs familles. Je n'avais comme voisins de table que des jeunes gens cléricaux et monarchistes et quelques ecclésiastiques. La conversation ne roulait que sur les moyens de restaurer la France meurtrie en la vouant au Sacré-Cœur de Jésus et en rétablissant la Monarchie légitime.

Au bout d'un mois j'étouffais dans ce milieu spécial et je fus entraîné par quelques joyeux camarades de l'Ecole de Rochefort, venus à Paris pour passer leurs examens de doctorat, à l'*Hôtel d'Orient,* rue LE (lisez rue Monsieur-le-

Prince) ; l'esprit démocratique et républicain,
qui régnait dans ce caravansérail, s'affirmait
par la plaisanterie de supprimer les mots bourgeois et monarchiques.

Ici les inconvénients étaient d'un autre ordre.
La plus franche gaîté régnait ; toutes les libertés
aussi, sauf celle d'étudier seul et dans le silence ;
les locataires de tous les étages fraternisaient ;
ne pas laisser en permanence sa clef sur sa
porte eût été considéré comme une inconve-
nance. Aussi à toute heure de jour et de nuit
chacun voyait-il sa chambre envahie par des
camarades désœuvrés, en quête de tabac,
d'apéritifs, ou de rafraîchissements. Sous prétexte d'échanger des notes sur les cours de la
Faculté et de l'Ecole Pratique, dont l'hôtel
était tout proche, on entamait d'interminables
discussions sur la restauration de la France,
mais ici la note républicaine était seule acceptée;
il s'agissait seulement de décider si l'autorité
du petit père Thiers suffirait, s'il ne convien-
drait pas de ramener Gambetta au pouvoir
pour étouffer les tentatives de restauration
monarchique.

Comprenant qu'il me serait impossible de
travailler dans cette communauté joyeuse,
j'émigrai de nouveau et jetai mon dévolu sur
un vieil hôtel-pension, là-haut, derrière le Pan-
théon, place de la Vieille-Estrapade. Les chambres ne coûtaient que 40 francs ; il est vrai
qu'elles étaient carrelées, que les souris y étaient

nombreuses, que les punaises n'y étaient pas rares, mais les locataires étaient soit des étudiants besogneux et laborieux, soit des employés absents tout le jour. (J'ai su plus tard que plusieurs étaient des Corses comme le patron, attachés à la police officielle ou secrète).

Le silence nécessaire aux travailleurs régnait dans les intervalles des repas, mais alors les salles du restaurant, fréquenté par de nombreux consommateurs qui n'habitaient pas l'hôtel, s'emplissaient deux fois par jour d'un brouhaha de conversations plus qu'animées sur tous les sujets possibles ; la diversité des occupations des hôtes et de leurs opinions politiques, soutenues avec véhémence, justifiait le nom de la *pension Boucantini.*

L'ordinaire était des plus médiocres pour 70 francs par mois, mais le crédit était largement ouvert aux habitués qui réclamaient des suppléments au menu et surtout des vins « vieux » (?) J'ai su plus tard que ce crédit n'était d'ailleurs offert qu'aux étudiants sur lesquels des renseignements adroitement pris permettaient au patron d'espérer dans l'avenir le remboursement par les familles des dettes contractées pendant la scolarité ; j'ai su aussi que beaucoup de ceux qui, tout en payant régulièrement le prix normal de la pension, faisaient des dettes importantes par leurs dépenses supplémentaires, étaient attirés par quelques camarades pauvres, venus de la même ville et qui

servaient de rabatteurs en même temps que
d'agents de renseignements sur la solvabilité
des familles.

J'ai connu là quelques types curieux.

Un étudiant en droit, Bordelais, faisait part
à tous ses commensaux de ses ambitions politiques : il était régulièrement ajourné à ses
examens de l'Ecole de Droit, mais il triomphait
à l'Ecole des Sciences Politiques, savait par
cœur toutes les tirades célèbres des Girondins
et des Montagnards, qu'on n'arrivait pas à
l'empêcher de déclamer d'une voix tonnante
au dessert ; parfois il montait sur sa chaise, ou
même sur la table, comme sur une tribune
aux harangues pour dominer les protestations
des camarades qui voulaient le faire taire.

Il n'était pas beau, le visage couvert de
pustules d'acné, mais cela ne l'attristait pas
et il disait volontiers : « Je suis laid comme
Mirabeau ! C'est une force ». Le pauvre garçon
est devenu paralytique général.

Son adversaire habituel dans les discussions
était un Basque, théoriquement étudiant en
médecine, mais qui ne fréquentait assidûment
que les champs de courses et les salles d'armes.
Le Girondin, d'opinions plutôt modérées, avait
d'ordinaire une tenue débraillée. Le Basque,
de tenue très soignée, affichait un radicalisme
à tous crins. Il regrettait même l'échec de la
Commune, citait tous les mots de Georges Clé-
menceau, de Ranc, de Georges Périn, qu'il

prisait moins pour leur nuance politique et leur talent de plume ou de parole que pour la réputation qu'ils avaient dans la Presse d'être toujours disposés à soutenir leurs opinions les armes à la main.

Il perdait rarement son sang-froid dans les discussions et je ne l'ai entendu provoquer personne, mais il brûlait d'être témoin et arbitre dans une affaire d'honneur. Un soir, à la fin d'une discussion particulièrement violente au sujet de quelque séance orageuse de l'Assemblée de Versailles, deux convives échangèrent des mots si vifs et même des menaces de voies de fait si caractérisées que notre commensal Basque déclara qu'ils seraient disqualifiés à moins d'aller sur le terrain.

Il en appela au sentiment d'un autre des habitués de la table d'hôte, un officier grec qui suivait des cours à l'Ecole de Guerre et qui, sans parler le français avec une parfaite aisance, tenait volontiers le crachoir en qualité de compatriote de Démosthène ; l'Héllène, comme militaire, opina pour la nécessité d'un duel.

Toute l'assistance étant unanime, les adversaires acceptèrent la perspective d'une rencontre et choisirent leurs témoins ; je fus l'un d'eux avec l'éloquent Hellène et le Basque accepté comme arbitre.

Mais une difficulté surgit : l'état de siège régnant encore, les duels étaient sévèrement réprimés et tous ceux dont la presse entretenait le public se passaient hors des frontières.

Le Basque se chargea d'organiser une expédition à Montmédy, d'où il était facile de gagner la frontière belge, les deux champions ayant touché récemment leurs mensualités ou emprunté les fonds nécessaires.

Nous partîmes sept, dont un étudiant en médecine très avancé dans ses études, pourvu d'une trousse et d'objets pour pansements. Grand mystère : les lames des épées étaient dissimulées dans des étuis de cannes à pêche et nous avions mis les poignées et les gardes dans nos poches.

Ayant débarqué le soir dans un hôtel de Montmédy en voitures, au petit jour, par une brume glaciale nous franchissions la frontière. Les adversaires étaient invités à dépouiller vestons et gilets, au coin d'un petit bois ; pendant qu'on procédait aux préparatifs d'usage, ils se tenaient pâles et grelottants, mais résolus, épées en mains. En garde !

Le Basque seul rayonnait et, la canne haute, prononçait le rituel : « Allez, messieurs ! », quand mon co-témoin, le Démosthène militaire, s'écria d'un ton pathétique : « Non, mes amis ! Arrêtez-vous et écoutez-moi ! ». — Alors ce diable d'homme entama, malgré les protestations indignées de l'arbitre, impatient de continuer son rôle, une harangue vraiment émouvante : malgré l'incorrection des phrases et l'impropriété de beaucoup de mots, tant de bon sens, tant d'amitié pour les combattants, tant de sympathie pour les Français s'y manifestait que les épées tombèrent des mains, d'ailleurs engourdies par une fine petite pluie glacée, et que des larmes vinrent à nos yeux, rougis par la fatigue du voyage et l'absence de sommeil.

Les poignées de mains de réconciliation échangées, on décide de rentrer au plus vite se réchauffer en déjeunant sur la terre de France. Le Basque seul conservait un air vexé et dédaigneux ; il déclara que nous ne pouvions récemment rentrer « bredouilles » à l'hôtel, où le bruit de la rencontre s'était déjà répandu.

J'offris joyeusement de « faire le blessé », tout témoin que je fusse ; l'idée plut. On enveloppa d'un épais pansement ma main droite ; le bras en écharpe, je remontai en voiture et nous passâmes fièrement sous les regards émus des douaniers. L'aventure se termina par un excellent déjeuner, que je pris de la main gauche, recevant avec componction l'aide de mes voisins de table et les conseils d'avoir à ménager ma dextre perforée.

Le soir nous étions de retour à la pension Boucantini, tous très gais et un peu gris, même l'arbitre *in partibus* qui avait fini par se dérider. Mais il en dut coûter bon aux héros de l'aventure, qui naturellement avaient endossé tous les frais.

VI

CAFÉS ET BRASSERIES
DU QUARTIER LATIN
IL Y A CINQUANTE ANS

Equilibre budgétaire. — Imparfait du subjonctif. — Avantages et dangers des cafés. — Les inviteuses. — Aurore d'un romancier psychologue. — Trio de poètes. — Pépinière de comédiens. — Usage singulier du Dictionnaire de Littré. — Le Touranien poète et acteur. — Les poumons d'André Gil. — Les cheveux de Ponchon. — Mystère et marionnettes.

C'est toujours un problème que d'équilibrer son budget. Léon Say, le Raymond Poincaré d'alors, y suait d'ahan. Je crois que la plupart de mes camarades n'y arrivaient, comme le ministre, qu'au moyen d'emprunts à plus ou moins long terme. Je ne tardai pas à reconnaître qu'il me fallait accroître mes recettes. Ce ne fut pas, rassurez-vous, comme Panurge, « par manière de larcin furtivement fait », mais en enseignant à des personnes d'âges, de sexes et de nationalitésdivers ce que je savais... et même parfois ce que j'étais obligé d'apprendre au moment d'enseigner. Un de mes anciens professeurs eut la bonté de me procurer quelques leçons, qui firent boule de neige, et mon budget fut équilibré avant celui de l'Etat.

J'ai connu pourtant un étudiant en droit qui réalisait par la seule économie le problème de vivre avec les 150 francs de sa mensualité. Chaque mois il payait d'avance sa chambre et le restaurant, réservant cinq billets de 5 francs, un pour son tabac et les autres... pour Vénus. Il ne se passait aucune autre fantaisie. Et pourtant il était possédé de deux passions : il admirait les comédiens, sans aller jamais au théâtre, et les bohêmes célèbres du Quartier, sans jamais aller au café. Comment réussissait-il à se documenter sur les biographies des artistes en renom ? Je ne sais, mais sa conversation au restaurant roulait uniquement sur leurs faits et gestes. — En outre il nous annonça qu'il fondait une Société pour *la propagation de l'imparfait du subjonctif dans les classes pauvres* ; il glissait le plus souvent possible dans ses phrases ce mode et ce temps d'un maniement difficile, rédigeait et distribuait des manifestes grammaticaux et, à l'heure où nous allions au café, disparaissait pour aller, disait-il, continuer sa propagande du côté de la rue Mouffetard et de la place Maubert.

Et pourtant il y avait quelque mérite à ne jamais aller au café ou à la brasserie. Ces établissements tenaient alors une place considérable dans notre existence, pour deux raisons.

Très passionnés pour la politique, alors si

émouvante, puisqu'au lendemain du désastre de la patrie personne ne savait quel parti réussirait à la relever, nous éprouvions tous un impérieux besoin de suivre au jour le jour les péripéties de la lutte entre les partis et par conséquent de lire un grand nombre de journaux, que chacun de nous n'aurait pu acheter, mais que nous parcourions tous et dont la lecture suscitait d'interminables commentaires et d'ardentes discussions.

En outre, la plupart d'entre nous habitaient des chambres très peu confortables ; le soir, quand au sortir d'un restaurant ou autour d'un médiocre dîner, mais après avoir goûté le plaisir chaleureux de la société des camarades, nous avions la perspective de trouver une chambre froide, d'être obligés d'allumer nous-mêmes un feu qui prenait difficilement et une lampe fumeuse, la tentation était presque irrésistible de suivre ceux des camarades qui allaient s'installer dans une salle bien chauffée, où continuaient les conversations, où on dégustait son mazagran en fumant une bonne pipe et en faisant alterner la lecture des journaux du soir avec quelques parties de cartes, d'échecs, dames ou dominos.

Les plus sages au bout d'une heure s'arrachaient à cette atmosphère engourdissante pour rentrer dans leur chambre et travailler ; ceux qui ne se sentaient pas le courage de travailler seuls se réunissaient avec un ou deux camarades voués aux mêmes études et ces petites associations ont sauvé plus d'un caractère faible de l'enlisement dans la vie de café.

Outre les cafés où on allait en général aussitôt après les repas, les brasseries sollicitaient les désœuvrés : celles où le service des garçons était fait par des jeunes femmes, costumées ou non, mais qui ajoutaient un attrait à la consommation de la bière ou des liqueurs qu'elles apportaient, étaient surtout fréquentées. Dans l'une les servantes étaient vêtues en Écossaises. Dans une autre on voyait des Alsaciennes, dont le costume provoquait un attendrissement patriotique.

La fréquentation trop assidue des cafés et brasseries était un des plus dangereux écueils de la vie d'étudiant. J'en ai vu, hélas ! beaucoup qui y ont perdu leur santé et gâché leur avenir.

Dans les brasseries servies par des femmes, celles-ci jouaient un rôle néfaste en favorisant l'alcoolisme des jeunes gens, comme elles s'y adonnaient elles-mêmes inconsciemment ; mon regretté ami le Dr Toussaint Barthélemy, ancien chef de clinique de Saint-Louis, médecin de Saint-Lazare, en a fait une saisissante peinture dans sa monographie sur les *Inviteuses.*

Mais, si les dangers étaient grands, l'intérêt n'était pas moindre. Combien de relations agréables se sont nouées autour de ces tables

couvertes de bocks ou d'apéritifs ! Il y avait
des groupements spéciaux dans certains établissements : ici de futurs politiciens, là des
poètes, de jeunes professeurs.

Dans un modeste petit café je rencontrais de
temps en temps avec des amis communs *Paul
Bourget* ; il n'avait pas encore manifesté ce
talent de romancier psychologue, qui l'a placé
au premier rang des épigones de Balzac, de
Stendhal et de Flaubert. Il ne nous était connu
que comme l'auteur de poésies charmantes et
d'études critiques.

Ce n'est certes pas dans le milieu des brasseries qu'il apprit à connaître les complexités
sentimentales du grand monde ; néanmoins ses
questions aux jeunes femmes, qu'attiraient
son sourire bienveillant, sa tenue très soignée
et son monocle inquisiteur, dénotaient sa curiosité des mœurs de tous les mondes. Le plaisir
qu'il prenait à se mêler aux conversations sur
la médecine aurait pu faire prévoir la part si
grande qu'il a donnée dans son œuvre à la
médecine et aux médecins, son amitié pour
Dieulafoy, Maurice de Fleury, Charles Fiessin-
ger.

Dans un café de la rue de Médecis, où trônait
à la caisse une altière beauté, j'ai vu plus d'une
fois ce délicieux trio de poètes, dont les carrières ont été si dissemblables par la suite,
mais qu'unissaient une étroite amitié et un
goût commun pour les allures bohêmes : *Jean*

Richepin, Maurice Bouchor et *Raoul Pouchon.*
La première fois qu'il m'a été donné de les entendre, la conversation roulait sur une orgie de fromages aussi variés que ceux dont Zola a fignolé la description dans la célèbre *Symphonie des fromages* du *Ventre de Paris.* Cette consommation avait été faite à crédit dans une crèmerie et la note à payer avait été présentée à la famille du seul des trois amis qui fut disposée à se substituer aux débiteurs, celle de Bouchor.

Tout le monde sait la romanesque existence de Jean Richepin, qui partit de l'Ecole normale pour arriver à l'Académie française, mais après quels zigzags dans sa course sociale ! Le futur auteur de la *Chanson des gueux* m'était déjà connu depuis la représentation de l'*Etoile,* un acte en vers composé en collaboration avec André Gil et qu'il avait joué lui-même dans un petit théâtre accroché au flanc du Mont des Martyrs (Montmartre), rue de la Tour-d'Auvergne, que les habitués nommaient plus simplement La Tour. Là dans une salle minuscule, un vieux comédien du Théâtre Français, Talbot, avait entrepris de régénérer son art, en créant une pépinière d'élèves formés suivant sa théorie : il prétendait leur apprendre à respirer profondément pour améliorer leur débit. Ses disciples, pour la plupart élèves déjà du Conservatoire, étaient enchantés de trouver là un débouché pour leur activité, mais se moquaient volontiers de la théorie. J'ai entendu un des plus spirituels raconter qu'il fallait s'étendre sur le plancher et, après avoir placé sur sa poitrine un tome du Dictionnaire de Littré, déclamer quelque tirade en vers ; on ajoutait successivement les trois autres tomes et le supplément. A ce moment on était un parfait diseur. En tout cas le Maître était très emphysémateux et même, dans son meilleur rôle l'*Avare*, sa respiration simulait le bruit d'un soufflet crevé.

Quand Richepin jouait l'*Etoile*, c'était un acteur vraiment décoratif, avec ses yeux ardents, ses yeux « de cuivre » comme il les qualifiait lui-même, ses cheveux noirs, son teint brun, qui furent encore admirés lorsqu'il joua avec Sarah Bernhardt son drame *Nana Sahib*. Né par hasard en Algérie d'un père médecin, originaire de l'Aisne, il aimait à se dire de sang touranien. En 1870 il s'était engagé dans un corps de francs-tireurs qui suivit les mouvements de l'armée de Bourbaki. On se racontait qu'il avait été ensuite tour à tour matelot, porte-faix et débardeur, sans que cette vie errante eût diminué son activité intellectuelle.

Son collaborateur, le brillant dessinateur *André Gil*, dont le *Progrès médical* rappelait récemment le talent et la triste histoire, était déjà en marche vers la mégalomanie ; son tic favori était de plastronner en se frappant à grands coups la poitrine et en s'écriant : « J'ai des poumons de fer ! », si bien qu'un de ses familiers avait improvisé un sonnet en vers de deux syllabes, se terminant ainsi :

> Tout hère
> Madré
> Préfère,
> Malgré
> Ta mine
> De bon
> Poumon,
> La mine
> De ton
> Crayon.

Raoul Ponchon avait aussi une chevelure opulente, mais plutôt hirsute, retombant sans façon sur un collet graisseux ; un de ses amis l'avait qualifié avec quelque ironie

> Poète aux longs cheveux antiques,
> Dont le jais eût tranché sur de blanches tuniques.

Mais l'auteur du sonnet sur Gil l'avait plus sévèrement défini, en imitant la technique souvent excentrique du futur auteur de la *Muse au Cabaret*.

> Près d'un punch on
> Voit d'ordinaire
> Un joyeux hère
> Nommé Ponchon,
> Fervent sectaire
> Du Dieu Bouchon.
> Son cabochon
> Est légendaire :

> Plutôt que voir
> Ses cheveux choir,
> Rêve ironique,
> Je vois sans son
> Toupet biblique
> Le vieux Samson.

Ponchon, qui, au dire de Marcel Coulon, son récent biographe, devait écrire 150.000 vers, dont beaucoup étincellent d'une verve habituellement comique et parfois lyrique, est membre de l'Académie Goncourt, celle qui n'est pas sur le quai.

Quant à Maurice Bouchor, il attirait moins l'attention, bien que doué de qualités charmantes. Ses œuvres (*Chansons Joyeuses*, 1874 ; *Les Poèmes de l'Amour et de la Mer*, 1876 ; *les Symboles*, 1887) sont d'inspirations variées ; ce gai fantaisiste n'était pas sans un grain de mysticisme. On le vit, quand il fit jouer sur un théâtre de marionnettes *Noël* ou le *Mystère de la Nativité*, dédié à Jacques Richepin, fils de son ami et son filleul « pour contribuer à faire de lui une âme pieuse... et lui faire aimer Celui qui est mort pour nous. » Les têtes des acteurs étaient peintes par Rochegrosse, les décors brossés par Lerolle, J. F. Bouchor et Marcel Rieder ; une petite partition avait été composée par Paul Vidal. Jean Richepin et Raoul Ponchon prêtaient leurs voix aux artistes de bois.

Dans cette aimable fantaisie, le poète n'a

pas craint de faire dialoguer comme deux frères l'Ane et le Bœuf de la Crèche en des stances naïvement lyriques :

L'Ane

Moi, j'espère qu'un jour, dans le frais Paradis
Que Dieu réserve aux douces bêtes,
Nous jouirons en paix de passe-temps honnêtes.

Le Bœuf

O mon frère, je te le dis,
Nous connaîtrons, après nos jours de lassitude,
Une immense béatitude !

J'ai assisté à cette amusante représentation et gardé même le souvenir d'un des collaborateurs qui, dans les rôles de chiens, aboyait merveilleusement.

VII

PÉRIPATÉTISME,
MANIFESTATIONISME
ET NOCTAMBULISME

Les trottoirs et la chaussée du Boul' Mich'. — Les incursions sur la Rive Droite : de l'Odéon pensif aux tristes Batignolles. — Sifflons Rabagas. — Poésie de noctambule. — Le besoin de découcher.

Sur les trottoirs du boulevard Saint-Michel les promeneurs étaient rares dans la matinée et l'après-midi ; il y avait peu de bourgeois dans le Quartier à cette époque. Les petits omnibus à deux chevaux, les fiacres et les camions se succédaient sur la chaussée à intervalles assez éloignés et le bruit n'était guère plus intense que dans une petite ville de province.

Mais un peu avant (heure de l'apéritif) et surtout après le déjeuner, plus encore avant et après dîner, une animation très grande se manifestait. Les terrasses des cafés se garnissaient de consommateurs, et sur les trottoirs — presque exclusivement celui du côté oriental où se trouvaient la plupart des cafés — des bandes d'étudiants descendaient et remontaient sans se lasser de la place de l'Observatoire à la place Saint-Michel. C'était alors un bruit de voix mâles de tous timbres avec des accents de toutes les provinces, auxquelles se mêlaient de temps à autre des voix aiguës de femmes assez souvent en querelles. Des interpellations s'échangeaient entre des groupes qui se croisaient.

A certains endroits les trottoirs étant encombrés, les promeneurs se répandaient sur la chaussée et s'y arrêtaient pour continuer leurs conversations ou leurs disputes, sans s'inquiéter des véhicules, dont les cochers ralentissaient ou arrêtaient la marche ; ceux-ci savaient par expérience que, si un d'eux réclamait trop impérieusement la voie libre, quelque groupe de promeneurs n'hésiterait pas à entourer le récalcitrant et même à le faire descendre de son siège. Les étudiants étaient vraiment les maîtres dans leur Quartier.

Quelle différence avec le temps présent, où ils sont noyés dans une foule affairée et menacés, comme tous les piétons, d'être écrasés, s'ils essayent de traverser la chaussée sans la protection des gardiens de la paix ! Ceux-ci étaient généralement invisibles, laissant les habitués du Boul'Mich' vivre à leur guise, sauf les jours où quelque *chahut*, organisé contre quelque professeur, nécessitait leur intervention en rangs serrés par décision de M. le préfet de police.

Ce péripatétisme boulevardier se continuait jusqu'à l'heure de la fermeture des cafés et du bal Bullier, où beaucoup d'étudiants se donnaient aussi rendez-vous, mais ne dansaient jamais ; la chrorégraphie n'était pratiquée que par les femmes et les employés de magasins, dits *calicots*. La plupart des promeneurs regagnaient alors peu à peu leurs hôtels, seuls ou par couples, beaucoup, hélas ! en état d'ébriété plus ou moins caractérisée.

Un certain nombre ne pouvaient encore se résigner à la retraite, et, noctambules fanatiques, se décidaient à franchir le pont Saint-Michel, limite du Quartier. Les uns se rendaient aux Halles où des restautants étaient ouverts toute la nuit ; d'autres gagnaient Montmartre ou les Batignolles pour « s'achever » dans quelque *Chat Noir*. C'est à cette excursion lointaine que fait allusion la fantaisie suivante, assez Rabelaisienne, de la Chanson des gueux.

De l'Odéon pensif aux tristes Batignolles
Nous irons, — telle va la Comète qui luit !
Chez le mastroquet gras qui vend des attignoles,
Nous boirons du vin doux qui fait p...ser la nuit.
Et puis nous p....rons, très heureux et très dignes,
Nous appuyant du front au mur éclaboussé, —
Et les Batignollais verront un jour des vignes
Fleurir au pied du mur où nous aurons p...sé.

Si les étudiants se décidaient en masse « à transfreter la Séquane », ce n'était pas « pour viser les meretricules », comme les contemporains de « l'Escholier limosin latinisateur » ; il fallait le désir impérieux de faire une manifestation politique, comme celle dont fut l'occasion la comédie aristophanesque de Victorien Sardou, *Rabagas*, jouée au Vaudeville en février 1872.

L'habile dramaturge, qui ne détestait pas user de la politique comme d'une réclame tapageuse, — on l'a vu plus tard à propos de son *Thermidor* au Théâtre français — avait voulu ridiculiser le type du Démagogue.

Mais les journaux réactionnaires affectèrent d'y voir surtout une satire de Gambetta, dont la popularité était énorme sur la Rive gauche. Une manifestation s'organisa pour aller siffler les tirades que les réactionnaires applaudissaient .

A moi le récit du Cid !

Nous partîmes — (combien ? Je ne sais) —, criant fort
Et des cafés amis recevant du renfort,
Si bien qu'en arrivant devant le Vaudeville
Nous avions alerté tous les sergents de ville.
La plupart d'entre nous grimpent au paradis
Et ceux qui n'ont pas même en leur poche un radis,
Brûlant d'impatience, attendent à la porte
Qu'avec sa contre-marque un camarade sorte.

Tous ceux d'entre nous qui avaient pu trouver des places, — j'en étais —, jouaient terriblement du sifflet à roulette, quand le reste du public acclamait les bouffonneries que Sardou avait mises dans le rôle de Rabagas. La majorité des spectateurs réclamant notre expulsion, deux fois je me vis *cueillir* avec mes co-manifestants par les gardes municipaux, non sans quelques horions reçus. La seconde fois mon pince-nez fut brisé : alors, pauvre myope, j'errais désemparé et sans défense.

Pendant qu'on nous « sortait » ainsi, sous le péristyle du théâtre, deux rangs de larbins et de valets de pieds nous huaient copieusement, nous traitant de Communards. Je n'ai pu voir le 3e acte et n'ai connu la pièce qu'en l'achetant. Sans rancune, c'est une des moins bonnes de Sardou.

Le noctambulisme était une vraie passion chez certains d'entre nous. Un de mes meilleurs amis, garçon des plus laborieux, qui était assidu tout le jour à sa tâche de professeur et n'apparaissait que rarement au café, éprouvait souvent le besoin d'errer la nuit dans les rues du quartier, autour du Luxembourg et du Jardin des Plantes, rêvant aux étoiles quand le temps était beau, ruminant des projets de travail et d'avenir. Poète à ses heures, il a condensé ses impressions dans un sonnet, qui ne déparerait pas les *Tableaux parisiens* de Baudelaire.

A l'heure où les bourgeois, le long de leurs femelles,
Dorment paisiblement sous leurs bonnets de nuit,
J'aime à courir tout seul boulevards et ruelles,
Regardant folâtrer mon ombre qui me suit.

J'écoute résonner au choc de mes semelles
Les trottoirs bitumés qui répètent le bruit.

Je regarde briller ces deux clartés jumelles,
Le bec de gaz qui flambe et l'étoile qui luit.

Je ne fais pas alors, comme on pourrait le croire,
Ou des rêves d'amour ou des rêves de gloire,
Bien qu'ayant les deux yeux grands ouverts et songeurs.

Je poursuis mon chemin, ni joyeux, ni morose,
Entre les rats d'égoûts qui rongent quelque chose
Et les tonneaux ventrus des vaillants vidangeurs.

Edouard M.

Une autre forme de noctambuslisme était le besoin impérieux de coucher de temps en temps hors de chez soi.

C'est ce qu'éprouvait un futur professeur de la Faculté, qui faisait ses études en même temps que moi, mais beaucoup mieux : ayant suivi la voie régulière, et d'ailleurs admirablement doué, il s'est trouvé être un des mes juges au Concours des Hôpitaux et j'ai lieu de penser qu'il m'a voté « le point ».

Ce délicieux garçon, des plus cultivés que j'aie connus, en général de joyeuse humeur, vivait dans sa famille. Ayant pourtant sa bonne part de cette tendance cyclothymique que Maurice de Fleury estime en quelque sorte physiologique, Edouard (c'était aussi un Edouard) avait des jours de noire mélancolie. Alors il lui fallait quitter son domicile familial et aller demander à un de ses amis l'hospitalité pour la nuit.

J'ai eu souvent le plaisir de lui offrir mon

divan peu moelleux ; il s'y étendait et fumait d'innombrables cigarettes ; nous buvions du thé et la nuit presque entière s'écoulait en une causerie pleine de charme. Mais le matin on s'en allait à l'hôpital la tête lourde et les yeux bouffis.

De ces traits empruntés à la biographie d'étudiants modèles, qui ont fourni plus tard deux irréprochables carrières et dont la mort prématurée a causé une vive douleur à leurs nombreux amis comme à leurs élèves, on doit conclure qu'il ne faut pas confondre le noctambulisme des riboteurs et des débauchés avec la satisfaction innocente qu'éprouvent certains jeunes hommes à errer la nuit sur le pavé des villes, faute de pouvoir le faire dans les bois ou sur les grèves au clair de lune ou sous le scintillement des étoiles. Il faut distinguer aussi la blâmable habitude de déserter la nuit son domicile légal pour courir les bouges et le plaisir de rompre de temps en temps la monotonie du passage quotidien de sa table de travail à son lit par une fugue vespérale ou nocturne chez de bons amis. Respect à l'insomnie des poètes et des philosophes.

VIII

MANIFESTATIONS TUMULTUEUSES (VULGO CHAHUTS) A LA FACULTÉ

J'en ai vu plusieurs ; trois seulement me semblent dignes d'être rappelées, parce qu'elles montrent les causes différentes, tantôt justes, tantôt trompeuses, qui étaient alors et sont probablement toujours capables d'enflammer l'ardeur des jeunes gens. La première en date fut dirigée contre le professeur de Chirurgie Dolbeau, la seconde contre le professeur de pathologie générale Emile Chauffard, la troisième en faveur du professeur d'histologie Charles Robin ; ces trois-là avaient pour points de départ des sentiments d'honneur professionnel, de liberté politique ou de justice sociale. J'en ai connu d'autres, comme celles qui visaient le professeur de botanique Baillon parce que les étudiants lui reprochaient une excessive sévérité aux examens, ou il y a une quinzaine d'années seulement le professeur Nicolas, parce que la Faculté l'avait fait venir de Nancy au détriment des agrégés de Paris. Ces deux dernières manifestations peuvent donc être considérées comme mues par des mobiles égoïstes ou inférieurs. Une autre fut dirigée contre le chirurgien Paul Poirier, parce qu'il avait été élu contre un autre agrégé très-populaire.

Toutes ces manifestations se ressemblaient d'ailleurs ; elles étaient préparées lentement par des conversations dans les cafés, les salles de garde et les hôpitaux ; on aurait pu compter à l'origine le nombre des meneurs ; mais ils agissaient comme les ferments dans les milieux préparés, leur activité s'accélérait si vite qu'il devenait impossible de savoir quels avaient été les promoteurs d'une idée que chacun croyait avoir eue spontanément. En outre, par suite de l'intrusion parmi les étudiants en médecine informés d'un bon nombre de jeunes gens appartenant aux autres Facultés et Écoles et même d'étrangers à toute étude, employés de commerce ou camelots, il se trouvait que le jour de la manifestation l'amphithéâtre de la Faculté de Médecine contenait un public fort mélangé. Chaque fois les choses se passaient de même ; au jour convenu, les huissiers de la Faculté voyaient les gradins du vaste hémicycle se couvrir, longtemps avant l'heure du cours, de jeunes gens excités, qui s'interpellaient, chantaient, saturaient l'atmosphère de fumée, imitaient des cris d''animaux. Il arrivait que le professeur, qui précédait dans l'amphithéâtre le collègue contre lequel la manifestation était projetée, fût fort embarrassé pour terminer sa propre leçon et, après quelques vains efforts pour dominer le bruit fait par les envahisseurs, dût se décider à ramasser ses notes et à quitter la place, en riant ou en haussant les épaules.

Alors l'envahissement était accéléré ; l'amphithéâtre étant plein, les arrivants se pressaient dans les escaliers et les couloirs d'accès, refluaient dans la cour et jusque sur la place de l'Ecole de Médecine, sur laquelle les gardiens de la paix s'évertuaient d'abord à maintenir la libre circulation, puis y renonçaient en riant, à moins que quelque bagarre entre manifestants et contre manifestants (il y en avait toujours un certain nombre) n'obligeassent les représentants de l'Ordre à séparer les combattants ou à mener au poste les plus excités.

Pour la manifestation *Dolbeau* il y avait un double élément. La rumeur publique accusait ce chirurgien d'avoir expulsé de son service au moment de la bataille de rues qui avait ensanglanté Paris à la chute de la Commune en avril 1871, des « communards » blessés et de les avoir ainsi fait fusiller par les troupes de Versailles, alors qu'ils avaient droit à sa protection comme blessés. Dolbeau passait pour être réactionnaire ; ancien élève de Nélaton, qui avait été chirurgien de l'Empereur, il était catalogué bonapartiste et de ce fait peu sympathique à la majorité républicaine des Etudiants. Mais on lui reprochait surtout d'avoir dérogé au secret professionnel, qui couvre tous

les malades en traitement, et à la règle sacrée
qui oblige le médecin à secourir sans distinction d'opinions politiques et religieuses tous les
blessés qui, volontairement ou par circonstances,
sont entre leurs mains. A vrai dire, je me souviens que, dans les palabres du Quartier où le
« Crime » de Dolbeau était commenté bien des
semaines avant le jour où le professeur devait reprendre son cours, peu des orateurs étaient d'accord sur les circonstances de ce « crime ». Les uns
disaient que le chirurgien n'était coupable que
de faiblesse vis-à-vis de l'autorité militaire, qu'il
d'avait pas expulsé les blessés pour les livrer
à la vindicte des hommes de Versailles, mais
qu'il les avait seulement laissé arrêter dans son
service sans protester avec assez d'énergie en
faveur du droit d'asile que l'Hôpital doit con-
férer à tout malade ou blessé. Ce n'est que bien
des années plus tard que des enquêtes impar-
tiales ont innocenté Dolbeau, mort depuis
longtemps ; je ne me souviens plus des explications fort plausibles que les historiens en
ont dégagées naguère et d'où il découle que le
chef de service avait même ignoré le passage
dans son service des « fédérés » blessés. Quoi
qu'il en soit, au jour de la manifestation, tous
les manifestants étaient persuadés de la culpa-
bilité du professeur et se considéraient comme
les vengeurs de l'honneur médical.

J'avais réussi non sans peine à pénétrer
dans l'amphithéâtre et je vois encore Dolbeau,

homme corpulent, en habit et avec un beau gilet blanc, une physionomie assez hautaine, la face pâle encadrée de favoris, porté par la foule jusqu'à la Chaire, comprimé par ses élèves et quelques collègues qui cherchaient à lui frayer un passage et à le protéger contre les manifestants hurlant dans l'hémicycle. Dolbeau était en chaire, ouvrait la bouche et parlait sans qu'on entendît sa voix ; il essaya d'écrire quelques mots à la craie sur le tableau noir pour demander qu'on consentît à l'entendre. Puis le doyen, le chimiste Adolphe Wurtz, je crois, essaya de prendre la parole et de rétablir l'ordre ; il était aimé et considéré comme un bon républicain, en sa qualité d'Alsacien ; mais sa voix se perdait dans le tumulte. Cependant, au milieu des clameurs, des chants, les sous pleuvaient sur la chaire ; Dolbeau, s'étant rassis, demeura silencieux et ne quitta la place, péniblement dégagé par le groupe de ses amis, qu'à l'expiration de l'heure que devait durer sa leçon. Il fallut suspendre les cours pendant quelque temps, les manifestations continuant aux leçons suivantes. Puis il fut nommé professeur de clinique, ce qui le faisait professer à l'hôpital dans des conditions moins accessibles aux manifestations ; d'ailleurs il eut une pleurésie purulente et fut opéré dans de conditions émouvantes par son maître Nélaton. Guéri, il ne vécut pas de longues années et mourut quelque peu délaissé.

La manifestation en faveur du professeur d'histologie Charles Robin et celle qui fut montée contre le professeur Emile Chauffard, le père de mon ami le professeur actuel Anatole Chauffard, étaient provoquées en sens contraire par les idées philosophiques et les passions politiques. Toutes deux se produisirent pendant la période de lutte entre les partisans de la République et les réactionnaires, plus ou moins monarchistes, qui, à la faveur du gouvernement de Broglie et de Fourtou, sous le septennat du maréchal de Mac-Mahon, après avoir renversé Thiers le 24 mai 1873, provoquèrent la dissolution du Parlement le 16 mai 1877.

Charles Robin, ami et collaborateur de Littré pour la rédaction du Dictionnaire de Médecine, jadis créé par Nysten et révisé maintes fois depuis, était connu comme positiviste et républicain ; il n'était pas très populaire parmi les étudiants à cause de sa sévérité aux examens. Il ne demandait pourtant qu'un petit nombre de questions, toujours les mêmes ; mais, comme elles portaient sur des points difficiles de chimie et de micrographie, qu'on ne pouvait connaître qu'en suivant son cours, comme ce cours était fait dans la langue la plus rébarbative et que presque personne n'y assistait, la plupart des étudiants étaient « collés » au 2e examen de doctorat du régime d'alors sur l'histologie par le « père » Robin. Sa figure sévère, avec une forte moustache et une barbiche à l'impériale, lui donnait l'air d'un sergent de ville de l'Ex-Empire et contrastait avec ses opinions républicaines. C'était un caractère bien curieux d'ailleurs ; cet homme si savant, le premier qui eût appliqué en France la micrographie à l'anatomie et à la médecine, avait adopté les idées philosophiques d'Auguste Comte, comme Littré ; mais par malheur il s'était fait un style aussi pénible et obscur que celui de son maître, au lieu de la belle langue claire de son collaborateur. Dans des phrases interminables, où se succédaient des expressions abstraites et des vocables de son crû dont il usait seul, on ne pouvait démêler sa pensée qu'après une longue et pénible réflexion.

C'est une circonstance fâcheuse pour la diffusion des vues de Comte, si remarquables à tant d'égards et qui pouvaient jouer un rôle si utile dans l'orientation des idées morales de notre temps, qu'elles n'aient guère rencontré qu'en Littré un vulgarisateur écrivant en bon français. Le fondateur de la doctrine lui même s'est créé une langue si pénible, si enchevêtrée et si incolore qu'il faut assurément un effort extrême et un temps considérable pour le lire jusqu'au bout. Or la plupart de ses disciples ont été aussi de médiocres écrivains, convaincus que la force et la vérité des idées du Maître s'imposeraient malgré les broussailles de leur style, auquel on peut appliquer l'épithète dont Mme de Sévigné a caractérisé celui d'un de ses contemporains, c'est un « fichu » style. Pourtant la doctrine de Comte a fini par dominer la conscience de l'immense majorité des hommes de science du XIXe siècle, par l'évidence de ses vues sur la hiérarchie des sciences et la nécessité d'écarter de la recherche scientifique toute préoccupation métaphysique. Mais l'idée d'une religion internationale basée sur le culte de l'Humanité considérée comme un Etre continu, la notion du développement progressif de l'altruisme comme devant découler des progrès de la civilisation, l'application de la formule « Ordre et Progrès » auraient certainement gagné plus d'adhérents parmi nos contemporains, si elles avaient été exposées par des écrivains clairs, sinon lumineux. Je sais bien que le culte de l'Humanité, si logique en principe, était rendu quelque peu ridicule et inapplicable suivant les dernières conceptions de Comte, qui s'érigeait comme une sorte de Pape et voulait entourer le culte de formalités contradictoires avec la simplicité noble de sa conception primitive. Mais, la partie rituelle critiquable écartée, je me figure que des disciples écrivant en bon français auraient gagné à la religion de l'Humanité bon nombre d'esprits à tendance religieuse, réfractaires aux religions révélées. En fait, malgré l'activité d'un groupe de positivistes militants, groupés autour de Pierre Laffitte, de la Revue positiviste, d'Emile Corra, de mon ami le Dr *Constant Hillemand,* auxquels

se rattachait le brave confrère *Cancalon* avec
lequel j'ai entretenu de si bonnes relations, —
le Positivisme n'a guère fait de progrès en
France de mon temps. A l'Etranger au contraire, soit dans la Grande-Bretagne, soit au
Mexique, soit dans l'Amérique du Sud, il me
semble qu'il y a eu une diffusion beaucoup plus
marquée du Comtisme. Et je me demande si la
marche plus rapide du positivisme sur le sol
étranger ne vient pas de ce que les disciples de
Comte, qui ont exposé sa doctrine en Anglais
et en Espagnol, ont usé d'une langue plus
claire, plus colorée, plus entraînante.

Quoi qu'il en soit des vues où m'a entraîné
cette digression, Charles Robin, créateur de
l'histologie en France, positiviste de stricte
observance, écrivain obscur, professeur assom-
mant et bafouilleur, était impopulaire comme
examinateur, mais respecté comme savant et
aimé comme défenseur de la libre pensée et
des idées libérales ; or une Commission préfec-
torale, où dominaient des personnalités inféo-
dées à la Réaction, notamment disait-on, un
fabricant de chasubles du quartier Saint-Sulpice,
révisant la liste des Jurés de la Seine, décida
d'en rayer Charles Robin, comme matérialiste
et athée avéré, et, par voie de conséquence dis-
cutable, incapable de prêter serment devant
le Christ dans le prétoire des Assises. Comme
si les Juifs n'étaient pas dans le même cas !

A peine cette injure faite à un des plus illustres

savants d'alors, le monde des étudiants entra en effervescence et résolut d'organiser la plus éclatante manifestation de sympathie à la prochaine leçon de Robin, qui d'ordinaire voyait à son cours une vingtaine d'auditeurs et qui ce jour-là eut peine à pénétrer dans l'amphithéâtre bondé d'étudiants surexcités. Par malheur, bien que l'immense majorité des manifestants fussent venus pour applaudir, un petit lot de contre-manifestants, qu'on disait membres du Cercle Catholique, entreprit de mêler des sifflets à ce concert laudatif. D'où bataille ; échange d'injures et de horions. Charles Robin exprima en termes aussi émus qu'obscurs la fierté qu'il éprouvait d'avoir été victime de l'intolérance et de l'Esprit « d'obscurantisme » — il affectionnait ce mot. Ses phrases déjà peu éloquentes, entrecoupées par les coups de sifflets, les grognements, les applaudissements, se perdirent vite dans le tumulte. J'avoue que j'en perçus peu de mots, quoique présent et applaudissant. Enfin les opposants finirent par être écrasés et expulsés ; mais, quand le consciencieux professeur vit le silence à peu près rétabli et qu'il eut terminé ses phrases de remerciements à ses défenseurs, il continua : « Donc, Messieurs, remettons-nous au travail. Dédaignant les injures de nos détracteurs et de tous les suppôts de l'obscurantisme, je vais examiner où, quand, comment et à l'aide de quels éléments s'accomplit la formation du tissu conjonctif au sein d'un blastème amorphe !» Aussitôt l'amphithéâtre se vida comme par enchantement et le brave Charles Robin imperturbable termina sa leçon devant quelques auditeurs, clairsemés comme à l'ordinaire.

On sait qu'il avait été sous l'Empire un des familiers du Salon de la princesse Mathilde, où se réunissaient bien des opposants à la Cour et où dominait une sorte de libéralisme avec le goût de la libre pensée, des sciences, des lettres et des arts, dont le prince Jérôme Napoléon son frère se faisait volontiers protecteur. C'est Charles Robin qu'Edmont About met en scène sous le nom de Karl Nibor dans son roman de l'*Homme à l'oreille cassée*, desséché par un savant allemand comme un simple rotifère et rendu à la vie par le savant français qui lui restitue son eau de contitution. C'est probablement dans ce milieu mathildéen que About avait entendu Robin parler de ses expériences sur la suspension de la vie par dessiccation chez les animaux inférieurs et en avait tiré sa désopilante fantaisie.

Si les manifestations précédentes étaient avouables, je n'en dirai pas autant de celle qui fut organisée contre *Emile Chauffard* sous le ministère du 16 mai. On disait que l'un de ses fils avait été nommé maître des requêtes au Conseil d'Etat par passe-droit, on disait encore que Gavarret, le professeur de physique démocrate, avait été destitué des fonctions d'Ins-

pecteur général des Facultés de Médecine au
profit d'Emile Chauffard, dont les opinions politiques étaient conformes à celles du Ministre.
Le professeur Chauffard était aux antipodes de
Charles Robin ; spiritualiste et réactionnaire,
il tranchait évidemment sur l'ensemble de ses
collègues de la Faculté de Paris, à laquelle il avait
apporté les doctrines vitalistes de Montpellier ;
son père y avait professé et la famille était originaire d'Avignon, je crois. Son cours de pathologie générale, imprégné de cet esprit métaphysique et non positiviste, qui ne plaisait pas
aux étudiants, disciples de Verneuil et de Lasègue, ne comptait guère plus d'auditeurs que
celui de Robin, bien que Emile Chauffard parlât
avec une facile élégance, traversée d'envolées
éloquentes, quand dans les discussions académiques il rencontrait d'ardents contradicteurs.
Chauffard était d'ailleurs un modèle de dignité
professionnelle. Ce fut donc une idée inepte et
antilibérale que celle qui poussa un groupe
d'étudiants à ameuter contre ce galant homme
les camarades toujours disposés à faire un
« chahut ». Quoi qu'il en soit, on revit les scènes
traditionnelles, les sous lancés dans l'hémicycle,
on entendit les cris « A bas la calotte et le
16 mai ! », les sifflets et les « Esprit-saint,
descendez en nous ! »

Mais Chauffard eut une belle attitude, fière
et méprisante, regardant sans mot dire, les bras
croisés, cette jeunesse en délire, au milieu de

laquelle peu à peu les contre-manifestants
finirent par être égaux en nombre aux énergumènes. Puis le professeur regagna silencieusement la porte et l'orage se calma. Pour ma
part, j'ignorais alors tout de lui, je le voyais
pour la première fois, mais je trouvai si absur-
des les motifs invoqués pour lui faire cette
avanie que je l'applaudis de toutes mes forces et
me chamaillai en son honneur, quand je lui vis
faire si bonne contenance.

IX

COMME QUOI IL N'ÉTAIT PAS COMMODE D'APPRENDRE L'ANATOMIE A PARIS IL Y A CINQUANTE ANS

Silhouettes de professeurs officiels et libres, ainsi que de précieux amis.

Trêve aux souvenirs de la Bohême. *Paulo majora canamus,* en style virgilien. Muse austère de l'Anatomie, prends ta lyre et, sur la corde d'airain des revendications vengeresses, stigmatise le tohu-bohu qui régnait dans l'enseignement de la Science qui t'est chère, sous le Décanat de l'atomistique et bouillant chimiste *Wurtz,* comme sous celui du souriant physiologiste et élégant compositeur d'Eloges historiques dont le nom fut *Jules Béclard,* mais toujours sous l'égide particulière du doux vieillard *Philippe Sappey.*

Je revois ce Maître, long et mince, dans sa redingote noire strictement boutonnée, son visage aux traits réguliers et fins encadrés de cheveux blancs longs et soyeux, debout dans le grand amphithéâtre, tantôt promenant ses regards bienveillants sur ses auditeurs clairsemés, tantôt désignant de sa longue baguette

les planches agrandies de *son* Traité d'anatomie descriptive. Trois fois par semaine, pendant
un semestre, il discourait en phrases lentes et
châtiées, décrivant très minutieusement tous
les organes avec le soin principal de mettre en
lumière les quelques différences qui existaient
entre son livre récent et celui du grand Cruveil-
hier, toujours en faveur parmi les étudiants.
Il insistait notamment sur les subdivisions qu'il
avait décrites dans nombre de faisceaux muscu-
laires et tendineux, nécessitant des dénomina-
tions plus longues que celles de son prédé-
cesseur. Au rythme de son enseignement il eût
fallu aux étudiants une dizaine d'années pour
parcourir le cycle anatomique.

Ce charmant vieillard passait, dit-on, ses
soirées à jouer aux dominos dans le vieux
petit *café Tabourey*, proche de l'Odéon, où
fréquentaient aussi des poètes, Barbey d'Au-
revilly, Richepin ; ce lieu de repos devait tenir
une bonne place dans son subconscient, s'il est
vrai, comme on l'a raconté au Quartier latin,
que plus tard, aphasique après un ictus, il ne
prononçait plus que ce mot : Tabourey.

Si l'enseignement était théorique et sopori-
fique, le professeur paraissait s'être complètement désintéressé des travaux pratiques de
dissection, pour lesquels il y avait un chef
dont j'ai oublié le nom et qui n'apparaissait
guère dans les pavillons. L'Ecole Pratique
n'occupait alors qu'une faible partie du terrain

qu'elle couvre aujourd'hui. C'était l'Hôpital des cliniques médicale, chirurgicale et obstétricale de la Faculté qui, sur un perron de plusieurs marches, se dressait de l'autre côté de la place de l'Ecole de Médecine. Les pavillons de dissection se trouvaient resserrés entre le bâtiment du Musée Dupuytren et l'Hôpital.

Les étudiants du XX⁰ siècle, accueillis dès leur arrivée dans les salles hautes, claires et propres de l'Ecole actuelle par une phalange de moniteurs, d'aides d'anatomie, sous la direction effective d'un chef des travaux conscient de ses devoirs, conduits près de cadavres soigneusement injectés de solutions antiseptiques, recevant d'abondantes explications et des conseils fraternels, interrogés périodiquement pour que leurs progrès soient assurés, sont d'heureux jeunes gens, — qui n'apprécient peut-être pas leur bonheur autant qu'ils le devraient. Mes enfants, si vous aviez connu les petits caveaux mal éclairés, empestés, de 1872, où, au milieu de la fumée des pipes indispensable pour combattre les relents de la pourriture cadavérique, nous nous escrimions, maladroitement pour la plupart faute de bons conseils, nous faisant souvent de graves piqûres anatomiques, sur les chairs successivement rougeâtres, violacées, puis vertes ou grisâtres, suivant le degré de putréfaction, et que les plus acharnés n'abandonnaient que quand ils n'avaient plus sous le scalpel que « ce que je ne sais quoi qui n'a de nom dans aucune langue », suivant l'Aigle de Meaux !

Par suite de je ne sais quelles conventions, les pavillons étaient partagés entre l'enseignement officiel et celui des professeurs libres, qui, sous l'Empire, à la suite de longues et acrimonieuses polémiques de Presse, accusant déjà l'insuffisance et l'exclusivisme de la Faculté, avaient obtenu le droit à une partie des cadavres non réclamés des hôpitaux, dont une autre portion était dévolue à l'Ecole dite de Clamart, rue du Fer-à-Moulin, réservée aux seuls externes et internes.

Parmi les Professeurs libres de mon temps on se montrait avec curiosité le vieux *Dr Dupré*, trogne de Silène, émergeant d'une redingote comme celle du philosophe Gustave Colline de la *Vie de Bohême*, mais dont les poches étaient bourrées d'opuscules anatomiques où le maître avait formulé en vers macaroniques des rubriques mnémotechniques à l'usage des mémoires paresseuses, rappelant l'antique *Jardin des racines grecques*. C'était le plus souvent à une table de brasserie que, dans les dernières années de sa carrière, l'anatomiste mnémotechnicien donnait des leçons à des disciples de plus en plus rares et comme lui amis des apéritifs. Ce pauvre « père Dupré » avait failli avoir à rendre des comptes à la justice militaire ; car la Commune, en remplacement de Wurtz destitué,

l'avait proclamé doyen de la Faculté, à défaut
de l'agrégé Naquet, d'abord choisi, mais dé-
faillant.

Le vrai type du professeur libre, le seul qui
fît recette, était *Forl*, anatomiste et chirurgien ;
il n'avait pu entrer dans les cadres officiels,
mais était l'auteur de manuels assez bien faits,
que nous avions presque tous entre les mains. Il
avait de nombreux élèves payants, qui dissé-
quaient sous sa direction, mais la bourse de
bien des étudiants n'était pas assez garnie pour
qu'ils pussent ajouter ces frais au droit des
inscriptions et au droit spécial pour les travaux
pratiques.

De mon temps, l'étudiant « moyen », (ce terme
étant pris dans l'acception popularisée par un des
grands maîtres de l'Université), celui qui précisément n'avait pas les moyens de prendre des
leçons particulières, se voyait délivrer un morceau de carton, sur la présentation duquel il
avait droit, de temps en temps, à une frac-
tion (1/5e) de « machabée » — membres, tête ou
tronc —, le jour où la distribution en était faite
dans un coin sombre et étroit de l'Ecole par
des garçons brutaux et alcooliques, mais accessibles aux pourboires.

On disait, et c'était vraisemblable, que le
professeur libre, grâce à des gratifications données aux distributeurs de cadavres, réussissait
à accaparer le plus grand nombre de ceux-ci.
On a même accusé certain secrétaire de la Fa-

culté d'avoir trempé dans des combinaisons louches à ce sujet. Ce qui est certain, c'est que les étudiants de la Faculté n'obtenaient qu'à de rares intervalles leur pâture anatomique (si j'ose m'exprimer en ce style de carabin anthropophage). Je me souviens de n'avoir « touché » qu'un bras en un trimestre.

Le Dr Fort, rival heureux de la Faculté, avait d'ailleurs un remarquable talent d'enseignement ; comme il était tenu de faire un certain nombre de leçons théoriques gratuites, j'assistai à celles-ci dans une des petites salles noires, aux murs crasseux et suintants, abandonnées à l'enseignement libre, où moi-même, quinze ans plus tard, j'ai fait un cours ! Quand Fort faisait sa leçon, ce minuscule amphithéâtre était bondé d'auditeurs. Le professeur, d'un pinceau agile, trempé tour à tour dans des pots de couleurs diverses, tout en parlant avec volubilité, mais clarté, traçait avec une précision saisissante sur le tableau noir l'organe ou la région qu'il décrivait : muscles, aponévroses, vaisseaux et nerfs étaient mis en place et sur le schéma les régions les plus compliquées apparaissaient d'une simplicité rassurante. J'ai vu et entendu plus tard Tillaux, puis Farabœuf procéder à peu près de même, le premier avec une bonhomie chaleureuse, le second avec un enthousiasme tantôt concentré, tantôt expansif et une autorité impressionnante, mais guère mieux, à ce qu'il me semblait, que l'étrange

Fort, qui, après avoir joui de tant de réputation et gagné probablement beaucoup d'argent dépensé sans mesure, quitta Paris pour exercer la chirurgie dans l'Amérique du Sud.

Grâce à mon aimable contemporain, le *Dr Callamand* (de Saint-Mandé), dont l'érudition est grande, je puis compléter l'histoire curieuse de Fort.

« Fort s'était présenté à l'agrégation, mais son caractère indépendant, difficile et maladroit lui aliénait tous les juges et il n'insista pas.

« Pendant son internat, se jugeant victime des propos calomnieux de *Félizet*, qui avait la réputation d'un habile escrimeur, il n'hésita pas, lui ignorant de la lame, à provoquer son collègue et, attaquant son adversaire à corps perdu, le blessa dangereusement.

« Dans la première édition de son Manuel de pathologie chirurgicale, il avait donné à une de ses figures la physionomie très ressemblante d'un professeur de la Faculté contre lequel il avait une dent, et, par autorité de justice, l'éditeur dut donner satisfaction à la victime de ce mauvais tour.

« Fort a raconté, dans un gros volume in-8°, ses dix années d'aventures rocambolesques dans les divers Etats de l'Amérique du Sud. Lors d'un premier voyage en mission officielle, il avait été très bien reçu par les médecins de là-bas, dont un grand nombre avaient été ses élèves payants d'anatomie.' Mais, quant il y revint pour s'établir en concurrence chirurgicale, l'accueil fut différent : il dut apprendre l'espagnol et passer ses doctorats devant les Facultés sud-américaines, dont les professeurs, ses anciens élèves, n'hésitèrent pas à le recaler une première fois, avant de le recevoir par grâce quelques mois plus tard.

Il a dû revenir d'Amérique vers 1890, après y avoir perdu sa femme ; il exerça la chirurgie urinaire, spécialement l'électrolyse uréthrale et dut mourir vers 1905. »

Un correspondant anonyme, ancien collaborateur du *Progrès médical*, qui a suivi les cours de Fort de 1874 à 1878 et rédigé ses leçons sur l'anatomie des centres nerveux, m'explique que, s'il obtenait un nombre considérable de cadavres, c'est que, pour les réclamer, il gardait les cartes de ses très nombreux élèves, dont la plupart le quittaient après avoir passé le premier examen de doctorat ; il utilisait aussi avec une ingénieuse économie toutes les régions, de sorte qu'un seul cadavre servait à une dizaine d'étudiants. Peut-être les garçons de l'Ecole pratique étaient-ils donc moins entachés de vénalité que je ne le croyais ; mais toutefois mon correspondant me signale qu'ils se livraient à un autre macabre trafic, faisant bouillir dans une grande marmite la graisse des cadavre pour la revendre. à des parfumeurs !

« Quant au sympathique « père Dupré », dont j'ai parlé plus haut, Callamand m'a dit qu'on le voyait encore, vers 1883, à la taverne Gruber en face du théâtre Cluny, radotant d'anatomie et de Raspail, le nez bourré de tabac et jamais ne buvant (Mon autre correspondant insiste aussi sur le grand mouchoir souillé de tabac, pendant hors de sa redingote, quand il ne le tenait pas à la main). Il vivait chichement dans le voisinage et un jour on le trouva pendu... » Ai-je exagéré en le comparant à Silène ? Ce qui est certain, c'est que je me rappelle son nez enluminé et que, d'après l'opinion courante en 1873, la coloration en était imputable à l'alcool autant qu'à l'abus du tabac à priser.

Du *tædium vitæ* que prouve son suicide on pourrait voir un symptôme dans le quatrain naïf que Callamand a retrouvé écrit de la main du « père Dupré » sur un vieux carnet :

> Oui, ce siècle est vraiment
> En proie au boniment,
> Et c'est la baliverne,
> Hélas ! qui nous gouverne...

Mais, si claires que soient des démonstrations théoriques, elles ne suffisent pas et, malgré les leçons de Fort, par suite des difficultés de la dissection à l'Ecole pratique, je crois bien que je n'aurais jamais réussi à savoir le minimum d'anatomie nécessaire pour le premier examen de doctorat d'alors et le concours de l'Internat, sans le bienveillant patronnage d'*Edouard Quénu*, alors interne, qui donnait des leçons à Clamart avant d'y devenir prosecteur.

Quand je le vois aujourd'hui, ce grand chirurgien émérite, membre de l'Institut, siéger comme président de l'Académie de médecine, et quand je songe au bien qu'il m'a fait, à tant de services qu'il m'a rendus au cours de nos existences, je sens mon vieux cœur déborder de reconnaissance et d'affection pour lui.

Je lui avais été présenté par un de ces *Monod*, qui ont aussi marqué souvent dans ma vie. Etait-ce *Charles*, notre aîné, déjà parvenu aux échelons supérieurs de la hiérarchie hospitalière et universitaire, que j'ai vénéré comme un juste, ou son cousin *Eugène*, qui au cours de l'internat partit comme chirurgien volontaire pour assister au siège de Plewna et devint ensuite chirurgien des hôpitaux de Bordeaux, ou *Frédéric*, son frère, qui renonça à l'internat pour un mariage d'inclination et fut praticien à Pau ? Autant de braves gens intelligents, ardents au travail, amis dévoués et indulgents aux faiblesses d'autrui ; deux ont disparu, laissant des fils à leur image, que j'ai eu la joie de compter parmi mes élèves au début de leurs études, Robert et Raoul, chirurgiens des hôpitaux.

En évoquant le souvenir d'Eugène et de Frédéric Monod, je revois le petit logement qu'ils occupaient rue de Seine au dernier étage de la maison la plus bourgeoise, bien qu'un bohème comme moi y fréquentât souvent. On y voyait aussi le cher, bon et grand *Adolphe Jalaguier*, travailleur régulier lui, qui, pendant son internat, s'accordait toutefois un après-midi hebdomadaire de distraction. On le voyait arriver ponctuellement, s'étendre sur un lit, trop court pour sa haute taille, et réclamer *le* Roman commencé ; c'était invariablement « Monsieur, Madame et Bébé », de Gustave Droz, le succès étourdissant d'alors, à peu près oublié. Jalaguier lisait les quelques pages de cet aimable et reposant petit volume, puis il s'endormait profondément jusqu'à l'heure d'aller faire sa contre-visite à l'hôpital ; il recommençait la semaine suivante et n'allait guère plus loin ce jour-là ! Quand le propriétaire du livre eut fini ses études et l'emporta jauni et disloqué, je crois qu'Adolphe ne l'avaitpas lu en entier. Et cependant il avait le respect de la littérature même la plus ancienne ! Pauvre ami, quel-quelques jours avant sa brusque mort, septua-génaire, il nous avait émerveillés, Barth et moi, en récitant imperturbablement *en grec* les dix premiers vers de l'Iliade. C'est un trait de sa vie que J.-L. Faure a ignoré dans la belle notice bibliographique lue à l'Académie.

Mais je m'écarte de mon sujet, l'enseignement de l'anatomie, tel que l'Alma Mater le dispensait alors à la majorité de ses nourris-sons.

L'anatomie micrographique, l'histologie, était officiellement enseignée par *Charles Robin,* alors coryphée en France de ces études dans lesquelles il ne tarda pas à avoir Ranvier pour rival. J'ai dit que les cours théoriques de Robin n'étaient guère plus suivis que ceux de Sappey ; ils étaient vraiment trop rébarbatifs.

S'il avait pourtant quelques auditeurs, c'était parmi les étudiants qui étaient sur le point de subir leurs examens d'histologie ; car, soit en se plaçant au premier rang de l'amphithéâtre dans l'espoir d'être reconnus par le professeur comme des auditeurs fidèles, soit en recueillant quelques bribes de la manne répandue par lui, ils se flattaient d'adoucir l'examinateur sévère, d'aspect réfrigérant, qui « collait » impitoyablement la plupart des candidats sur son *Traité des humeurs.*

Quant aux travaux pratiques d'histologie, je crois bien que, la Faculté ne possédant qu'un nombre dérisoire de microscopes, très peu d'élèves s'exerçaient à leur maniement dans le laboratoire, qui fut plus tard dirigé par Gaucher, Variot et Launois.

A cette époque, il existait dans la défunte rue du Jardinet, sur l'emplacement de laquelle se trouve, je crois, la librairie Masson, un laboratoire d'histologie zoologique, sous la haute direction de Ch. Robin, avec *Georges Pouchet,* p ofesseur au Muséum, comme sous-directeur. C'est dans cette vieille bâtisse qu'un jour *Er-*

nest Gaucher, futur professeur de dermatologie et syphiligraphie, m'entraîna en sortant du restaurant où nous avions noué d'amicales relations. Il n'était encore qu'apprenti, mais il me présenta et d'abord m'apprit à couper au rasoir et à main levée (le microtome n'était pas en usage) des fragments... de truffes ; la consistance de leur tissu était idoine et les coupes permettaient déjà de prendre une idée des cellules végétales.

Dix ans après, interne de l'aliéniste Legrand du Saulle, qui, grand collectionneur d'anecdotes, aimait à faire bavarder ses élèves, je lui contais mes débuts comme micrographe ; ouï ce rapprochement entre le laboratoire de Ch. Robin et les truffes, mon chef s'esclaffa d'un rire homérique, proportionné à sa massive structure, et me dit : « Mais ces truffes, c'était Mme Goujon qui les payait probablement ! Ch. Robin, dînant tous les soirs en ville, avait son couvert mis une fois par semaine chez son ami le Dr Goujon et les familiers entendaient souvent la maîtresse de maison recommander à la cuisinière de ne pas oublier les truffes pour M. Robin, grand amateur de ce tubercule succulent ; il lui en fallait toujours une demi-livre sous serviette à portée de sa main. Peut-être en mettait-il dans sa poche pour alléger par cette prestation en nature les frais du laboratoire, dont les crédits étaient bien maigres. »

Et puisque j'en suis à parler de Gaucher, qui

entreprit de me déniaiser en micrographie, je saisis l'occasion de dire que par une fréquentation quotidienne j'appris surtout à découvrir les solides qualités que cet homme peu banal, bourru à l'instar de Ch. Robin son maître, dissimulait comme à plaisir sous une écorce rugueuse et épineuse.

Il s'était fait bien des ennemis par sa causticité ; il aimait passionnément la contradiction et cultivait avec dilection le paradoxe, quoiqu'il fût au fond plein de bon sens. Quelques années après notre fréquentation du Jardinet aux truffes, étant interne provisoire à l'hôpital Cochin avec Albert Cayla, je retrouvai Ernest (tout le monde l'appelait ainsi en vertu du succès d'une chanson de l'époque : « Ernest a mauvais caractère... ! »). Comme interne de 4e année dans le service de Bucquoy, il présidait la minuscule salle de garde du vieil hôpital (amas de grises pierres séculaires alors, aujourd'hui vaste palais de briques.) Lorsque, Cayla et moi, nous vinmes prendre place à la table du déjeuner, avec la déférence de garçons dont la calotte n'était pas définitivement conquise, Ernest réédita d'un ton péremptoire à peu près le premier vers de Ruy Blas, quand don Salluste s'adresse à son domestique : « Provisoires ! fermez la porte, ouvrez cette fenêtre ». Estomaqués, nous nous redressons, nous gardant bien « d'obtempérer », comme on disait à la caserne au temps du volontariat d'un an.

Alors Ernest se tordit de rire, et aussi Tuffier, et Ricard et Paul Gallois, internes du silencieux chirurgien Théophile Anger, et même Dieterlen, mélancolique interne du service d'accouchements, attristé probablement d'y avoir pour chef un chirurgien peu antiseptique.

Cher Gaucher, j'ai cherché à te peindre tel que je t'ai connu, ô père de la formule fameuse : « Le bouillon de viande est une décoction de poisons »; notre maître commun, Ch. Bouchard, t'estimait pour ta franchise et t'aimait pour ton esprit net, quoique subtil, et prime-sautier. Mais jamais justice ne t'a été aussi bien rendue que par ton élève, le professeur Emile Sergent, dont, après ton agonie abominable, stoïquement supportée, je n'ai pu lire la notice nécrologique sans avoir les yeux pleins de larmes.

X

LES GRAVES LACUNES DE L'ENSEI= GNEMENT MÉDICAL PRATIQUE A PARIS DANS LES ANNÉES SEP= TANTES

*Farabeuf réformateur de l'anatomie : de l'utilité d'un mau-
vais caractère. — Le professeur Pinard réformateur de
l'enseignement obstétrical. — Deux de ses élèves, nobles
cœurs et lucides esprits : Henri Varnier, Gabriel Lepage. — Insuffisante préparation officielle aux 3° et
4° examens du doctorat, réparée par le cours libre de
Martin-Damourette, professeur obligé de déménager périodiquement. — Un étudiant qui s'instruit suivant la
méthode positiviste.*

Après avoir insisté sur l'insuffisance indé-
niable de l'enseignement de l'anatomie à Paris
dans les années septantes, quelle satisfaction
j'éprouve · à rappeler sa résurrection opérée
magnifiquement par ce grand *Farabeuf,* que les
hommes de ma génération ont vu lutter d'abord
contre l'indifférence de ses pairs, puis triompher
des oppositions et des jalousies !

Il était d'aspect bien étrange, emmitouflé
toute l'année dans de multiples cache-nez ; son
visage paraissait uniquement composé de grosses
lunettes et de favoris en bataille à la Jules

Ferry. S'il s'imposa, ce fut grâce à des qualités éclatantes pour tous, reconnues même par ses adversaires, sa science profonde de cette anatomie qu'il aimait passionnément, le don de clarifier et de préciser, de faire naître et de galvaniser autour de lui des bonnes volontés enthousiastes. Peut-être même ses défauts, son mauvais caractère, têtu et pointilleux, autoritaire et sarcastique, contribuèrent-ils à son succès. Hurrah donc pour le mauvais caractère des hommes supérieurs ! C'est souvent lui qui impose leurs idées, tandis que d'autres, doux et courtois, laissent étouffer les leurs.

Parmi les collaborateurs de Farabeuf, qui éprouvaient pour lui une admiration fanatique, je veux faire revivre le souvenir de mon ami *Henri Varnier*, futur agrégé d'accouchements et accoucheur des hôpitaux, dont la mort prématurée fut si cruelle à tous ceux qui l'ont connu et une grosse perte pour l'enseignement. Varnier étudiait sous la direction de Farabeuf l'anatomie du bassin normal et pathologique, en vue de la publication d'un atlas, que devait éditer *Georges Steinheil*, le contemporain et l'ami de nos générations, toujours disposé à soutenir les initiatives des jeunes et qui leur a rendu tant de services.

Varnier est un exemple de la vocation obstétricale : je l'ai entendu dire que, sa mère étant morte en couches, il s'était promis de devenir médecin surtout pour étudier l'art de l'accouchement, dans l'espoir de contribuer à diminuer les dangers auxquels exposait trop souvent autrefois cette fonction physiologique.

Ayant vécu deux ans avec lui dans l'intimité des salles de garde d'internes, je puis témoigner que je n'ai vu aucun étudiant aussi laborieux ; il passait une partie de ses nuits à sa table de travail, prenant méthodiquement des notes sur ses lectures, résumant avec clarté les questions les plus complexes. Je ne lui ai connu que deux défauts : fumer avec excès (sa chambre était une tabagie) au détriment de son cœur et surmener son estomac par l'abus des radis noirs.

Mais quel charmant compagnon, ce garçon énergique et gai, avec ses bons yeux clairs sous son front blanc, casqué de cheveux blonds en brosse, et taillé carrément, de Champenois têtu ! Quand je m'intéressais spécialement à l'hygiène et aux maladies de l'enfance, nous avions associé, sous le pavillon Steinheil, nos visées parallèles dans une *Revue pratique d'obstétrique et de pédiatrie,* et ce fut pendant plusieurs années jusqu'à sa mort une collaboration sans un nuage.

Outre Farabeuf, son autre modèle, son patron de choix et de cœur fut le professeur *A. Pinard,* qui a joué dans la réforme de l'enseignement obstétrical le rôle si prédominant que tout le monde connaît.

** * **

Ah ! elle avait bien besoin de réformes,
autant que l'anatomie, l'obstétricie officielle !
Cette branche si importante de la pratique
était alors ignorée de l'immense majorité des
étudiants. Au moment de subir sur cette matière le 5e examen de doctorat, on apprenait
la théorie par cœur ; le manuel le plus répandu
était — singulière prédestination quasi homo-
nymique — l'œuvre d'un médecin de la marine, le
Dr Pénard. Comment ce marin avait-il été amené
à se spécialiser dans une partie de la médecine
qu'il n'avait pu exercer à bord des navires ?
Peut-être était-ce dans les colonies, alors des-
servies par les médecins de la marine ? Quoi
qu'il en fût, ce « petit Pénard » était dans
toutes les mains des candidats au 5e.

Quant à la pratique, il n'y avait pas un
étudiant sur vingt qui eût assisté dans la Clinique d'accouchements à un travail complet
et à la délivrance, encore moins qui eût mis la
main « à la pâte », à l'exception des internes et
des externes des rares services d'accouchements.
On disait en plaisantant que les plus favorisés
étaient ceux qui, ayant eu le guignon d'engros-
ser leur maîtresse, avaient eu cette compensation
d'assister à son accouchement. Combien de
docteurs se sont établis sans avoir fait un seul
accouchement et ont dû recevoir les conseils
d'une sage-femme ou même de la mère de la
parturiente !

Je subis cette disgrâce, la rougeur au front,

après cinq ans de scolarité, pendant un remplacement de quelques jours dans une clientèle de campagne. Ce fut une des raisons qui me firent recommencer mes études *ab ovo*, alors que j'étais légalement censé les avoir terminées, ayant passé les examens probatoires.

Je ne prévoyais pas alors que j'aurais plus tard pour amis de si éminents accoucheurs.

N'ai-je pas été lié presque fraternellement avec cet homme de bien et de talent que fut *Gabriel Lepage*, le futur agrégé et accoucheur de l'hôpital Boucicaut, l'auteur, avec le professeur Ribemont-Dessaigne, de ce Traité d'accouchement dont tant d'éditions n'ont pas épuisé le succès ? Notre amitié était née en coup de foudre après quelques heures de conversation, quand je venais d'entrer dans l'internat et qu'il s'y préparait. Je l'ai eu comme auditeur dans la conférence d'internat que je contribuais à diriger et où j'ai eu l'honneur de conseiller, entre autres, les futurs professeurs *Sébileau* et *Méry*, Mlles *Klumpke*, *Edwards*, et *Dubois*, qui devaient devenir Mmes *Déjerine*, *Pilliet* et *Sollier*. Lepage s'y distinguait par sa finesse narquoise et ses spirituelles réparties, contrastant avec sa bonhomie habituelle et son enveloppe imposante. Nous avons fait chambres communes dans ce bastion de l'hôpital Bichat, où il complétait près du professeur Terrier son éducation chirurgicale commencée avec Péan. Mais le professeur Pinard le conquit à l'obstricie.

Jamais depuis lors nos psychatomes, pour employer un néologisme créé par Piorry, n'ont cessé de s'interpénétrer jusqu'au coup mortel qui l'a écrasé fin 1917. Ce vaillant si robuste a succombé sous le surcroît de fatigue chirurgicale imposé par la guerre à l'accoucheur, dévoué de tant de familles, y compris celles de ses collègues et amis mobilisés, — sans parler de la lourde charge du secrétariat général de l'Association générale des médecins de France, qu'il avait assumée depuis plusieurs années.

Lepage avait été mon collaborateur pour l'obstétrique, quand je publiai un *Traité d'antisepsie* appliquée à l'hygiène et à la thérapeutique. Il était entré en même temps que moi à la rédaction du *Concours Médical* naissant et nous nous en étions retirés ensemble quelque dix ans plus tard.

Il partageait mon goût pour la déontologie professionnelle et signait avec moi ce « *Médecin dans la vie contemporaine* », qui résuma nos conférences de 1899 à l'Hôtel des Sociétés savantes et de 1900 à la Faculté. D'une dizaine d'années plus âgé que lui, pouvais-je prévoir que je devrais signer seul cette « *Vie du Médecin* » de 1920, où s'est concrétée toute l'expérience acquise pendant notre pratique, et que j'aurais pour unique consolation de la dédier à sa chère mémoire, l'ayant écrite tout entière en face de son portrait, qui est encore devant mes yeux quand je trace ces lignes ?

Je reviens à l'insuffisance ou plutôt au néant de l'enseignement de la pratique obstétricale avant l'ère inaugurée par le professeur Pinard, qui voudra bien me pardonner d'exprimer ici l'admiration que j'ai pour lui. Cette honte professionnelle ne pouvait disparaître qu'après la réforme qui enleva les services d'accouchement aux chirurgiens et créa le corps spécialisé des accoucheurs des hôpitaux. On multiplia les services (ici il n'est que juste de rappeler le rôle du Docteur *Bourneville* au Conseil municipal et du *Dr Peyron* à la Direction de l'Assistance publique). On organisa enfin le stage obstétrical obligatoire.

J'aurai à revenir plus tard sur la question du stage des étudiants indépendants de l'Assistance publique, un des plus importants problèmes de l'enseignement de la pratique médicale, en évolution à Paris depuis un demi-siècle et qui n'est pas encore résolu d'une façon irréprochable.

* * *

Je parlerai maintenant d'une autre lacune bien choquante dans les mêmes années que j'évoque, celle de l'enseignement des matières que comportait le programme des 3e et 4e examens du doctorat de ce temps : les sciences dites alors *accessoires* et qu'il a bien fallu dénommer *fondamentales* : physique, chimie, histoire naturelle, — puis la thérapeutique, l'hygiène et la médecine légale.

La physique était enseignée par *Gavarret*, grand physicien sans doute, célèbre par ses travaux avec Andral sur la composition du sang, mais déjà vieux et enclin à s'égarer en des considérations de philosophie scientifique, envolées dans lesquelles il aimait à citer Lucrèce, agréables à entendre, mais dont les auditeurs ne tiraient guère de profit pour leurs examens.

Au cours de l'illustre *Wurtz*, il aurait fallu plusieurs années pour avoir parcouru le cycle de la chimie minérale et organique. Les démonstrations expérimentales rataient souvent, parce que le professeur, d'une vivacité et d'une pétulance que l'âge ne calmait pas, laissait rarement à ses aides le temps de réaliser les conditions préalables nécessaires ; le précipité prévu rouge était bleu ou inversement ; il en riait le premier, tarabustait pour la forme ses préparateurs qui riaient aussi, comme les assistants.

On travaillait avec ardeur et succès dans son laboratoire, d'où sont sortis les *Henninger*, les *Hanriot* et tant d'autres, que j'y ai admirés plus tard, quand j'y fus présenté ; mais il n'était pas accessible à beaucoup d'étudiants.

L'histoire naturelle était enseignée par le savant botaniste *Baillon*, qui semblait supposer que les étudiants en médecine se destinaient tous à devenir des naturalistes. Je ne crois pas

que les travaux pratiques aient été autres que
quelques herborisations où le maître n'était entouré que d'un petit groupe d'adeptes fervents ;
la plupart des autres s'égaillaient bientôt pour
dormir à l'ombre des futaies ou se rafraîchir
dans les bosquets des guinguettes. Ce professeur grincheux était d'ailleurs redoutable aux
examens, et sa sévérité lui valut plusieurs
fois des chahuts de protestation, auxquels il
paraissait peu sensible.

Pour les matières du 4e examen, l'hygiène
étaient enseignée par le vénérable « père »
Bouchardat, qui avait fait jadis de mémorables
travaux sur le diabète, les ferments digestifs,
etc., mais il était tellement sénilisé que physiquement il ressemblait à un très vieux vigne-
ron de sa Bourgogne, marchant le tronc à angle
droit sur les cuisses, et auquel de nos jours on
eût conseillé unanimement de se faire « greffer »
par le Dr Serge Voronoff. Il égayait et décon-
certait les candadits par des questions devenues
légendaires, auxquelles il faisait lui-même les
réponses. « Quel est le lait des vieillards ? —
Le vin, Monsieur, surtout celui des coteaux
de Bourgogne. » — Pourquoi mon fils, l'agrégé,
n'a-t-il pas eu le scorbut pendant le siège de
Paris ? — Parce qu'il avait fait une ample
provision de pommes de terre ! »

La médecine légale, c'était *Ambroise Tardieu*
la plus haute autorité dans son domaine, causeur
disert, même verbeux, mais en fin de carrière.

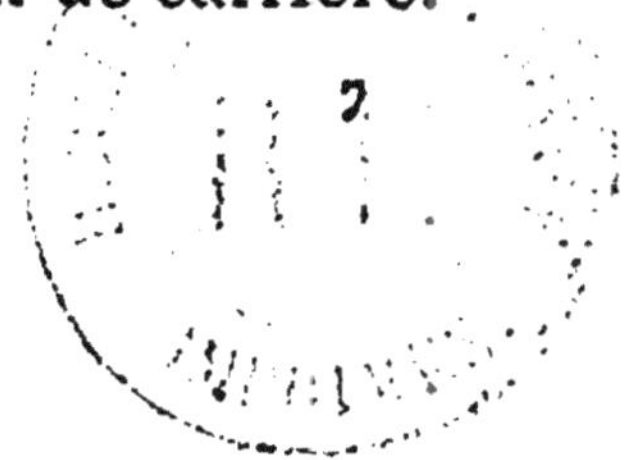

Enfin *Gubler* professait la thérapeutique, consacrant presque exclusivement ses leçons, d'un vif intérêt, à l'exposé de ses recherches expérimentales sur l'action physiologique des médicaments, mais passant trop rapidement sur la manière de les administrer.

De cette situation découlait la quasi-impossibilité de se préparer en quelques mois à ces deux examens, qui, intercalés entre ceux de pathologie et de clinique, gênaient singulièrement la terminaison de la scolarité et par un ou deux échecs successifs, perte de temps et d'argent, exaspéraient beaucoup d'étudiants pressés de s'établir.

Les besoins créant les organes, plusieurs professeurs libres avaient organisé des cours lucratifs à l'intention des étudiants déjà ajournés ou craignant de l'être.

Le plus connu et le meilleur était celui de *Martin-Damourelle*, nom facile à retenir et attirant pour la jeunesse.

Il méritait sa notoriété. Quand je l'ai suivi, l'homme était déjà vieux et paraissait l'être d'autant plus que, à demi-aveugle, il était conduit dans la salle des cours par une Antigone assez jeune encore, qui se retirait ensuite le laissant devant le tableau noir, avec ses bâtons de craie ; sa grande habitude lui permettait d'écrire, malgré sa vision très diminuée, les formules et les mots techniques d'une orthographe difficile. L'Antigone était chargée aussi d'inscrire les nouveaux venus et de leur faire acquitter les droits. Je ne sais si par moments elle avait un caractère acrimonieux (je n'ai pas eu personnellement à le constater), ou si certains étudiants se montraient trop peu courtois ou trop galants vis-à-vis d'elle ; mais périodiquement le vieux maître se faisait l'écho des plaintes de sa gouvernante et enjoignait à la cantonnade à ses auditeurs d'observer les égards dus au sexe féminin.

Un autre sujet de ses récriminations, tantôt plaintives et tantôt irritées, était le sans-gêne avec lequel beaucoup de ses élèves, pendant le quart d'heure de suspension qui séparait deux cours successifs, au lieu d'aller fumer sur le trottoir, s'asseyaient sur les marches de l'escalier, obstruant le passage aux autres locataires.

Le malheureux professeur ne pouvait guère rester qu'un ou deux trimestres dans les appartements qu'il louait ; car ce n'était évidemment pas un locataire agréable. Il est vrai que, quoique médecin, il ne dérangeait pas son concierge la nuit, n'ayant pas de clients ; mais six fois par jour le flux et le reflux de ses élèves montait et descendait. Car le malheureux faisait ce rude métier de répéter, trois heures dans la matinée et autant dans l'après-midi, les cours qu'il avait jadis rédigés, et qu'il avait soin de tenir au courant des progrès de la science.

Ses propriétaires lui donnaient donc promptement congé et refusaient de le prendre à bail.

Que de fois je l'ai entendu dire d'un ton plaintif : « Je vous en prie, messieurs, ne vous asseyez pas dans l'escalier et ne l'obstruez pas, ne l'enfumez pas pendant le quart d'heure de repos qui m'est nécessaire entre deux cours. Vous allez encore me faire donner congé et je crains d'avoir épuisé toute la série des immeubles du quartier ; bientôt je serai obligé de passer l'eau pour me loger et ce sera bien plus gênant pour vous. Sinon dans votre intérêt, — puisque ceux d'entre vous qui ont suivi mes cours ne reparaissent plus, — du moins pour vos successeurs, ne rendez pas ma maison inhabitable ! ». Je suis obligé de reconnaître que, comme l'enfance, la jeunesse est sans pitié et la plupart des auditeurs continuaient leurs mauvaises manières.

La parole de Martin-Damourette était scandée, un peu appuyée, mais assez lente pour qu'on pût écrire tout ce qu'il disait.

Ses cours valaient bien d'être recueillis. Celui de thérapeutique m'avait surtout paru très bien conçu, mélangeant avec soin les généralités et les applications pratiques. J'ai rencontré au cours de ma carrière plusieurs confrères appartenant à des générations différentes et qui m'ont dit avoir conservé leurs cahiers de résumés, cadres commodes pour enregistrer ultérieurement les nouveautés en thérapeutique.

La Faculté ne l'aimait guère, ce professeur libre ; car il saisissait mainte occasion de signaler la carence de celle-ci sur les matières qu'il enseignait.

Les autres matières étaient aussi traitées avec méthode. Je n'en veux pour preuve que la présence au cours d'un jeune homme qui se proposait, non pas seulement d'être docteur en médecine, mais de meubler son cerveau méthodiquement de toutes les connaissances, hiérarchisées suivant la classification d'Auguste Comte. Ce voisin très sérieux, dont la conversation eût rempli de joie mon ami Constant Hillemand, un des plus brillants adeptes du positivisme intégral, s'empressait pendant chaque suspension du cours de me questionner sur l'opinion que j'avais de la philosophie positive.

Bien que je lui eusse donné l'assurance que je l'admirais sincèrement, avec cette restriction qu'elle ne me paraissait pas avoir absolument effacé toutes les écoles philosophiques du passé et ne clôturerait probablement pas à tout jamais l'ère des préoccupations métaphysiques, il continuait à m'endoctriner pour faire de moi un Comtiste absolu et de stricte observance.

Il m'entraîna un jour dans sa chambre et m'ouvrit une bibliothèque, où je constatai avec effarement qu'il avait amassé un nombre considérable de cahiers reliés, volumineux et de couleurs variées, qui contenaient, calligraphiés de sa main, les résumés de tous les cours qu'il avait suivis depuis sa sortie du lycée. En plusieurs années de séjour sur la Docte Montagne et depuis les mathématiques, en passant par l'astronomie, jusqu'à la sociologie, ce studieux et méthodique étudiant avait recueilli le suc de tous les cours des Facultés et tous établissements officiels d'Enseignement supérieur. Il fallait donc que les cours de Martin-Damourette, pour libres et concis qu'ils fussent, eussent une éminente valeur pour avoir mérité de figurer à leur place hiérarchique dans cette *Somme* amassée suivant l'esprit positiviste.

A cette vue, le papillon, qui jusque-là avait butiné en fantaisiste « dans les prés fleuris qu'arrose la Seine », demeura ébaubi de respectueuse admiration devant cette abeille patiente. Je dus battre ma coulpe et cet exemple ne fut pas perdu ; car c'est à peu près vers cette époque que j'entrepris de reformer mon éthique intellectuelle, en disciplinant plus sagement mes curiosités.

XI

UN BAL D'ÉTUDIANTS ET D'ARTISTES AU QUARTIER LATIN EN 1874

La salle des Écoles de la rue d'Arras : du Théâtre à l'Église.

« Que faire pour remercier ces charmantes jeunes femmes et ces aimables apprentis comédiens de la franche camaraderie qu'ils nous témoignent ? », me disait *Joseph Collinet* sur l'impériale de l'omnibus Clichy-Odéon, en redescendant la rue Montmartre le 15 février 1874. — Nous avions passé l'après-midi très agréablement dans le minuscule théâtre de la rue de la Tour-d'Auvergne, avec la joyeuse troupe des élèves du professeur de déclamation *Talbot*, sociétaire de la Comédie-Française ; élèves aussi du Conservatoire, ces artistes constituaient une pépinière pour l'Odéon, la Comédie-Française, le Vaudeville ; parmi eux se trouvait même un futur directeur de théâtres subventionnés, *Albert Carré*.

« Ils nous donnent souvent des billets gratuits pour les théâtres, nous font partager la gaieté de leurs répétitions. Nous leur devons quelque autre plaisir en échange », continua Collinet.

Collinet était officiellement un Prix d'honneur de rhétorique au Concours Général, candidat à l'Ecole normale supérieure ; mais sa principale occupation n'était pas de s'y préparer, en dépouillant les auteurs inscrits au programme et en revisant ses cours de philosophie et d'histoire. Il passait une bonne part de son temps chez moi ; j'étais logé, il est vrai, en face de l'Ecole, et ce voisinage pouvait lui procurer l'illusion qu'il n'avait que quelques pas à faire pour y entrer.

Et nous passions les soirées à combiner des scénarios de comédies.

Car nous étions dévorés par la théâtromanie. C'était notre passion pour l'art dramatique qui nous avait conduits à nous lier avec la jeune troupe tragique et comique du théâtre de la Tour-d'Auvergne, où nous passions le plus de temps possible.

Après un assez long silence je m'écriais : « Si nous donnions un bal ? ». — Et après mûre réflexion : « Je dis : un bal suivi d'un souper ! » — « Un bal et un souper ? Mais l'argent ? En as-tu ? Moi, j'ai quelques francs en poche pour finir le mois de février. » — « Moi, pas davantage. Mais voici venir le 1er mars. J'ai des leçons à toucher.

« Et puis, j'ai deux idées. On pourrait organiser, dans une salle que nous louerions, une représentation à entrées payantes qui attirerait nos camarades des Ecoles. Nos camarades de Montmartre joueraient quelques saynètes. Je connais un musicien qui ferait des intermèdes, et à minuit spectateurs et acteurs fraterniseraient en dansant et soupant : les frais seraient amortis, sinon tout à fait payés, par les spectateurs.

« Je crois que nous aurions à crédit le souper de notre gargotier Boucantini ; je le soupçonne d'être un protecteur éclairé des arts, des sciences et des lettres. » — « C'est à voir, mûrissons le projet ! » fut la conclusion.

La maturation fut si rapide que le 4 mars le plan se réalisait, à vrai dire, non sans peine.

Il avait fallu d'abord trouver une salle à louer, qui fût au centre du Quartier, ni trop grande, ni trop petite, où on pût dans la même soirée organiser successivement une représentation, un bal et un souper. Elle se rencontra, après d'actives recherches, dans une rue peu fréquentée, qui grimpe au flanc de la Docte Montagne, de la rue des Ecoles à la rue Clopin.

Cette rue porte aujourd'hui le nom de *rue d'Arras*. Elle longeait jadis l'enceinte de Philippe-Auguste et s'appela d'abord rue *des Murs* ; elle devint par corruption rue *Dras* ou rue *du Ras*, à cause du collège d'Arras, qui y fut fondé au XIVe siècle par Nicolas de Cauderlier, chanoine de Saint-Vaast-d'Arras. Au XVIe siècle, elle s'appela ensuite rue du *Champ-*

Gaillard, parce qu'elle était fréquentée particulièrement par des filles publiques ; mais elle reprit son nom actuel sous Henri IV, qui y avait installé une caserne d'hommes d'armes.

En 1874, c'était une voie bien tranquille, qui ne devenait bruyante que dans les périodes électorales, parce que dans une de ses maisons se trouvait une salle qui servait aux réunions publiques, connue sous le nom de *Salle des Ecoles* : un rez-de-chaussée rectangulaire, au fond duquel se dressait un plancher surélevé pour le Bureau ; au-dessus de la salle régnait une galerie. C'est sur ce local que les entrepreneurs novices de représentation théâtrale et de bal jetèrent leur dévolu.

La location n'était pas d'un prix excessif. Mais le local n'était ni gai, ni propre. Il fallut s'ingénier pour le transformer en un lieu de plaisir.

J'avais appelé à mon aide un mien cousin, qui débutait dans l'architecture au sortir de l'école des Beaux-Arts. Cet artiste conçut bientôt un plan qui prit corps très vite.

Sur la scène un décor simple, exécuté à grands coups de brosses, et quelques mètres d'étamine flamboyante en guise de manteau d'Arlequin. Les murs devaient être égayés par des guirlandes de feuillages, fixées par quelques appliques de cuivre destinées à supporter des bougies. Un lustre en fils de laiton, dissimulés aussi sous des feuillages et quelques fleurs, descendait du plafond de la salle.

Pour réaliser cet ensemble décoratif végétal au moindre prix les organisateurs se trouvaient dès le lever du jour aux Halles, avec une charrette à bras. Ils revînrent par le Marché aux Fleurs et dès le début de la matinée l'architecte ordonnateur, en bras de chemise, comme la demi-douzaine de camarades volontaires, dirigeait l'exécution. C'était un tintamarre de coups de marteaux, d'éclats de rire et de chansons joyeuses.

Le déjeuner fut pris sur le chantier et sur le pouce : des charcuteries variées, fromage et bière à discrétion et le café, au milieu de la fumée des pipes et cigarettes.

A la fin de l'après-midi tout était prêt à recevoir les invités.

Une propagande faite parmi les étudiants des diverses Facultés avait été fructueuse. Un caissier, docteur en droit, vendait des tickets soit, suivant le prix, pour la représentation seule, soit pour le bal et le souper ensuite ; le contrôleur était un licencié ès lettres et distribuait des contremarques ; les ouvreuses, représentées par des commissaires à la boutonnière fleurie. Un ingénieur de l'Ecole centrale était dans le trou du souffleur.

Les invités de la Rive droite, comédiennes et comédiens, gens de lettres et peintres, rivalisèrent d'entrain. Le programme comportait des pièces en un acte, alors en vogue, de Labiche, Gondinet, Meilhac.

Dans les entr'actes se fît entendre un violo-
niste slave, à longue crinière flavescente, lau-
réat d'un Conservatoire russe ou polonais, qui,
venu à Paris pour y chercher la gloire et la
fortune, végétait dans un petit hôtel meublé
du Quartier latin. Appelons-le *Colophanewski*.

Il fut comblé de joie quand on lui soumit
la proposition de se faire entendre d'un public
choisi : une difficulté pourtant, il avait dû
mettre en gage au Mont-de-Piété son habit de
soirée. On lui offrit de le dégager et sa joie fut
sans mélange. Il avait d'ailleurs un réel talent
et se fit applaudir à plusieurs reprises. Au
souper il se grisa à la polonaise ou à la russe.

La représentation terminée, la plupart des
spectateurs se retirèrent pour se répandre à
leur ordinaire dans les cafés ou sur le Boul'Mich.

Mais ceux qui avaient souscrit pour le bal
et le souper restèrent et, des présentations
ayant été faites entre étudiants et artistes, le
bal commença. Un piano de location, énergiquement dominé par quelques poignes vigou-
reuses qui se relayaient, suffit comme orchestre.

Les danseuses avaient relevé leurs charmes
naturels par plus de mousseline que de satin
et de grâce que de bijoux. Les organisateurs
avaient rapporté le matin tant de bouquets de
violettes que chacune avait le sien.

Parmi les danseuses figuraient *Réjane*,
Jeanne Samary, et une jeune femme qu'on
appelait a ors Mme Montrobert, qui épousa

plus tard le Dr Guebhardt et devint enfin, sous l'influence de Jules Vallès, la grande socialiste *Séverine.*

A cette époque les danses étaient, sans comparaison possible, plus décentes et plus gracieuses (quadrilles, valses, polkas, mazurkas et scotish) que les fox-trotts, tangos, charleston d'aujourd'hui.

Quand vint l'heure du souper, on put voir que le gargotier Boucantini avait fait les choses dignement ; beaucoup des invités étant les clients de sa pension, il avait cherché à ne les point mécontenter : ni les huîtres, ni le foie gras, ni le champagne n'étaient critiquables.

Les danses reprirent après le souper avec plus d'animation encore jusqu'aux premières lueurs de l'Aurore aux doigts de rose. Les doigts de celle-ci étaient d'abord moins roses que les joues des danseuses.

Mais, quand le soleil parut, tout à coup l'aspect des visages changea ; la fatigue était visible sur les traits tirés et les figures pâles des jeunes gens des deux sexes. Il fallut songer à la retraite.

La dispersion s'opéra ; mais bien des couples ne se quittèrent qu'après promesse de se revoir. Plus d'un roman s'ébauchait.

> Et plus d'un bouquet de corsage,
> Avec insistance imploré,
> Fut pour un danseur préféré
> Un souvenir... ou même un gage.

Tout le monde paraissait content. Seuls les organisateurs, recrus de fatigue, demeuraient comme hébétés ; ils allèrent dormir douze heures sans désemparer.

Ils se réveillèrent d'abord satisfaits et fiers ; mais le désenchantement vint avec l'examen des comptes et la présentation des factures.

Malgré le nombre des spectateurs, la recette du spectacle était loin de couvrir les frais du souper et les organisateurs demeurèrent chargés d'un lourd passif, qu'ils mirent de longs mois à éteindre.

Epilogue.

Plusieurs années après, ayant renoncé au Satan théâtral, à ses pompes de toiles peintes et à ses œuvres dramatiques, rentré dans le giron de la Faculté de médecine « très salubre », je descendais un matin de mon logis panthéonien vers l'Hôtel-Dieu, en suivant la rue d'Arras; l'envie me vint de revoir cette salle à laquelle étaient attachés d'agréables souvenirs.

Je franchis la porte. Des chants pieux frappent mon oreille. Serait-ce une Schola cantorum ? Mais les voix ne sont guère d'accord et les paroles sont françaises.

J'entre dans la salle. O surprise ! Une cinquantaine de personnes d'âges divers sont agenouillées et prient ou chantent.

Sur la scène, que vois-je ? Mais ce n'est plus

une scène, non plus même une estrade pour le
bureau d'une réunion publique ou d'une assemblée d'actionnaires.

C'est le chœur d'une chapelle, dans lequel un
homme âgé, d'aspect imposant, dit la messe
en français !

Ce prêtre, je l'ai déjà vu ; c'est l'abbé *Charles
Loyson*, le schismatique, le « *R. P. Hyacinthe,*
des Carmes », dont l'éloquence attirait jadis la
foule catholique et dont la voix puissante faisait résonner les échos de Notre-Dame ; cette
voix, je l'avais entendue aussi dans le vaste
Cirque d'Hiver, quand l'apôtre d'un culte nouveau, celui des Vieux-Catholiques, cherchait à
convaincre les Parisiens par une conférence
laïque de la légitimité de son schisme.

Hyacinthe Loyson ignorait sans doute qu'une
bande joyeuse d'artistes et d'escholiers avait
sacrifié naguère aux Muses de la comédie, de la
musique et de la danse en ce lieu où il enseignait
les rites d'une Eglise nouvelle. Mais, s'il le
savait, il n'en devait pas être plus choqué que
d'avoir prêché jadis, en robe de moine, dans la
Cathédrale où, sous la Révolution, les chœurs
de l'Opéra célébraient le culte de la Déesse
Raison, figurée par une actrice.

Je m'en allai philosophant sur l'imprévu des
événements humains, qui amène en certains
lieux des successions de faits si disparates.

XII

VARIATIONS SUR LE THÈME DU STAGE CLINIQUE ET LA TIMIDITÉ

Le stage dérisoire des années septantes. — Le stage obligatoire actuel peut encore être amélioré. — Les tribulations d'un stagiaire timide. — Le service de Guyon est mon port de refuge. — Culture des greffes épidermiques. — Je signale un Empereur de l'Arc. — Piège malicieux d'aimables amphitryons et double gaffe d'un convive bavard et troublé.

Outre les lacunes que j'ai signalées dans l'enseignement que la Faculté aurait dû donner dans ses amphithéâtres et ses laboratoires, il en était une dont j'ai particulièrement souffert et comme moi, je suppose, beaucoup des étudiants qui pour des raisons diverses ne bénéficiaient pas des fonctions d'externes et d'internes ; je veux dire l'inexistence d'un stage clinique obligatoire, bien réglé et bien surveillé.

Les quelques contemporains que je compte encore pourront juger autrement ce que je vais exposer ; ceux qui auront été bien dirigés, qui ont eu l'heureuse chance de rencontrer dès le début de leur fréquentation hospitalière un ou plusieurs chefs qui se sont intéressés à eux, ne comprendront peut-être pas mes récriminations rétrospectives ; ne me plaindront peut-être pas non plus ceux qui ont dès le début concouru pour l'externat et se sont trouvés ainsi pendant trois ans *encadrés* dans des services, avec des fonctions définies dans lesquelles ils ont pu faire apprécier leur bonne volonté, en se créant des protecteurs et des amis.

Pour juger l'inégalité des conditions d'études existant entre les élèves *fonctionnaires* (si on peut employer ce terme un peu ambitieux pour la fonction d'externe de l'Assistance publique) et les élèves simplement inscrits à la Faculté, qui ne fréquentaient les hôpitaux qu'en qualité de *bénévoles* (dits roupious) ou *stagiaires*, je suis d'autant mieux en situation que c'est uniquement en cette qualité que j'ai suivi pendant six ans beaucoup de services parisiens, y acquérant bien peu de connaissances pratiques en clinique, tandis que, recommençant mes études en 1878 en qualité d'externe, j'ai plus acquis en deux ans que dans les six années précédentes.

On peut affirmer que, sans le personnel médico-chirurgical des Hôpitaux, le niveau des praticiens français n'aurait pu être aussi élevé qu'il l'a été, de l'avis de tous les étrangers qui ont vécu en France au xixe siècle ; car la Faculté, en tant que rouage Universitaire, ne faisait littéralement rien pour assurer l'enseignement clinique pratique aux jeunes gens dont elle recevait l'argent en échange des inscriptions.

Sans doute il y avait des Professeurs de Clinique officiels qui parlaient — fort bien presque tous — soit aux lits des malades, soit dans les amphithéâtres. Mais leurs belles descriptions des malades et leurs conseils de traitement ne laissaient aucun profit réel en vue de la médecine pratique aux auditeurs qui les suivaient, tout en prenant beaucoup de notes, mais sans avoir déjà eux-mêmes interrogé, palpé et ausculté.

En résumé, la Faculté était coupable de n'avoir pas mieux organisé alors le *stage clinique* que les travaux pratiques pour les sciences fondamentales. Le règlement disait bien que pendant deux ans les étudiants devaient être inscrits comme stagiaires dans des services hospitaliers, mais personne ne s'assurait qu'ils s'y rendaient régulièrement ; personne ne s'assurait qu'ils y seraient bien accueillis, mis en contact quotidien avec les malades et conseillés et interrogés, au même titre que les externes.

Je concède que, quand un stagiaire était présenté personnellement par un des externes ou internes au chef de service, quand il témoignait le désir d'être utilisé et de travailler, il rencontrait en général un accueil bienveillant et pouvait s'instruire à peu près aussi bien que les externes. Mais, s'il ne connaissait personne, s'il était timide, — (et combien nombreux sont les adolescents timides !) —, si le chef du service n'était pas de ceux qui, n'aimant pas voir autour d'eux des auditeurs inactifs, interpellent ceux-ci en leur offrant du travail, le stagiaire, comme le bénévole, suivait, écoutait, souvent sans comprendre, prenait ou non des notes et persévérait sans profit, ou plus souvent s'en allait de salles en salles en simple curieux.

Une particularité à noter est que les Provinciaux se trouvaient en meilleure posture à ce point de vue que les Parisiens dépourvus de relations médicales. Les premiers s'agglutinaient inévitablement dès leur arrivée avec des compatriotes, qui les conseillaient et les amenaient dans leurs services, les présentaient à leurs internes ou à leur chef. Le Parisien, qui ne connaissait aucun chef de service, aucun interne, aucun médecin même — c'était mon cas — et timide (oh ! combien alors, hélas !), pouvait errer pendant un an, deux ans, dans les hôpitaux, sans trouver à quel instructeur s'accrocher et, tout plein de bonne volonté latente, finir par prendre l'habitude d'être un simple promeneur. Cet état de choses échappait au Doyen et au Conseil de la Faculté d'alors.

Le Progrès marche souvent *pede claudo*, comme la Justice ; il arrive pourtant. Quand, après tant d'années de discussions, tant de réformes lentes et souvent incohérentes, d'autres Doyens et d'autres Conseils ont fini par réaliser une organisation à peu près rationnelle, (mais encore insuffisante, je le montrerai plus loin) du stage, il s'est trouvé que, par suite d'étranges avatars, ma destinée fut d'être chargé d'un *Cours de clinique annexe pour l'enseignement des stagiaires.* Alors j'ai fait de mon mieux pour être plus utile à ceux qui m'étaient confiés qu'on ne l'avait été pour moi. Ai-je réussi ? Quelques-uns du moins d'entre eux ont eu l'indulgence de me le dire.

Ce qui manque encore au stage actuel, c'est la possibilité ou l'obligation pour le stagiaire de se rendre à l'hôpital non seulement le matin, mais à l'heure de la contre-visite, et, dans les services de chirurgie, de pouvoir assister aux décisions que doit prendre à l'improviste l'interne de garde. D'autres l'ont dit avant moi, et je crois que c'est une lacune aussi à combler : l'organisation d'une équipe avec l'interne et quelques externes, équipe où un certain nombre de stagiaires seraient à tour de rôle admis, afin de se préparer aux imprévus de la clientèle.

* * *

Je reviens à mon mouton (c'est de moi que je parle, j'en avais la douceur et la timidité, hélas !). Lasègue répétait souvent que chacun a *sa* migraine ; Paul Hartenberg, dans la monographie si fouillée qu'il a consacrée aux Timides et à la Timidité (1), après avoir analysé les multiples signes physiques et psychiques de

1. Paris Félix Alcan, 1901.

cette névrose en général, ajoute que chacun a sa variété personnelle. Il en résulte qu'il y a des variétés incompatibles avec certains actes sociaux, quoique peu gênantes dans la plupart des autres.

Guérit-on de la timidité ? Je crois qu'on n'arrive guère qu'à la masquer ; elle se camoufle, comme le complexe sexuel de Freud, sous des apparences diverses. Tel timide se fait bourru ou hargneux, tel autre loquace. Mon masque était une politesse minutieuse, une courtoisie excessive, et parfois ridicule ; c'était moins désagréable pour autrui. Ma timidité, pour démoralisante qu'elle fût, ne se manifestait guère d'ailleurs qu'au premier contact avec une ou plusieurs personnes inconnues, mais disparaissait vite et définitivement, la glace une fois rompue. Ainsi je ne l'avais éprouvée au lycée que les premiers jours de chaque année scolaire vis-à-vis de professeurs et de condisciples nouveaux. Quand j'ai commencé à donner des leçons, la première entrevue avec un nouvel élève m'était horriblement pénible ; dès la seconde leçon j'étais tout à fait à l'aise.

Quand j'avais été présenté à l'Ecole de Rochefort, j'avais l'état psycho-physiologique d'un départ pour l'assaut ; ma place prise dans l'équipe des étudiants, je me suis trouvé pendant tout mon séjour dans cet hôpital militaire comme en famille avec les blessés et malades des deux armées. Mais dans un hôpital parisien,

tant que je n'y ai connu personne, je n'ai jamais
pu surmonter la sensation paralysante qui
s'emparait de moi, quand je devais ouvrir la
porte vitrée à travers laquelle semblaient
m'hypnotiser les rangées de lits, qu'il y eût ou
non dans la salle le chef de service et son personnel. Il fallait, pour m'y décider, que j'eusse
en main la carte de stagiaire, qui non seulement m'autorisait à pénétrer, comme ma
simple carte d'étudiant, mais m'y obligeait.

Je profitais, pour entrer dans une salle, de
l'entrée d'un groupe d'étudiants auquel je me
mêlais ; je suivais le flot des visiteurs ou des
élèves du service ; jamais je n'aurais osé parler
à un ou à une malade ; j'écoutais, je prenais des
notes, figurant muet.

Quand vint la date où le règlement prévoyait
pour moi le début du stage, j'allai au secrétariat de la Faculté me faire inscrire pour le stage
médical : l'employé me tendit la liste des services hospitaliers parmi lesquels je pouvais
choisir ; tous ces noms m'étaient inconnus.
Pourtant j'en vois un qui me rappelle quelque
vague souvenir d'un nom célèbre : *Delpech*,
médecin à l'hôpital Necker ! J'avais oublié
que le Delpech historique avait été chirurgien
à Montpellier. Je balbutie ce nom, l'employé
l'écrit sur ma carte et me voilà le lendemain à
Necker.

Le Delpech médecin était un hygiéniste, et
même membre du Conseil d'hygiène ; il ne

faisait pas bien régulièrement son service, il ne parlait guère qu'à son interne, s'entretenait surtout, à ce qu'il me parut, avec son entourage de généralités et des événements du jour. J'abordai l'interne avant l'arrivée du chef, en lui montrant ma carte de stagiaire ; il me répondit que je pouvais à ma guise suivre la visite avec ou sans tablier, ne me présenta pas au chef, qui jamais ne m'adressa la parole. Au bout de peu de jours, j'étais dégoûté de cette situation, quand un matin, au Bureau des entrées, en allant signer la feuille de présence, bien inutile — personne ne faisait l'appel et ne vérifiait les signatures, — je rencontrai un étudiant que j'avais connu à un cours et qui me demanda dans quel service je commençais mon stage. L'ayant appris, il se mit à rire : « Jamais vous n'y apprendrez rien ! Venez donc avec moi chez « Boule d'Ebène ». C'est un chef très agréable et peu importe que vous signiez dans un service ou un autre. Vous avez signé la feuille au Bureau, cela suffit bien pour la Faculté ».

Boule d'Ebène n'était ni nègre, ni mulâtre, mais seulement d'un teint brun comme un créole ou simplement un homme du Midi, qui paraissait encore plus foncé, surmonté d'une ample calotte noire. C'était l'aimable *Laboul-bène,* le futur professeur d'Histoire de la médecine, connu surtout alors comme parasitclogue ; le monde des vers intestinaux n'avait plus de secrets pour lui et son service était renommé dans tout Paris pour la cure du tænia. « Ici on ne le rate jamais », disait-il avec une fierté joyeuse et un accent méridional.

Ce savant brave homme était très causeur, racontait toutes sortes d'anecdotes, mais n'examinait guère que certains malades qui lui étaient signalés par l'interne ; quand il se décidait à ausculter, il commençait presque toujours par porter ses deux mains à sa tête et s'écriait « Assurons donc notre calotte et donnons un coup d'oreille ». Mais jamais il ne connut mon nom et ne m'offrit d'ausculter moi-même. Mon camarade, qui était d'autre part aide-préparateur au laboratoire de Balbiani, au Collège de France, ne s'intéressait guère qu'à l'évolution des vers et à la recherche des œufs de parasites dans les matières fécales ; il m'avait présenté à l'interne et à un ou deux externes, et ne s'occupa plus de moi. Personne ne me mit au contact des malades et je n'appris guère pendant un trimestre que l'histoire et les traitements des tænias. C'était quelque chose, c'était peu toutefois. Aussi étais-je profondément découragé et humilié, quand une occasion inattendue me conduisit à continuer mon stage en chirurgie et à prendre enfin pied dans un service.

* * *

J'avais en Normandie un oncle cultivateur et grand chasseur ; cet oncle, calculeux comme beaucoup de Normands, fut lithotrité par Félix Guyon. Il avait conservé avec son sauveur des relations sous la forme de gibier qu'il envoyait chaque année à l'habile chirurgien. Ayant visité mon oncle, je lui dis que j'allais tous les matins à l'hôpital Necker, où Guyon avait son service. Mon oncle aussitôt m'engage à me présenter de sa part au Maître avec une lettre d'introduction.

Du moment que j'étais muni de ce talisman, ma timidité était à moitié vaincue ; elle le fut complètement par l'accueil bienveillant et la physionomie souriante de l'homme, froid d'abord, mais excellent qu'était *Félix Guyon*. Il comprit vite que je barbotais dans un stage médical mal commencé et m'intima de venir désormais dans son service, me présenta à ses trois internes, me fit embrigader parmi les nombreux élèves, qui ne manquaient pas de besogne dans ces salles où régnait une si grande activité à la fois pour la chirurgie générale et les maladies des voies urinaires. Alors commença pour moi une période de satisfaction sans mélange et une affection croissante pour mon nouveau Maître. Mes relations avec lui ont été d'ailleurs assez particulières pour égayer mes lecteurs.

Très grand, très droit, portant haut une tête dont le profil de médaille était imposant, mais qui, vue de face, exprimait surtout une douceur un peu somnolente ; sous un grand front des yeux clairs, au regard bienveillant, assez mornes en général, mais s'égayant d'un fugitif éclair malicieux, quand de sa voix lente et mesurée, au milieu d'un discours sage et instructif, il avait laissé tomber un de ces énormes jeux de mots, dont l'assistance hésitait à rire, tant cette bouffonnerie gamine contrastait avec son impertubable sérieux : tel m'apparut Guyon.

Ce grand chef d'Ecole, qui a fait faire tant de progrès à l'urologie par le perfectionnement de la technique opératoire et par les travaux expérimentaux, les recherches physiologiques et chimiques qu'il a suscités autour de lui, m'a toujours semblé un esprit de portée moyenne, surtout clair et laborieux. Il avait une confiance absolue « dans ce travail régulier, persévérant qui mène à tout, même sans génie. » Que de fois je lui ai entendu répéter cette phrase ! Et il avait sans doute à peu près raison, lui que cette méthode a conduit à l'Institut.

Les internes de cette année étaient *Campenon*, médaille d'or, long, maigre, d'aspect Don Quichottesque, dans le tablier duquel se trouvait habituellement une pipe, quand il ne pouvait l'avoir entre les dents ; il a fait une très honorable carrière de chirurgien des hôpitaux ; avec lui contrastait *Edouard Martin* (de Genève), grand aussi, mais, quoique gros et gras, n'ayant rien de Sancho Pança ; il me paraissait plus fin que son collègue et professa plus tard la chirurgie dans son pays ; entre eux deux se trouvait, comme moyen terme, l'élégant *Félix Martinet*, futur chef de clinique médicale. — Il ne faut pas confondre celui-ci avec Alfred Martinet, qui, vingt ans après, fut un de mes élèves et collaborateurs préférés et est malheureusement mort jeune, après avoir écrit plusieurs livres des plus remarquables. — Les trois internes furent pleins de bienveillance pour moi.

Un des précédents internes de Guyon, Jacques Reverdin (de Genève) avait fait connaître les heureux résultats des greffes épidermiques pour hâter la guérison de certaines plaies et on en poursuivait l'application à ces ulcères de jambe qui encombraient alors les services de chirurgie. Au bout de quelque temps, me voyant très zélé et pas trop maladroit grâce à l'habitude des pansements que j'avais prise à Rochefort, mais que maintenant je voyais faire proprement, Guyon me confia une petite salle contenant tous les ulcères du service. Je me piquai d'honneur et je pratiquai d'innombrables greffes avec tant de sollicitude que les succès étaient brillants : chaque fois qu'un chirurgien étranger suivait la visite, le chef l'arrêtait devant mes lits et faisait constater l'extension régulière des îlots épidermiques ; mais trop souvent, à la veille de l'épidermisation complète, le patient exigeait son exeat, sinon par

impatience de retourner au travail, du moins
par nostalgie de quelque « zinc » familier, ou
pour conserver une plaie qui lui permît de se
faire admettre dans un autre service. En outre,
un résultat imprévu fut que les ulcéreux impé-
nitents se présentaient désormais moins souvent les jours d'admission dans le service de
Guyon, trouvant qu'on les y guérissait trop
vite.

Une autre circonstance me fit monter dans
l'estime de mon chef.

Il devait faire une notice historique sur *Denonvilliers*, et, pour corser l'intérêt de la vie
scientifique de ce chirurgien anatomiste, aurait
désiré trouver quelqu'une de ces particularités
biographiques qui rendent moins austères les
articles nécrologiques ; mais, en causant dans
le service, il nous avait confié le regret qu'il
éprouvait de ne trouver aucun épisode « à
côté » dans la vie de son mort. Pour les
biographes il y a de bons et de mauvais
morts.

Or, en fouillant les boîtes des bouquinistes,
sport auquel je me complaisais alors, je tombai
sur une vieille brochure intitulée *Règlement de
la Société des* ARCHERS DE FRANCE, dédiée à
Denonvilliers, professeur à la Faculté de médecine de Paris, EMPEREUR DE L'ARC. J'en
demeure ébloui, j'achète cette vieillerie pou-
dreuse, je la porte chez Guyon à l'heure de sa
consultation. Il reçoit ma communication avec

le sourire et me dit : « Maintenant il faut expliquer ce document. En chasse pour éclairer ce
côté obscur de la vie du défunt ! » Non sans
embarras je m'en allai d'armuriers en arquebu-
siers jusqu'à un fabricant d'arcs dans une vieille
rue du Marais, où j'obtins cette précision : Denonvilliers avait dans sa jeunesse fait partie
d'une de ces Sociétés d'archers qui existent
dans le Nord de la France ; il était devenu un
si habile tireur que, après maint triomphe dans
les réunions d'archers, il avait mérité d'être élu
à l'honneur suprême. Son « violon d'Ingres »
était un arc. Mais ses collègues de la Faculté
l'avaient ignoré.

Muni de ces authentiques renseignements,
Guyon agrémenta sa notice d'un paragraphe
inédit qui fut remarqué et j'entrai plus avant
dans sa familiarité.

Il m'invita à sa table pour un jour prochain
afin de me présenter à Mme Guyon et cet honneur tourna, je dois l'avouer, à ma confusion
par suite d'une malice innocente du maître
et de la maîtresse de la maison, malice aggravée
par ma maudite timidité.

La veille du jour où ce dîner devait avoir
lieu, j'assistais à une première représentation au
théâtre de l'Odéon ; j'avais des camarades parmi
les comédiens et recevais souvent une entrée de
faveur. — Pendant que je suis dans la voie des
aveux, j'ajouterai que peu après j'y présentai
moi-même une pièce en deux actes, qui me fut

rendue quelques mois plus tard « à correction »
et que je négligeai toujours de corriger, après
l'avoir relue de sang-froid et reconnu qu'elle
manquait vraiment trop d'originalité. Ainsi
gît en moi un dramaturge mort-né à qui le médecin survécut sans regret.

La « Première » de ce soir là était celle d'un
jeune auteur à peu près inconnu, *Albert Delpit*,
qui vers 1880 conquit une juste célébrité par
Le Fils de Coralie. Mais ce début, un *Robert
Pradel*, fut un four noir. Pendant un des entr'actes je vis, non sans quelque étonnement,
mon chef Guyon se promener dans le foyer du
public avec sa gravité coutumière ; il ne passait
pas pour s'intéresser à la littérature ni aux
mondanités. J'allai le saluer ; il m'accueilit
aimablement et me retint quelques minutes,
ne faisant aucune allusion à la pièce, me parlant
de l'hôpital, de mes études et me rappelant
l'invitation à dîner.

Le lendemain, j'étais donc présenté à
Mme *Guyon*, maîtresse de maison charmante,
affable et spirituelle, qui me fit asseoir à côté
d'elle. J'ai dit que le masque de ma timidité
était dans le monde un effort perpétuel pour
causer de tout avec un entrain presque excessif
et je paraissais très à l'aise, quand au second
service ma voisine me dit avec le plus aimable
sourire : « Je sais que vous aimez le Théâtre !
Mon mari m'a dit vous avoir vu hier à la Première de l'Odéon. Que pensez-vous de la pièce ? »

— Moi avec élan : « Oh ! Madame, quel four c'était ! » — Elle, riant aux éclats : « Au moins voilà de la franchise ! Vous savez que l'auteur est mon frère ? » ...Horreur !! J'ignorais que Guyon fût le beau-frère de Delpit, et lui, il me regardait de son air bonhomme, mais avec le clin d'œil malicieux qui accompagnait ses pires calembours. Que dire ? Je riposte en balbutiant : « Madame, vous m'avez tendu un piège ; j'ignorais votre parenté avec M. Delpit. Mais, si son début est un échec, que la Presse a enregistré avec ensemble aujourd'hui, tous les critiques ont ajouté que l'auteur avait fait preuve d'un réel talent naissant,... plein de promesses... et qu'il a beaucoup d'avenir, etc.» Et Mme Guyon riait de plus en plus, et plusieurs convives aussi, et Guyon souriait toujours.

Pour que la catastrophe fût complète, dans mon trouble je renversai mon assiette et son contenu sur ma serviette et sur mes genoux : domestiques effarés d'accourir, cherchant à garder leur sérieux, pendant que toute la tablée pouffait de rire, moi seul excepté d'abord, puis bientôt comme la galerie.

La bonne grâce de la maîtresse de maison, accrue sans doute par quelque remords d'avoir tendu un piège au grand nigaud que j'étais, eut vite fait de me remettre en selle et je devins par la suite un familier de son hospitalière demeure. Mais mon vieux Maître n'oublia jamais cet incident comique : trente ans après, à l'issue d'une conférence qu'il m'avait demandé de faire sous sa présidence à l'*Union des Femmes de France*, il m'y glissa encore à l'oreille une amicale et malicieuse allusion à sa plaisanterie d'autrefois.

XIII

MON AMI LE CHIMISTE MÉLOMANE. UNE SOCIÉTÉ D'AMATEURS DE MUSIQUE : LA TROMPETTE. DÉPLORABLE DÉBUT DANS LA CARRIÈRE DES CONCOURS

Dans le service de Guyon, je fis la connaissance d'un des hommes les plus attirants que j'aie rencontrés au Quartier latin, *Arthur Henninger*, futur agrégé de chimie à la Faculté de médecine (sa thèse sur *l s peptones* a fait époque), enlevé prématurément à la science en pleine maturité. Il venait à Necker terminer son stage pour avoir le diplôme de docteur en médecine.

D'une taille élevée, mais mince, blond, avec des traits réguliers et fins encadrés d'une barbe frisottante, des regards francs et bienveillants, de manières simples et courtoises, il me plut d'emblée et nous prîmes l'habitude de faire route ensemble, en revenant de la rue de Sèvres jusqu'à l'Odéon où nous nous séparions pour gagner nos restaurants respectifs.

Il prenait ses repas à la pension Laveur, dans

l'étroite rue des Poitevins. Ce restaurant d'habitués passait pour le plus sélect du quartier ; outre que la cuisine y était « de famille », avec potage provincial même à midi, tout le personnel appartenait à une même famille et s'acquittait de son service avec ponctualité et une certaine familiarité cordiale, sous la surveillance d'une tante âgée qui siégeait à la Caisse et que les habitués appelaient, je crois, tante Rose.

Cette pension avait vu passer au cours de leurs études bon nombre de célébrités futures de la politique, notamment Gambetta ; le crédit s'ouvrait assez aisément, après renseignements pris sur l'avenir probable des clients.

Chemin faisant, j'appris peu à peu l'histoire de ce jeune chimiste, plus vieux que moi de quelques années. Sa famille était d'origine allemande (Wurtemberg, Hesse ou Bade, je ne me souviens plus) ; en 1866, après le triomphe de la Prusse, ayant autant d'éloignement pour l'esprit prussien qu'Henri Heine, elle préféra s'expatrier. Henninger termina ses études à Strasbourg, se fit naturaliser français, étudia la chimie sous Würtz qui lui confia la fonction de secrétaire de la rédaction du Dictionnaire de Chimie, dont il était le directeur, et celle de chef de son laboratoire à la Faculté.

Ce jeune savant, déjà si apprécié par les maîtres de la science, était d'une rare modestie et ne parlait de lui-même que le moins possible, mais s'intéressait très vite aux affaires et aux goûts de ses camarades. Un jour qu'il m'avait invité à déjeuner à sa « boîte », la conversation tomba sur la musique ; quand il sut que j'étais un fervent auditeur des concerts Pasdeloup, il me proposa de me présenter à un groupe d'amateurs de ses amis, qui, par l'initiative d'un professeur de chimie à l'Ecole polytechnique, mélomane au plus haut degré, nommé *Lemoine*, avait constitué une Société de musique classique, sous le vocable imprévu de « LA TROMPETTE » par manière d'antiphrase et d'ironie. Peut-être y avait-il aussi dans le choix de ce nom un souvenir du temps où Lemoine, encore élève, organisait déjà avec ses camarades des manifestations musicales et avait-il réellement joué de ce tube en cuivre.

La proposition m'agréa d'autant plus que la cotisation était minime et que le milieu mi-artistique, mi-scientifique où j'allais être introduit, répondait à mes goûts.

L'orchestre ne comprenait que les instruments à cordes du quatuor classique, auxquels s'adjoignait de temps à autre un des pianos d'Erard, dans les ateliers duquel la Société recevait deux soirs par mois une hospitalité gratuite.

La Trompette, instrument symbolique du bruit et de la réclame, ne figura que plus tard, dessinée à l'angle des programmes, quand la Société fut assez riche pour en faire imprimer, et cela n'arriva que plusieurs années après mon admission. Pourtant il advint qu'alors Saint-Saëns composa, en l'honneur de la Société, un morceau spécial avec une partie de trompette, qui fut exécuté dans le local de la Société d'horticulture, rue de Grenelle, où se transporta le groupe des adhérents, devenus trop nombreux pour l'atelier Erard.

A l'époque où j'y entrais, le 1er violon était tenu par l'admirable *Marsick*, alors peu connu du grand public ; l'alto était *Benjamin Godard*, futur compositeur du « Tasse », Grand Prix de la Ville de Paris, qui a été enlevé à l'aurore de la gloire ; le violoncelle était *Delsart*, qui fut aussi célèbre à son tour. Le piano était tenu tantôt par *Raoul Pugno*, tantôt par *Diémer*.

Quelle rare réunion de talents! C'était Lemoine qui les recrutait *amicalement* ; leur concours était gratuit et l'amour seul de la grande musique les amenait dans ce milieu où ils se savaient appréciés à leur valeur.

Les jours de réunion, on voyait arriver par petits groupes dans les ateliers de la maison Erard, rue Montmartre, de grands savants comme les chimistes Wurtz, Friedel, leurs élèves devenus plus tard des maîtres à leur tour, Henninger, Hanriot, Œchsner de Coninck, des mathématiciens comme Appel, des historiens comme Gabriel Monod, et de simples étudiants. Tout ce monde sans façons, animé par la grosse gaîté et les fréquents écarts de langage de l'organisateur, venait en costume de travail. Lemoine était le plus souvent désigné par ses amis par le surnom de A. U. (prononcé Hahu) qui le suivait depuis son entrée à Polytechnique (je n'ai jamais su pourquoi).

Pendant l'exécution des morceaux (les grands quatuors de Beethoven, le quintette de Schumann, etc.), le recueillement des auditeurs était vraiment religieux. Les pupitres seuls des musiciens étaient éclairés ; dans la pénombre des ateliers se voyaient à peine les carcasses des pianos en construction ; sur le sol traînaient des débris de cordes métalliques et de drap pour les marteaux ; une odeur de vernis se mêlait à celle de la poussière. Ce tableau m'a tellement frappé que, chaque fois que j'entends certains morceaux de musique de chambre, je n'ai qu'à fermer les yeux pour revoir l'aspect singulier des séances de la première Trompette. Plus tard, à la Société d'Horticulture, ce n'était guère plus qu'un grand concert privé où les nombreux assistants étaient reçus à l'entrée par Lemoine, qui distribuait poignées de mains et programmes aux arrivants.

Mais à l'époque Erard, après le dernier morceau, sur les onze heures, on entendait, au milieu des cris des camelots sortant des imprimeries de la rue du Croissant, des « hahu, hahu » et certains amateurs, ralliés par ce cri un peu sauvage, pénétraient dans une brasserie voisine pour y déguster la soupe à l'oignon au

fromage, la choucroute et la bière d'Alsace
dans l'enthousiasme des chefs-d'œuvre entendus
Lemoine, dont la voix rauque couvrait tous les
autres bruits, lançait aux garçons des calembours effroyables, tels que fromage de livre de
messe pour fromage demi-sel, etc. ! Puis on
se séparait, ense disant au revoir, à quinzaine

Ceux du Quartier latin regagnaient à pied la
rive gauche, en flânant, se reconduisant les uns
les autres et poursuivant leurs discussions musicales, scientifiques ou politiques en péripa-
téticiens noctambules. Henninger, qui demeurait rue Daguerre, là-bas à Montrouge, et moi
alors rue Gay-Lussac, nous restions les derniers
ayant semé tous les autres à leurs domiciles
respectifs. Alors, dans des conversations *de
omni re et quibusdam aliis*, j'ai pu apprécier
toute la beauté de cette intelligence et la noblesse de ce cœur, que j'ai eu la douleur de
voir se glacer quelques années plus tard.

Que de bons conseils il me donna pour la
marche ultérieure de mes études et que je n'ai
pas toujours suivis ! C'est à lui que je dois le
peu de chimie pratique que j'ai su ; il m'ouvrit
le laboratoire de Wurtz et m'initia aux manipu-
lations les plus nécessaires en clinique.

Une méningite tuberculeuse sous la forme
classique, avec sa marche implacable, sa période
de rémission trompeuse, nous l'enleva ; tour à
tour, ses amis intimes le veillaient ; à son chevet
défilaient nos plus grands chefs ; j'ai vu les

larmes couler sur les joues du doyen *Vulpian*. Le malade, conscient de sa fin prochaine et résigné, étreignait nos mains silencieusement jusqu'à l'heure du coma final. Ce souvenir est un des plus poignants de ma jeunesse et je m'y suis attardé avec une satisfaction mélancolique ; car, parmi tant d'amitiés précieuses que la vie m'a apportées et que la mort m'a presque toutes arrachées, il n'en est aucune dont je me sois senti plus fier.

* * *

Après avoir passé six mois dans le service de Guyon, il me fallait reprendre le stage médical ou plutôt, comme me le conseilla mon maître, concourir pour l'Externat. Je suivis son conseil et m'en serais bien trouvé, si... ma destinée n'avait pas été de trébucher souvent par maladresse à l'entrée du bon chemin.

Le *concours pour l'Externat* est de ceux auxquels à peu près tous les étudiants réussissent dès la première fois, le nombre des candidats étant — du moins à cette époque — de très peu supérieur à celui des places vacantes. Encore fallait-il faire jusqu'au bout les deux épreuves orales sur des sujets en général faciles et mes connaissances en anatomie, petite chirurgie et pathologie élémentaire étaient certainement suffisantes. Mais beaucoup de mes lecteurs savent, pour y avoir passé, qu'à cette époque les candidats, en attendant l'épreuve, étaient enfermés successivement dans deux pièces, la première avec leurs compétiteurs de la même séance, d'où ils étaient extraits tour à tour au hasard du tirage au sort, pour être introduits isolément dans un autre petit local, où ils trouvaient les questions écrites sur lesquelles ils avaient quelques minutes à réfléchir, en prenant ou non des notes, avant de comparaître devant le jury.

Ayant eu la mauvaise chance d'être un des derniers à passer dans cette séance, je fus peu à peu envahi dans l'attente anxieuse par un « trac » progressif, avec tout son cortège de réactions sudorales, vésicales et nerveuses, tant et si bien que, quand je fus isolé à mon tour, j'étais cérébralement inhibé aux trois quarts. Mais je savais les questions, ô joie ! Je prends des notes fébrilement, j'en prends trop même : quand la porte s'ouvrit et que l'appariteur me donna le signal du combat, je n'avais pas même achevé mon plan pour la première question. Ce contre-temps ramène ma terreur et j'entre plus mort que vif dans l'amphithéâtre, où je vois (comme à travers un nuage) le jury sur l'estrade, un nombre assez imposant d'étudiants sur les gradins et entre les deux la petite plate-forme assez étroite sur laquelle se trouvent, comme chacun sait, une chaise, une petite table couverte d'un tapis de drap vert et une pendule, qui marque le nombre de minutes réglementaires accordées au candidat pour traiter ses deux questions.

Je m'avance, les jambes flageolantes ; je monte sur l'échafaud ; le président prononce le sacramentel « Vous avez la parole ! » et l'appariteur appuie sur le déclic de la pendule, qui sonne et devra sonner de nouveau quelques minutes plus tard pour me couper la parole.

Je m'étais assis avec précipitation tout à fait sur le bord de la chaise ; peu à peu les pieds de derrière de celle-ci se soulevèrent, tandis que, le corps penché sur la table et les yeux rivés sur mes notes, je commençais à exposer la première question. Cela n'allait pas trop mal. Hélas ! au bout d'une ou deux minutes, je m'embrouille dans mes notes, je pense avoir dit une erreur ; je balbutie en levant les yeux vers mes juges et, me voyant le point de mire des leurs, je m'agite désespérément sur ma chaise ; celle-ci glisse en arrière et je m'effondre ; me sentant tomber, je m'accroche par réflexe au bord du tapis et j'entraîne dans ma chute tapis et pendule ! — Explosion de fou-rire dans l'amphithéâtre. Je me relève aussitôt et m'enfuis éperdu, sans écouter les objurgations de l'appariteur et des juges.

Je descends précipitamment l'escalier du bâtiment de l'Assistance publique et, après avoir erré quelques minutes inconsciemment, je vais échouer dans une brasserie du voisinage, mourant de soif..., mais soulagé d'un poids immense.

— Je n'ai jamais su si j'avais détraqué la pendule. L'A. P. ne m'a pas réclamé d'indemnité.

Je me promis bien de ne plus jamais affronter un concours — et je me suis tenu parole... pendant cinq ans.

Pourtant, il était écrit sur le Grand Rouleau du Destin, mentionné si souvent par Diderot dans *Jacques le Fataliste,* que je reparaîtrais un jour dans l'arène de l'avenue Victoria et qu'en 1878 je commencerais, sérieusement et cette fois sans émotion — apparente —, l'escalade des concours hospitaliers jusqu'à la plateforme du Bureau Central. Résultat de mon faux départ : cinq ans de retard sur mes contemporains.

Mais, direz-vous, vous étiez donc guéri de votre timidité ? — Je n'en suis pas certain ; je l'avais du moins refoulée, comme dit Freud, dans l'arrière-fond de mon subconscient, ou je l'avais camouflée sous un masque d'aplomb bien conditionné et lentement façonné.

Vous allez savoir comment, si ce petit point de psychopathologie vous intéresse.

L'agent de ma transformation psychique fut *l'enseignement* privé et public, longuement poursuivi devant des auditoires variés. Mon ancre de salut dans le naufrage de mes aspirations médicales fut une Association d'instruction populaire fondée à Paris vers 1874 sous le nom d'*Union française de la Jeunesse.*

XIV

CURE DE LA TIMIDITÉ PAR L'EN- SEIGNEMENT POPULAIRE : L'UNION FRANÇAISE DE LA JEUNESSE.

Les Jeunesses d'après-guerres. — Des avantages de la géo-graphie commerciale. — Rôle de l'instruction et de l'édu-cation populaires dans le relèvement d'un pays. — A quelles occasions sont nées nos Associations d'enseigne-ment gratuit. — Mon enthousiasme pour la tâche de notre Association de Jeunes. — Cours et conférences. — Paul Bert. — Mon premier livre : Lakanal. — Les obsèques de Thiers. — Le couronnement de la statue de Strasbourg, — Paul Déroulède et le photographe.

En me laissant aller au plaisir d'esquisser avec un crayon d'humoriste le côté « bohême » de notre Jeunesse parisienne des années sep-tantes, je crains d'avoir donné une idée inexacte des sentiments sérieux et profonds que voilait ce bouillonnement de joyeuse humeur. Cette effervescence superficielle était comme la mousse qui s'élève momentanément au-dessus du cham-pagne, mais en s'évaporant laisse dans la coupe le principal du vin généreux. En vérité, la plu-part d'entre nous étaient au fond surtout préoc-cupés du relèvement de la France.

La bonne volonté d'y contribuer fut générale, quoique se manifestant sous des formes diverses. Ne ne me suis-je pas laissé entraîner à faire partie d'une *Société de géographie commerciale* par un éminent géographe de l'époque, *Ludovic Drapeyron*, dont j'avais fait la connaissance en suivant des cours à la Sorbonne et qui m'avait convaincu de l'importance primordiale de cette étude pour l'accroissement du commerce français ? On avait tant répété que les Français étaient remarquablement ignorants en géographie ! Je figurai même comme secrétaire dans un *Congrès de géographie commerciale* et, si les notions spéciales que j'y ai recueillies n'ont pas contribué à faire de moi un meilleur médecin, elles m'ont permis en certaines occasions de paraître à des ignorants un négociant qui aurait beaucoup voyagé. N'est-ce rien cela ?

Nous sentions tous que la cause profonde de nos désastres, mise à part la cause occasionnelle d'une candidature Hohenzollern au trône d'Espagne, lancée et exploitée par la diabolique habileté de Bismark, était la désorganisation de notre pays sous l'Empire, l'incurie administrative dont on avait tant de preuves.

Si, aussitôt après la Défaite et la guerre civile et la dette de 5 milliards envers le vainqueur, on aima trop à s'amuser, c'était un effet de la détente nerveuse, la réaction dans le sens d'un délire de plaisir et de distractions, succédant à une angoisse de dix mois. En 1918, même après la Victoire, nous avons vu même réaction, plus violente encore, parce que l'angoisse avait duré quatre ans ; la joie délirante a fait oublier en apparence les 1.500.000 morts et les mutilés en nombre aussi grand et les centaines de milliards perdus. Mais, dans les deux cas, l'effervescence une fois atténuée, la Jeunesse s'est ressaisie et a compris la nécessité de réparer les pertes, de panser les blessures du pays.

Seulement je relève cette différence, qui n'est pas à l'avantage de la Jeunesse d'aujourd'hui : elle s'est morcelée en plusieurs clans de frères ennemis. Nous voyons *les Jeunesses* patriotes, royalistes, socialistes, communistes. Après 1871 nous n'en connaissions qu'une, *la Jeunesse française.*

Dangereux morcellement, alors que la Jeunesse chez nos anciens adversaires est plus que jamais unie *über alles.*

En 1875, un groupe de jeunes gens, élèves de nos grandes Ecoles ou étudiants des Facultés, jeunes avocats, désireux de travailler dans la mesure de leurs moyens à l'œuvre du relèvement national, jetèrent les bases d'une nouvelle *Société d'instruction et d'éducation populaires,* l'Union française de la jeunesse.

Lutter contre l'ignorance qui avait tant contribué à notre chute, rapprocher par un lien étroit tous ceux qui, appartenant à la génération nouvelle favorisés ou déshérités de la fortune, ont besoin de se connaître et de s'estimer aujourd'hui, pour pouvoir mieux demain combattre côte à côte les ennemis de la France, — tel était le double but que se proposaient les fondateurs, s'interdisant toute discussion ou publication politique ou religieuse. Les membres actifs devaient avoir moins de 30 ans.

Je fus de ces « moins de 30 ans » (j'en avais 21). Nous étions tous républicains, mais patriotes avant tout ; nous avions voulu, par le titre de notre groupement, bien marquer notre intention d'union entre tous les jeunes Français de bonne volonté ! Il s'écoula sept ans avant qu'un nouveau groupe de Jeunes, après le triomphe incontesté de la République, fondât en 1882 l'Union de la jeunesse *républicaine*, Société d'instruction et d'éducation *démocratiques*.

C'est un fait digne d'être noté que nos Associations d'enseignement populaire ont surgi presque toutes après une crise historique qui compromettait l'avenir de la nation. Parcourez ces fastes de l'enseignement populaire gratuit, moins faciles à célébrer sur le mode lyrique que nos victoires Impériales, mais plus élevées dans la marche ascendante de l'Esprit Français vers l'Idéal Humain.

C'est en 1815, à l'heure de Waterloo, que *Lazare Carnot* a fondé la *Société pour l'instruction élémentaire*, née quand la France succombait dans une plaine de Belgique, mais née pour préparer le relèvement de la patrie.

L' « Organisateur de la victoire » avait déjà, à l'heure critique de la Révolution, au milieu des soucis de la défense contre l'invasion, crié à la Convention : « Hâtons-nous d'éclairer la génération qui nous suit, afin qu'elle soit en état de jouir des bienfaits de la Liberté ». La Société fille de Carnot se proposait « de procurer à la classe inférieure du peuple le genre d'éducation intellectuelle et morale le plus approprié à ses besoins ».

L'*Association polytechnique* est issue d'un magnifique élan de fraternité, lorsque les élèves de l'Ecole Polytechnique et les ouvriers de Paris, après avoir versé ensemble leur sang sur les barricades de 1830, se sont vraiment sentis frères et que les premiers ont voulu se faire les précepteurs de leurs compagnons d'armes pour les préparer à la pratique de la liberté reconquise. Les premières leçons furent données par d'anciens élèves de Polytechnique dans les ambulances du palais de Saint-Cloud aux convalescents ou blessés de Juillet. Les cours réguliers furent organisés à Paris dans le but « d'initier le peuple aux procédés de la méthode scientifique et de faire prédominer le savoir positif sur les autres conceptions de la pensée humaine ». Dans le premier bureau directeur, sous la présidence du duc de Choiseul-Praslin, siégeait *Auguste Comte*.

En 1848 un certain nombre de professeurs de la Polytechnique, trouvant que celle-ci donnait une instruction scientifique trop élevée, s'en séparèrent pour fonder l'*Association philotechnique*, c'est-à-dire « amie des arts et métiers, et visant surtout l'instruction professionnelle aux adultes des deux sexes ». Le promoteur fut un professeur de mathématiques du lycée Louis-le-Grand, *Eugène Lionnet*, qui avait commencé sa vie comme ouvrier et s'était formé à l'école primaire et dans les cours gratuits. La Philotechnique a créé tout d'abord des cours d'arithmétique, d'algèbre, de géométrie, de mécanique, de grammaire, de comptabilité, de dessin, d'hygiène, de chant « pour fournir aux ouvriers une instruction appropriée à leurs besoins ». Plus tard sont venus les enseignements de culture générale propres à élever le niveau intellectuel de ceux à qui on avait confié le suffrage universel, cette arme à deux tranchants qui, maniée par des citoyens ignorants, pouvait faire à la patrie les plus dangereuses blessures. De si louables efforts n'ont sans doute donné au point de vue politique que des résultats insuffisants ; ils ont du moins rendu d'immenses services au point de vue social, en permettant à beaucoup d'hommes et de femmes pauvres de s'élever par l'enseignement gratuit reçu le soir, après leur journée de travail, à un niveau intellectuel supérieur et à des situations sociales inespérées.

Quand notre groupe de Jeunes Français unis se proposa de marcher sur la trace des

sociétés d'enseignement populaire ses aînées
nos esprits étaient surtout frappés par la révé-
lation qu'avait apportée la dernière guerre
civile : avec quelle facilité le peuple de Paris
se laissait prendre à des théories politiques et
sociales illusoires, énoncées en termes aussi
incendiaires que vagues par des journalistes
politiciens, dont le but est de pêcher en eau
trouble des avantages personnels à la faveur des
révolutions violentes et des luttes de classes !

Tout en offrant aux ouvriers parisiens des
cours techniques sur les matières que nous connaissions le mieux, nous nous proposions d'y
introduire un esprit d'union fraternelle et de
concorde patriotique, de montrer que l'accord
pouvait se faire entre les Français de tous états
et de toutes classes sur le terrain de l'instruction et du relèvement national. Toute matière
d'enseignement peut s'y prêter ; car l'attitude
du maître, la cordialité de son langage, les
allusions aux grandes et utiles vérités générales,
qu'il peut toujours glisser avec quelque habileté dans les sujets les plus techniques, créent
presque à coup sûr, au bout de quelque temps,
la sympathie entre lui et ses auditeurs.

* * *

C'est imbu de cette conviction que j'entrepris pour ma part de faire dans plusieurs de nos
Sections des cours d'histoire naturelle, d'ana-

tomie et de physiologie élémentaires et d'hygiène.

J'aimais beaucoup à enseigner et je ne m'en tirais pas mal dans les leçons particulières que je donnais depuis trois ans à des enfants et à des jeunes gens. L'occasion se présentait d'essayer sur des réunions d'adultes l'aptitude que je me sentais à faire passer dans la pensée d'autrui ce que je savais. — Mais ma maudite timidité me permettrait-elle d'affronter un auditoire ? Le cuisant souvenir de mon échec au concours de l'Externat, la première fois où il m'avait fallu prendre la parole en public, ne me quittait pas. — D'autre part, la langue me démangeait et le prurit de prendre une revanche sur moi-même était un stimulant. Je me disais qu'il était ridicule d'être troublé en parlant sur les éléments de sujets qui m'étaient familiers devant quelques personnes incultes, incapables de me juger.

Enfin je sautai le pas et je fis mon début de professeur libre dans une salle de la *Mairie des Gobelins*, en proie à des palpitations cardiaques qui me coupaient fréquemment la parole pendant les premières phrases. Devant moi une trentaine d'auditeurs, ouvriers jeunes et vieux, petits boutiquiers du Quartier, qui regardaient avec curiosité ma figure imberbe, mais dont les regards, autant que ma myopie me permettait d'en juger, étaient bienveillants et amicaux.

J'avais préparé ma première leçon avec un

soin minutieux ; je l'avais écrite et apprise par cœur. C'était un schéma élémentaire, terne et plat, de la structure du tube digestif et, quand je l'ai relu le lendemain, je me suis rendu compte que cet exposé banal aurait endormi probablement mes auditeurs et les aurait dégoûtés de revenir. Mais voici ce qui arriva : quand j'eus balbutié ma première phrase, la suite disparut complètement de ma mémoire ; j'avais mon texte sur la table, mais n'osais le regarder.

A ce moment se produisit un remarquable phénomène de reviviscence de souvenirs anciens. Je me rappelai, comme si je l'eusse lu la veille, un livre que j'avais reçu comme prix, à une époque peu avancée de mes études, l'*Histoire d'une bouchée de pain*, de *Jean Macé*. Comprenant tout à coup que j'allais faire fausse route, en introduisant des ignorants par la glacière d'une description anatomique rebutante avec la prétention d'être suivi par eux jusqu'à l'atmosphère agréable de la connaissance des phénomènes de la vie, je m'élançai avec feu sur la pente de la vulgarisation colorée. J'improvisai des comparaisons suggestives, des images approximatives sans doute, mais à la portée des esprits neufs, presque enfantins, qui ont fait le succès de ce charmant petit livre oublié. Au bout de quelques minutes je sentis que mon auditoire m'écoutait avec plaisir. Aussitôt ma voix s'affermit ; je la poussais même comme si j'avais parlé devant une salle comble. J'étais lancé, je parlai plus d'une heure. Après le résumé des vues simplistes et générales de Jean Macé sur la nutrition, je continuai par une esquisse de la vie et du caractère de cet apôtre, de cet animateur de la *Ligue de l'enseignement* ; j'exprimai le sentiment, en vertu duquel des hommes instruits aiment à partager leur savoir avec des concitoyens qui n'ont pu l'acquérir, et, faisant allusion aux discordes civiles qui compromettent l'existence de tous, je terminai par la Fable de la solidarité des membres et de l'estomac et l'histoire de Menenius Agrippa !

Quand je cessai de parler, je goûtai pour la première fois l'agréable crépitation des applaudissements. Descendu de l'estrade, je me vis entouré d'un groupe de personnes qui me remerciaient ou me complimentaient et, malgré la simplicité ou la vulgarité de leurs paroles, j'éprouvais une joie sans mélange. Nous échangions des poignées de mains et à la leçon suivante le nombre des auditeurs était doublé..

Désormais je pris le parti de lier toujours étroitement la physiologie à l'anatomie, d'expliquer pas à pas la fonction de chaque organe, aussitôt après que je l'avais décrit en le dessinant sur le tableau noir avec des craies de couleur ; je préparai d'avance des planches agrandies et coloriées. En outre je m'efforçai d'introduire dans chaque leçon des applications à l'hygiène et quelques anecdotes biographiques ou digressions d'ordre tant soit peu philosophique. J'eus la satisfaction de conserver jusqu'au bout du cours des auditeurs attentifs ; plusieurs me remettaient des résumés de la leçon hebdomadaire précédente que je leur rendais corrigés.

Je recommençai, quelque temps après, un cours semblable dans un préau d'école *avenue de Clichy*, devant un public exclusivement ouvrier et jeune.

Enfin un troisième à la *Mairie de Passy* ; mais ici j'avais entrepris de parler de la botanique générale et je trouvai un public tout différent, dames et jeunes filles de ce quartier de petite bourgeoisie. Je faillis perdre l'assurance que je croyais avoir conquise définitivement. Je « bafouillai » quelque peu au début ; palpitations cardiaques, sueurs froides reparurent. Ce qui me sauva, ce fut encore le dessin au tableau, qui m'obligeait à ne pas m'hypnotiser sur mon plan et mes notes et à parler d'abondance. Un couplet de bravoure sur les joies que donna la botanique à J.-J. Rousseau et à G. Sand me servit de péroraison et, après avoir craint la noyade, je me sentis encore une fois la tête hors de l'eau.

L'auditoire féminin du XVIe arrondissement applaudit plus discrètement que les mains calleuses du XIVe et du XXe. Mais, à la fin de la leçon suivante, je recueillis un témoignage irrécusable de mon succès. Je fus abordé par une dame âgée, qui se nomma comme directrice d'un externat privé du quartier et me demanda si je consentirais à aller donner à ses élèves quelques leçons d'histoire naturelle, rétribuées modestement sans doute. L'offre me flattait et j'acceptai. A partir de ce moment je me sentis, sinon guéri de ma timidité, du moins en voie de guérison.

Mais il fallut pour compléter la cure subir la grande épreuve, affronter un nombreux public mélangé, tel que celui des Conférences solennelles, annoncées par voie d'affiches sous la présidence d'un personnage notoire. L'occasion se présenta, grâce à la confiance de mes collègues du comité directeur de notre Association, dont j'étais devenu un des vice-présidents. Le président en était alors *Gustave Ollendorf*, frère de l'éditeur Paul, dont la librairie occupait le plus bel immeuble de la rue Richelieu ; nous tenions nos réunions dans son appartement. Notre président était fonctionnaire au ministère des Beaux-Arts, très lancé dans le monde politique, familier de l'hôtel Thiers, secrétaire de Lockroy et fort aimé de Jules Ferry. Son entregent nous valait pour la présidence de nos ouvertures de Sections et de nos distributions de prix le concours de notabilités politiques variées.

J'ai pour ma part pris la parole devant *Henri Martin* et *G. Clemenceau* (j'eusse été stupéfait d'apprendre que je serais un jour son collègue à l'Académie de Médecine), *Spuller* et d'autres personnages moins intimidants, les députés *Cantagrel, Marmottan* et *Frébault.* A Montmartre et à la Chapelle, aux Batignolles, au Gros-Caillou et à Plaisance, même sur la scène du Théâtre de Passy on a pu m'entendre parler des *Sorcières et des Miraculées,* des *Mystères du sommeil et de l'hypnotisme,* de la *Satire Ménippée et des pamphlets politiques,* de *Théophraste Renaudot et de la naissance de la Presse,* de *Guy Patin,* des *Idées médicales de* Mme *de Sévigné,* etc... Je ne doutais plus de rien, mais je n'étais jamais tranquille en commençant ; le trac était toujours en moi, latent. Chaque fois je me disais : « C'est trop bête de s'imposer sans nécessité un malaise pareil ! » et pourtant je recommençais à la prochaine occasion offerte.

* * *

J'insisterai sur une conférence, qui m'avait coûté beaucoup de peine à préparer, sur *Joseph Lakanal.* On venait d'inaugurer à Bourg-la-Reine un lycée modèle sous son nom. Peu de gens savaient ce qu'avait fait ce grand Conventionnel, ni girondin, ni montagnard, dont l'unique ambition fut de servir le pays en défendant la cause des lettres et en provoquant l'établissement d'institutions consacrées à l'instruction publique : le Jardin zoologique, le Muséum d'histoire naturelle, l'utilisation du télégraphe imaginé par Chappe, la consécration de la propriété littéraire, l'enseignement à trois degrés (le secondaire étant les écoles *centrales* que Bonaparte fit appeler lycées), l'éducation à la fois intellectuelle, physique et morale, embrassant tout l'homme *(éducation intégrale)*, les leçons de choses, les promenades scolaires, enfin l'Ecole Normale et l'Institut national.

Pour étudier et bien situer dans son milieu cette grande figure, je me plongeai jusqu'au cou dans l'histoire de la Révolution et je fis une Conférence à Choisy-le-Roi pour l'inauguration d'une section nouvelle, sous la présidence de *Paul Bert.* Je fis à cette occasion la précieuse connaissance de ce savant d'une si belle intelligence, dont la politique a malheureusement trop tôt privé la physiologie, en faisant de lui un gouverneur de l'Indochine où il mourut de dysenterie.

P. Bert était aussi un lettré et un homme d'esprit. Je connais de lui un amusant pastiche de la tirade de Musset, au début de Rolla :

Regrettez-vous le temps ou le Ciel sur la Terre
Marchait et respirait dans un peuple de Dieux...

Ce Peuple divin, c'était l'Assemblée nationale, « née dans un jour de malheur », — comme avait dit un de ses défenseurs par un lapsus ambigu et involontairement comique.

P. Bert avait évoqué sa mémoire anti-républicaine à la fin d'un dîner en 1876.

Regrettez-vous le temps où l'Assemblée altière
Marchait et respirait dans ses sept-cent-vingt dieux ;
Où la majorité, née en une heure amère,
D'eau bénite aspergeait la France de Voltaire
Et nous exhortait tous à nous prendre aux cheveux ?

Et ainsi pendant une centaine de vers aussi bien frappés qu'amusants et qui mériteraient d'être tirés de l'oubli.

A l'issue de ma conférence, Paul Bert, en me félicitant, me conseilla d'en faire le noyau d'une biographie plus ample, dont il m'offrit d'écrire la *Préface* (ce qu'il fit en effet).

Un de nos collègues de l'Association, avocat devenu éditeur, se chargea de l'imprimer dans une collection sur « les Hommes de la Révolution » et je goûtai pour la première fois le plaisir de corriger des épreuves, dont je ne me suis jamais lassé. Ce petit premier-né de tant d'autres frères plus volumineux vit le jour en 1878 et eut deux éditions. Il me fut payé 500 francs. C'était le premier argent que gagnait ma plume ; la somme ne compensait pas les frais de mes déplacements au service de notre Association, qui absorbait presque tout mon temps depuis trois ans. Il est vrai que je trouvai les « Palmes académiques » un soir, dans mon casier, chez ma concierge !

* * *

Notre *Union française* prit une part active à certains événements de l'époque, malgré la neutralité politique qu'elle observait dans ses cours.

Ainsi notre comité ne put résister à l'envie de manifester ses sentiments antiréactionnaires à l'occasion des *obsèques de Thiers*.

On n'a pu oublier que le gouvernement du Maréchal de Mac-Mahon en septembre 1877 était presque en révolte contre la majorité du pays, que la Chambre avait été dissoute et qu'une campagne électorale ardente avait pour but de faire réélire les 363 députés républicains et de faire échouer les projets réactionnaires du ministère de Broglie et de Fourtou. Les révocations des fonctionnaires républicains, de 1800 maires, la dissolution de 600 conseils municipaux, l'interdiction du colportage des journaux républicains, les centaines de procès intentés à la presse libérale sont les preuves de la violence avec laquelle le Ministère du 16 mai cherchait à écraser ses adversaires. Thiers, renversé le 24 mai 1873, était devenu, soutenu par Gambetta, comme le porte-drapeau du parti républicain dans la lutte contre le personnel monarchiste ; notre Jeunesse s'empressa de manifester énergiquement à l'enterrement du Libérateur du territoire.

Paris fit au cercueil de l'octogénaire des fu-

nérailles grandioses, qui parurent « une insurrection silencieuse ». Tous les départements
avaient envoyé des délégations qui se réunissaient place du Carroussel ; notre Association
fournit le plus grand nombre des commissaires
choisis par les organisateurs des obsèques pour
diriger ces délégués bien groupés, leur recommander le calme ; car le bruit courait qu'au cas
de manifestations quelque peu tumultueuses
le Ministre de l'Intérieur avait donné l'ordre
aux agents de disperser le cortège. Alors serait
annulé l'effet qu'on se proposait, en montrant le
calme imposant des républicains en face d'un
pouvoir qui prétendait défendre l'ordre et ris-
quait au contraire de ramener la guerre civile
par son audacieuse tentative pour « faire marcher la France », c'est-à-dire la faire reculer
contre son gré vers les institutions et les
hommes du passé.

Gustave Ollendorf, qui du vivant de « M'sieu
Thiers », comme il l'appelait avec un accent
de gamin de Paris, malgré son origine alsacienne,
gros blond frisé d'une exubérance extraordinaire, beau parleur et se délectant dans la politique, était notre grand chef. Nous nous don-
nâmes beaucoup de peine, mais le résultat fut
vraiment beau : le défilé sur les boulevards et
la cérémonie à Notre-Dame, quoique la famille
Thiers eût refusé le concours des autorités
officielles, ont laissé à tous les assistants un
souvenir inoubliable. Pareillement, à l'anni-

versaire de sa mort, en 1878, nous fîmes **notre** office de gardiens volontaires de la paix publique.

— Ce fut aussi en 1878 que notre groupe d'Union française manifesta en souvenir de l'Alsace-Lorraine, à l'occasion de l'ouverture de l'Exposition Universelle, en *couronnant et pavoisant* sur la place de la Concorde *la statue de Strasbourg*, qui depuis 1871 était endeuillée de voiles noirs et de couronnes d'immortelles.

Le bruit avait couru que le ministère Dufaure, ne voulant pas s'exposer à des protestations de la part de l'ambassade d'Allemagne, avait donné l'ordre de s'opposer à toute manifestation en faveur des provinces perdues. Mais, à la suggestion de *Paul Déroulède*, nous prîmes la résolution d'agir secrètement dans l'ombre, en la courte nuit du 30 juin, afin de mettre, au lever du jour qui allait éclairer l'inauguration de l'Exposition, la population de Paris et tous les visiteurs étrangers en face du fait accompli. Ainsi fut fait : partis par petits groupes vers minuit du domicile de l'un de nous, nous entourions silencieux, par une nuit sans lune, la statue, ayant apporté des couronnes d'immortelles, des fleurs bleues, blanches et rouges et des drapeaux.

Nous nous fîmes la courte échelle et fûmes tous surpris de l'énormité de la statue, quand nous eûmes réussi à escalader cette masse de pierre. J'étais à cheval sur une des épaules et je contribuai à l'ornementation, qui fut terminée un peu avant l'aube.

L'effet était superbe ; aussi Déroulède voulut-il en faire prendre immédiatement la photographie, de peur que la police ne vînt déranger notre œuvre. Mais à 4 heures du matin il n'est pas aisé de trouver un photographe, quand on n'a pas pris ses précautions, et je me souviendrai toujours de la randonnée que nous fîmes à trois, dont ce grand diable de Déroulède, qui, depuis une chute de cheval, suivie de fracture, boitait légèrement et s'appuyait sur une canne, tout le long de l'avenue de la Grande-Armée à la recherche d'un photographe.

Nous finîmes par en trouver un ; mais, après avoir eu quelque peine à l'éveiller en jetant des petits cailloux contre ses fenêtres, nous en eûmes encore plus à le décider à s'habiller et à descendre avec son appareil. Je crois que personne autre que Déroulède n'y serait parvenu ; il fallait son nom, populaire depuis les *Chants du Soldat*, son ruban rouge, sa parole entraînante. Nous retournâmes à la place de la Concorde ; les clichés furent pris. Enfin au jour éclatant nous nous séparâmes, après avoir reconduit Déroulède jusqu'au pont de Neuilly ; il retournait à Croissy où il habitait, pour se préparer à la Revue militaire qui devait avoir lieu dans la matinée et il trouva là seulement un cocher consentant à l'y conduire. Mon compagnon et moi, brisés de fatigue, mais si contents de nous, nous regagnions pédestrement notre Quartier latin.

Qui nous eût prédit que 40 ans plus tard seulement Strasbourg nous serait rendu et que, 10 ans après sa rentrée dans la famille française, l'Alsace deviendrait une pomme de discorde entre Français ? Quelles strophes indignées seraient sorties de ton clairon, bouillant Déroulède !

Puisque l'occasion s'offre, je voudrais peindre impartialement, tel qu'il m'est apparu, Paul Déroulède, personnage historique, qui ne fut pour moi qu'un bon camarade dans notre Jeunesse, mais qui était l'ami intime de plusieurs de mes meilleurs amis et le moins antipathique des « trublions » de l'Affaire Dreyfus.

Il avait une remarquable force de persuasion, due à la fois à l'évidente sincérité de ses convictions et à certains attributs physiques : sa haute taille dégingandée, ses traits plus qu'accentués, le nez plus qu'aquilin, « fait à manche de rasoir », comme dit Rabelais, — « ce grand escogriffe », l'appelait Joseph Reinach —, et aussi le timbre énergique de sa voix et la chaleur de sa parole. Malgré tout cela, il ne réussit pas, vingt ans après, le jour des obsèques de Félix Faure, dans sa tentative pour entraîner à l'assaut de l'Elysée le général Roget, même en saisissant la bride de son cheval. A ce charmant Déroulède, à ce brave homme, à cet homme brave manquaient la réflexion et l'esprit d'opportunité : quand il avait l'intuition d'un résultat souhaitable, sans peser les chances de réussite ni même les inconvénients possibles, il s'élançait pour l'atteindre et aurait cru se déshonorer en reculant. Il ne put pas persuader le général comme il avait persuadé le photographe. Et ce fut fort heureux pour tout le monde.

Ce poète dont les nobles aspirations ont rarement trouvé une forme adéquate, ce patriote passionné, mais incapable de patience, dominé aussi, je crois, par le besoin de mise en scène instinctif chez le grandiloquent dramaturge qu'il était, a failli nous mener à une guerre civile, qui n'aurait pas amélioré l'état de nos affaires extérieures. Libre de le faire, il aurait provoqué une tentative de revanche contre nos voisins de l'Est mieux préparés que nous, agression qui n'aurait probablement pas été soutenue par des alliés alors.

Déroulède est mort désolé de n'avoir pu contribuer à reconquérir l'Alsace-Lorraine. S'il avait vécu, il aurait eu la preuve que la vérité était dans la parole de Gambetta : la Justice immanente, — disons le déterminisme implacable, qui fait crouler les entreprises démesurées et inhumaines, même d'un Napoléon, qui devait pousser les ravisseurs à vouloir augmenter leurs conquêtes et qui, par suite, en ameutant contre eux l'univers, leur fit perdre ce qu'ils avaient injustement conquis.

XV

I. LES SOIRÉES LITTÉRAIRES CHEZ MARIO PROTH OU BIÈRE ET POÉSIE

II. LES DINERS DE LA RIVE GAUCHE AU CAFÉ PROCOPE.

Les grands souvenirs d'une petite rue. — Un homme de lettres hospitalier. — Bière gratuite et poésie. — Lyres joyeuses et lyres mélancoliques. — La poésie des grenouilles.

Connaissez-vous la *rue Visconti* ? Elle va de la rue Bonaparte à la rue de Seine et. fut longtemps une des plus étroites de la rive gauche. Depuis quelques années on l'a élargie en son milieu où se sont édifiés quelques immeubles neufs. Mais jadis un seul coup de balai suffisait pour faire semblant de la nettoyer d'un côté à l'autre et une seule voiture l'obstruait.

Jusqu'en 1864 elle s'appela rue des Marais-Saint-Germain ; c'était une partie du Pré-aux-Clercs, où tant d'escholiers s'ébattaient et se battaient tour à tour, où tant de gentilshommes se sont coupé la gorge. Elle a été habitée par des personnages célèbres. Au n° 19 se trouvait l'hôtel de Ranes où sont morts Racine en 1699 et Adrienne Lecouvreur en 1730, où ont vécu ces autres illustres actrices, Champmeslé et Clairon. Aux nᵒˢ 17 et 19 était l'imprimerie qu'avait fondée notre cher Balzac (Honoré *de*) et « qu'il dut liquider en 1828, abandonnant le matériel à ses créanciers, souscrivant en outre 40.000 francs de billets qu'il lui fallut acquitter (capital et intérêts) avec le produit de ses livres, et ce fut le boulet qu'il traîna presque toute sa vie. » Là se voyait aussi un atelier où peignirent successivement Paul Delaroche, Eugène Lami et Eugène Delacroix (1).

Voilà bien des souvenirs illustres qui pouvaient hanter les nombreux hôtes que recevait, un soir ou plutôt une nuit par quinzaine, un homme de lettres entre deux âges, *Mario Proth*. Il avait publié une étude historique, « Napoleone commediante tragediante », exclamation qu'on prête à Pie VII à l'issue de la bourrasque impériale de Fontainebleau, si brillamment contée par A. de Vigny dans « Grandeur et servitude militaires. »

Proth était un bon type de bohême, aimant le tabac, la bière... et l'encens verbal, mais indolent et besogneux. Il habitait au nᵒ 21 une très vieille maison. Un portail massif, toujours ouvert la nuit pour qu'on ne réveillât pas le portier, donnait accès dans une cour, où s'abou-

1. Georges CAIN. — Promenades dans Paris.

chaient plusieurs escaliers, peu reluisants, sinon de graisse, les rampes en ayant été frottées par des milliers de mains. A l'un des étages se trouvait un appartement, que je n'ai jamais vu de jour, mais qui le soir était d'aspect assez confortable, quoique vétuste.

L'amphitryon, craignant qu'on ne lui donnât congé, recommandait instamment qu'on fît le moins de bruit possible en entrant et en sortant. Si on observait relativement la consigne en franchissant l'huis de la rue, on se rattrappait, si j'ose dire, en arrivant dans l'appartement : du bas de l'escalier s'entendaient de grands éclats de voix, de rire ou de chant, la porte du palier restant toujours ouverte. Entrait qui voulait à la condition d'être amené par quelqu'un qui fût déjà venu une fois ; l'affluence était telle certains soirs que quelques visiteurs devaient attendre dans l'escalier la sortie de quelques autres.

Dès l'antichambre c'était une vraie tabagie. L'hospitalier Mario Proth, n'ayant pas les moyens d'offrir à ses trop nombreux amis autre chose que « le feu et la chandelle », chacun était tenu d'apporter du tabac, voire même d'en offrir à ses voisins.

Quant à la bière, elle était contenue en un baril placé dans un coin, et chacun venait la tirer au robinet, tant qu'il y en avait. Elle était due, à l'époque où je fréquentais l'amusante demeure de Proth, chez qui j'avais été présenté

par *Guébhard*, agrégé de la Faculté, à la munificence intéressée de la brasserie autrichienne
de Pilsen : Proth avait démontré au représentant de celle-ci que ses visiteurs, appartenant
au gratin des lettres, des arts et de la politique,
lui feraient la meilleure des publicités.

Un jour que ledit représentant s'était glissé
discrètement parmi les assistants, écoutant les
réflexions sur sa bière, l'amphitryon s'était
exclamé d'une voix de Stentor : « Citoyens,
Pilsen est dans nos murs ! » et aussitôt quelques complaisants faisaient comme par hasard
l'éloge de la blonde boisson. Or, au cours de
la soirée, voici qu'un jeune poète, ayant l'im-
provisation facile, mais faible en géographie,
ignorant que Pilsen fût un nom de ville et prenant le Pirée pour un homme, apparut au milieu de la pièce principale et réclama le silence ;
saluant à la Romaine, en élevant son bock à
bout de bras, il déclama :

Messieurs, Pilsen est là, Pilsen est dans nos murs.
L'habile fondateur de cette brasserie.
La plus grande qui soit en Autriche-Hongrie,
Nous en offre aujourd'hui les produits les plus purs,
La bière de Pilsen est savoureuse et saine,
Et pour nous gratuite ! Hurrah donc pour Pilsen !

Cependant *Raoul Pugno* s'était glissé au
piano et accompagnait en sourdine avec des
arpèges éoliens.

Des applaudissements chaleureux étouffèrent

les commentaires railleurs de quelques puristes et les remerciements du délégué de la brasserie.

A ces soirées, j'ai rencontré *Paul Arène*, le charmant romancier poète, l'auteur de *La Gueuse parfumée* (ainsi désignait-il sa chère Provence), où se lisent des Nouvelles d'un style aussi exquis que les Contes du lundi d'Alphonse Daudet, et aussi *Emmanuel Arène*, brillant journaliste, futur député.

Se carrant dans un fauteuil, *Charles Monselet*, le poète gastronome, ayant vaguement l'air ecclésiastique de Renan, les mains croisées sur son ventre bedonnant, débitait avec le plus grand sérieux quelques bouffonneries lyriques, comme cet « Eloge du Cochon » qui, après énumération de tout ce que l'art culinaire peut en tirer (boudin, saucisses, jambon, etc.) se terminait par cette exclamation :

O mon cher cochon, que je t'aime !

Une fois il modula *sotto voce* une pièce de vers intitulée « le Hulan », où il racontait discrètement comment une amitié scabreuse s'était nouée dans une ambulance entre un zouave français et un cavalier allemand.

Cette historiette, encore qu'adroitement tournée, paraissait alors une facétie de mauvais goût. Elle ne choquerait plus guère peut-être que la directrice d'un pensionnat de jeunes demoiselles, maintenant que le plus vanté de nos romanciers, Marcel Proust, a si longuement

analysé la propagande sodomiste de son grand
seigneur de Charlus.

Le chansonnier *Alma Rouch* entonnait à
pleine voix une sorte de Marseillaise paysanne :

> Moissonnons sous les cieux superbes.
> La cigale crie aux échos,
> Mais nous mêlerons à nos gerbes
> Quelques *rouges* coquelicots !

Allusion politique soulignée par des bravos
et que Raoul Pugno, d'opinions très avancées,
rythmait à tour de bras sur le piano.

Un acteur de la Comédie Française, *Villain*,
que sa haute taille et sa maigreur avaient fait
surnommer le Grand Vilain, quoi qu'il eût un
beau profil de médaille romaine, déclamait
quelque tirade d'un drame d'Hugo.

Le poète *Léon Valade* disait des extraits
d'un volume qui parut plus tard « A mi-
côte », comme ce sonnet, « Nuit de Paris »,
dont certains vers sont encore dans ma mémoire :

Le ciel des nuits d'été fait à Paris dormant
Un dais de velours bleu piqué de blanches nues...,
... Les derniers Philistins, qui marchent pesamment,
Ont fait trêve aux éclats de leurs voix saugrenues.

C'est l'heure unique et douce, où vaguent, de fortune,
Glissant d'un pas léger sur le pavé chanceux,
Les poètes, les fous, les buveurs et tous ceux
Dont le cerveau fêlé loge un rayon de lune.

Maurice Rollinat, filleul de G. Sand, physionomie étrange de tzigane plutôt que de berrichon, teint olivâtre, cheveux noirs crépus, yeux noirs tour à tour mélancoliques et furibonds, récitait quelque pièce de son volume de vers « Dans les brandes » ou des poésies à tendances socialistes. On a dit que ce pauvre Rollinat était mort dans les affres de la rage, ayant été mordu par un chien ou un chat enragé ; il aimait beaucoup les chats, comme Baudelaire et Théophile Gautier. D'autres m'ont affirmé qu'il avait succombé à des troubles cérébraux progressifs dans la maison de santé de Moreau (de Tours) à Ivry. Il n'aimait pas seulement, comme

Les amoureux fervents et les savants austères,
Les chats puissants et doux, orgueil de la maison,
Qui comme eux sont frileux et comme eux sédentaires
(BAUDELAIRE).

il s'était pris de passion pour les grenouilles. Ayant décrit une mare :

... Vert miroir, tout encadré de fleurs
Et d'un fourmillement de plantes aquatiques,
Que, riant à l'azur, — limpidité dormante, —
On voit s'épanouir comme un lac enchanté.

Il déclare ce que qui l'y attire :

C'est que la grande mare est pleine de grenouilles,
Bon petit peuple vert qui réjouit nos yeux.
Les unes : père, mère, enfants, mâle et femelle,
Lasses de l'eau vaseuse à force de plongeons,

Par sauts précipités, grouillantes, pêle-mêle,
Friandes de soleil, s'élancent hors des joncs ;

Elles s'en vont au loin s'accroupir sur les pierres,
Sur les champignons plats, sur les bosses des troncs,
Et clignotent bientôt leurs petites paupières
Dans un nimbe endormeur et bleu de moucherons.

. . . .

Ces reptiles mignons, qui sont, malgré leur forme,
Poissons dans les marais, et sur la terre oiseaux,
Sautillent à mes pieds, que j'erre ou que je dorme,
Sur le bord de l'étang troué par leurs museaux.

Je suis le familier de ces bêtes peureuses
A ce point que, sur l'herbe et dans l'eau, sans émoi,
Dans la saison du frai qui les rend langoureuses,
Elles viennent s'unir et s'aimer devant moi.

Et, près d'elles, toujours, le mal qui me torture,
L'ennui, — sombre veilleur — dans la mare s'endort ;
Et, ravi, je savoure une ode à la nature
Dans l'humble fixité de leurs yeux cerclés d'or.

Je trouve émouvante cette intime communion avec la nature, qui va jusqu'à la sympathie pour les animaux les plus humbles, pour ceux dont on a voulu faire le symbole de la poltronnerie, du ridicule et de la bêtise. « Aucun objet réel ne demeure sans poésie, aussitôt que le poète sait l'employer comme il convient », disait Gœthe à Eckermann. Hugo l'a bien prouvé à propos du crapaud ; ainsi fit Rollinat pour la grenouille.

* *
*

Dîners de Jeunes dans un vieux café. — Invitations poétiques. — Quat'z' Arts, basoche et carabins. — Le Trappeur de la Butte Montmartre. — Un poète inconnu.

Le Café Procope, sis rue de l'Ancienne-Comédie, était déjà célèbre au xviiie siècle ; c'était avec celui de la Régence, voisin de la nouvelle Comédie-Française, un rendez-vous de nouvellistes et de désœuvrés, qui aimaient d'y « pousser le bois », comme le *Neveu de Rameau* au temps de Diderot.

Les « moins de quarante ans », s'il en est encore qui aient lu Musset, décrié par certains critiques d'aujourd'hui, se souviennent peut-être que dans l'amusante boutade rimée contre les exagérations romantiques, l'utilitarisme et l'humanitairerie en 1838, Dupont dit à Durand :

Je joue aux dominos quelquefois chez Procope.

Moi, je n'ai ni poussé le bois, ni posé le double-six sur ses vénérables tables de marbre, mais j'y ai plusieurs fois dîné en joyeuse, artistique et littéraire compagnie en 1877. Car c'était à l'entresol du vieux café que se tenaient des agapes mensuelles sous la rubrique *Dîner de la Rive Gauche.*

J'y fus entraîné par mon camarade de collège *Olivier Suinsère* ; alors jeune avocat, il se préparait à la brillante carrière administrative qui fut la sienne, — le bel Olivier, disaient les femmes, — l'aimable Sainsère, répliquaient les hommes ; car il plaisait à tous, joli garçon, homme loyal, esprit conciliateur, que nous avons vu successivement préfet, chef du cabinet de M. Barthou, conseiller d'Etat, secrétaire de l'Elysée sous la présidence de M. Poincaré pendant la guerre ,toujours à la hauteur de sa tâche ; ce qui ne l'empêcha pas d'être un des amateurs d'art les plus avisés.

Ce qui m'avait attiré aux Dîners de la Rive Gauche, c'était particulièrement la curiosité de voir l'homme qui les présidait, *Gustave Aymard*, l'infatigable imitateur de Fenimore Cooper, dont j'avais, à douze ans, dévoré les romans à base de Sioux et de Trappeurs. Qui m'aurait dit, quand j'avais cet âge, qu'il me serait donné de contempler face à face le père de « Cœur Loyal », de « la Main Ferme », « d'Œil de Faucon », et, après avoir partagé un repas à 5 francs, de fumer avec lui le calumet de paix ?

Car en ces temps légendaires on pouvait dîner pour une « roue de derrière », une pièce de cinq francs argent, sans risquer d'être empoisonné. La modicité de ce prix permettait à tous les représentants des « Quat'z'Arts », de la plus humble basoche, aux jeunes bardes et carabins, riches seulement d'espérances, d'assister à ces réunions « essentiellement fraternelles », comme les définissaient les membres de la commission d'organisation en tête de la carte d'invitation.

Celle-ci énumérait d'un côté les noms des assistants du précédent dîner et s'ornait à l'avers d'un dessin chaque fois nouveau, dû au crayon d'un des participants, et de quelques strophes de saison. En mars on voyait une hirondelle apporter au cuisinier, qui se tenait, calotte à la main, sur le seuil du café, l'appel poétique de *Jules André* :

> A nos banquets toujours fidèles,
> Peintres, sculpteurs et troubadours
> Venez, comme les hirondelles,
> Au nid des premières amours.
> Venez, amis des temps nouveaux ;
> Quand reviennent les hirondelles,
> On voit s'envoler des corbeaux.

Et comme heureux présage d'avenir se profilait sur le ciel, au milieu des noirs corbeaux en fuite, le Dôme de l'Institut.

En avril, c'était, sous un cartouche représentant un violon, une lyre, une palette et un volume de poèmes, cet autre appel, signé *Victor Garien* :

> Ohé ! les poètes,
> Les musiciens
> Et les bohémiens,
> Les chopes sont prêtes...

En mai, dans une haute futaie une jeune amoureuse se suspend au bras du bien-aimé ; sous une tonnelle Dumanet trinque en flirtant avec une nourrice, et dans un coin, accroupi au pied d'un hêtre, tout en lisant le « Constitutionnel »,

> Le matin monsieur Prud'homme
> Dans le bosquet parfumé
> Va faire... quel cochon d'homme !
> C'est le joli mois de mai.

> (Clément PRIVÉ.)

On rencontrait donc à ces banquets des poètes : *Raoul Gineste, Grandmougin, Albert Mérat, Camille Chaigneau* ; des peintres et sculpteurs : *Bastien Lepage, José Frappa, Carrier-Belleuse* ; des chanteurs et comédiens, *Melchissédec, Boudouresque*, de l'Opéra, *Sicard*, de l'Odéon ; même des militaires : le *général Robin* et le *capitaine Joffre* (oui, le futur Maréchal, qui ne songeait guère à la Marne).

Parmi les avocats j'ai bien souvenance de *Michel Pelletier*, si éloquent, et qui fut un jour prophète ; je l'ai entendu, alors qu'on venait d'annoncer seulement le départ du Prince Impérial pour l'armée anglaise du Zoulouland, boire à la sagaie qui nous délivrerait d'un des trois prétendants dont Marianne pouvait prendre ombrage.

Les médecins ne manquaient pas et c'était bien leur place. Le fils du vieux Procope, fondateur du café, avait été médecin avant de gagner réputation d'homme de lettres par des pièces composées pour la Foire.

Le *vieux père Dupré*, le Dr *G. Coupard*, laryngologiste, et son confrère en spécialité *Joal* (du Mont-Dore), qui parodiait avec tant de conviction et d'une voix tonnante le grand air de Méphisto dans le *Faust* de Gounod :

> Le Mont Dore est toujours debout !
> Nul n'ignore sa puissance :
> Son eau thermale guérit tout.
> Accourez-y, gens dans l'aisance.
> En ce lieu de cure enchanté
> Joal exerce tout l'été ;
> Venez faire sa connaissance.

Après le fromage, à l'heure du café, chacun disait « la sienne » et au premier dîner je fus tout oreilles quand le vénéré président, le peintre des Grandes Prairies et des Ranchos, des Savanes et des Haciendas, prié de fournir son écot littéraire, ayant secoué les cendres d'une superbe vieille pipe amoureusement culottée, commença à peu près en ces termes avec un sérieux comique : « Un soir, il y a longtemps, j'étais chez un vieil ami, l'Haciendero le plus riche de la province de Sonora, quand on annonça qu'un parti de Pieds-Noirs, commandés par le Cerf Agile, avait dérobé quelques chevaux de l'Hacienda... » et il continua paisiblement à improviser, ou réciter de mémoire quelques pages dans le style de celles que je dévorais à douze ans, croyant que « c'était arrivé. » Cependant mon voisin de table, voyant que j'écoutais avec attention, me dit : « Vous savez que ce brave Aymard n'a jamais été en Amérique et n'a guère quitté Paris, où il habite une maisonnette avec jardin au flanc de Montmartre. C'est un trappeur non de l'Arkansas, mais de la Butte ; quelle imagination dans le pastiche ! »

Parmi les poètes du dîner de la Rive Gauche il en était un qui aurait mérité d'être connu du grand public et dont je veux évoquer le souvenir.

Auguste Creissels n'était plus un jeune et paraissait avoir une cinquantaine d'années, quand je lui fus présenté par un Normalien, calviniste comme lui. Son aspect était celui de l'Amiral Coligny, tel que nous le montre sa statue de l'Oratoire : physionomie sévère de vieux Huguenot. Cet homme modeste et pourtant d'allure imposante était un simple employé de bureau. Il vivait retiré, aimant de se rencontrer à l'occasion avec des jeunes gens, s'ils s'intéressaient à la poésie. Il allait presque tous les soirs au café Voltaire passer une heure, lisant les journaux, puis rêvant, sans cesser de fumer des cigarettes. Puis il rentrait dans un petit logement et écrivait des vers.

Il fut presque exclusivement un « sonneur de sonnets » ; mais ceux-ci sont pour la plupart de vraies pièces d'anthologie, égaux presque tous, et quelques-uns supérieurs à celui d'Arvers et à ceux de J. M. de Heredia. Ils furent imprimés tardivement en une plaquette qui ne put paraître que par souscription et qu'on ne trouve probablement plus en librairie. Auguste Creissels m'avait permis de prendre copie de quelques-uns et je crois devoir en citer trois pour le plaisir des amateurs de graves pensées, noblement exprimées dans une forme lapi-daire.

Vœu de chasteté.

Sur le Missel gothique aux agrafes de cuivre
Qu'enveloppe un poudreux et grave parchemin,
Un moine en sa cellule, un pinceau dans la main,
Illustre l'Evangile où son amour s'enivre.

Les plus vives couleurs, décorant le Saint Livre,
Or, argent, violet, vert, azur et carmin,
Montrent l'Ange et Satan, la colombe et la guivre,
Mêlés et confondus dans un mystique hymen.

Dans le texte sacré l'humble et naïf artiste
S'abreuve, et cependant son regard est bien triste...,
Aurait-il des désirs que la Règle proscrit ?

Soupirant et distrait, sur l'œuvre inachevée
Il dessine un rameau portant une couvée,
Qu'une douce fauvette abrite au fond d'un nid.

Tristesse en avril.

Quand l'hirondelle familière
Venait en la douce saison
Nicher au toit de la maison
Où grimpent le pampre et le lierre.

Une fillette hospitalière
Battait des mains à sa chanson.
L'enfant n'est plus. Sous le gazon
Elle dort, la fraîche écolière.

L'oiseau, revenu ce matin,
Au lieu du salut enfantin,
Entend une femme qui pleure.

Berceau désert, nid dévasté,
C'est le lot de l'Humanité.
Le bonheur ne dure qu'une heure.

Les scieurs de long.

Ils sont groupés étrangement :
Deux accouplés les pieds à terre ;
Le troisième, en haut, solitaire,
Leur imprime le mouvement,

La scie au triste grincement,
Qu'aucun bruit au loin ne fait taire,
Trace sa ligne égalitaire
Dans le bois fendu lentement.

Toujours vers la fin de l'automne
Je vois ce trio monotone
Profilé sur un ciel de plomb.

Adieux, beaux jours ! La feuille tombe.
Il va faire froid dans la tombe.
Bon courage, scieurs de long.

N'est-ce pas là du meilleur symbolisme et du plus délicat impressionnisme ?

Il n'y avait pas que des rieurs au Dîner de la Rive Gauche.

XVI

JE ME METS DANS MES MEUBLES

Conséquences d'une demi-erreur judiciaire. — Un atten-drissant quiproquo.

Après avoir déménagé six fois en trois ans, je pris la résolution d'en finir avec les hôtels meublés aux inconvénients multiples : cheminées qui fument, tapis et tentures sales, domestiques négligents, voisins souvent trop bruyants.

Dans le dernier garni où je gîtai, mon plus proche voisin était un brave garçon qui n'avait qu'un défaut, celui de se griser de temps en temps le soir et de rentrer alors, après la fermeture des cafés, dans un état d'impotence crurale qui lui interdisait de remonter à notre troisième étage. Affalé sur les premières marches, il poussait des gémissements, qui dégénéraient en hurlements jusqu'à ce qu'on vînt le tirer d'embarras. Souvent c'était le portier qui se chargeait de le hisser jusqu'à sa chambre, mais parfois ce fonctionnaire dormait à poings fermés ou faisait la sourde oreille et, pour ne plus entendre les plaintes du camarade, je me décidais à descendre faire le sauvetage. Une nuit,

la tâche fut particulièrement rude ; la porte de
l'escalier de la cave, qui s'abouchait dans le
vestibule, étant restée ouverte, mon inconscient
voisin s'y était fourvoyé et sa voix lamentable
paraissait sortir des entrailles de la terre. Ce
pauvre camarade, mise à part sa tendance à
l'abus des spiritueux, était intelligent et laborieux, plein de qualités. Plus tard, il s'est res-
saisi et sa carrière a été très honorable.

Mes déménagements étaient de plus en plus
compliqués et l'aménagement de mes biens
meubles dans une seule chambre, de plus en
plus difficile par suite de l'augmentation croissante du nombre de mes livres. A cette époque
commençait à sévir la facilité offerte à l'étudiant par la vente « à tempérament » d'acquérir beaucoup de livres, en ne déboursant comptant qu'une petite somme et en signant des
billets à ordre pour payer le surplus. Quelle
tentation pour les bibliophiles de s'offrir quantité de nouveautés alléchantes, même avec peu
d'argent comptant ! Il est vrai qu'à un moment
donné l'accumulation des billets à payer aux
échéances ultérieures créait à l'acquéreur impré-
voyant de terribles crises financières, dans lesquelles l'acheteur ne peut remplir ses obligations qu'en revendant à perte une partie de
ses acquisitions. Mais combien d'étudiants sont
prévoyants ? J'ai été quelque peu entraîné
dans ce cercle vicieux de l'achat au prix fort
à crédit et de la revente à vil prix. Aussi ma

chambre était-elle aussi encombrée qu'une arrière-boutique de librairie d'occasions.

J'étais donc à peu près décidé à chercher un logement vide et à le meubler, dès que je le pourrais, quand ma décision fut accélérée par une mésaventure tragi-comique, dont voici le récit.

Un soir d'été, un de mes voisins dans l'hôtel, trop à l'étroit dans sa chambre pour y recevoir plusieurs amis auxquels il voulait offrir un punch, m'emprunta la mienne, qui était grande et à deux fenêtres. Vers minuit, la chaleur étant excessive, les fenêtres furent ouvertes et les reflets du punch enflammé, aperçus de la rue par un gardien de la paix. Celui-ci engagea les jeunes gens, qu'il voyait aux fenêtres, en bras de chemises, à faire moins de tapage ; ils chantaient à tue-tête des refrains variés. Ripostes énergiques des étudiants à l'agent, qui verbalisa de bas en haut pendant qu'on le huait copieusement de haut en bas. L'amphitryon étant mon hôte, je ne me mêlais pas à la dispute et je me bornais à surveiller le brulot alcoolique. Ce fut pourtant moi la victime.

Ignorant les noms des délinquants, l'agent se contenta de noter l'étage et la situation des fenêtres éclairées *a giorno* et s'enquit le lendemain auprès du portier du nom du locataire desdites fenêtres.

Ce fut donc à mon nom que fut dressé le procès-verbal pour tapage nocturne et injures à agent ; il me fallut me rendre à l'assignation du juge du tribunal de police, au milieu d'un public fort mêlé.

Je dois dire que le magistrat me traita avec courtoisie, jugeant que mon cas n'était pas pendable. J'expliquai que le punch incriminé, accompagné de chants politiques (*La Marseillaise* et la *Fuite de Badinguet*, fort à la mode à cette époque au Quartier) et que les cris « sauvages » — à dire d'agent — avaient eu comme cause occasionnelle l'échec d'un de mes camarades à un examen.

Ouïes mes explications, le juge déclara ne pas saisir le rapport entre la cause et l'effet ; il aurait compris que l'allégresse d'un étudiant reçu s'exprimât par un punch et des chants. Mais après un refus ? — Je dus lui rappeler ce qu'il avait oublié depuis ses études de droit : le candidat blackboulé se voyait restituer une partie de la somme consignée et la somme restituée avait été appliquée à la consolation entre amis du candidat malheureux.

Le magistrat ne put réprimer un rire très franc.., mais ne fut pas désarmé, puisqu'il me condamna à cinq francs d'amende et aux dépens, soit un louis environ. Je me retirai le front haut, entouré des amis, qui m'offraient de payer les frais. Je crus de ma dignité de refuser leur offre. Mais cette demi-erreur judiciaire eut d'autres suites.

N'étant pas encore majeur, j'avais pour la

Faculté un correspondant ; avisé par elle de ma condamnation, celui-ci me manda d'urgence et me lava énergiquement la tête, non sans rire dans sa barbe, me dit-il longtemps après ; c'était le meilleur et le plus cher de mes anciens maîtres du lycée et il ne me dénonça pas à mes parents.

Quarante-huit ans plus tard, je venais d'être élu depuis une semaine à l'Académie et me préparais à m'asseoir dans l'enceinte réservée, quand le Président me fit dire que le Secrétariat n'avait pas encore reçu l'approbation du Président de la République, à laquelle est soumise réglementairement chaque élection.

Ce retard n'est pas habituel et un de mes collègues, vieux camarade d'internat, me dit en manière de plaisanterie : « N'y a-t-il pas quelque cadavre dans ton passé » ? — « Mais Molière n'a-t-il pas insinué que tous les médecins en ont ? », répondis-je.

En cet instant, pendant la durée d'un éclair, s'illumina au tréfonds du magasin poudreux de mes souvenirs l'image du jugement, à moitié inique, qui m'avait déclaré tapageur nocturne et injurieux pour les représentants de la loi. Heureusement, presque aussitôt lui succéda celle du bulletin qu'en échange de trois francs un greffier du Palais m'avait un jour délivré à propos de je ne sais plus quelle candidature nécessitant un certificat de bonnes vie et mœurs. « Casier judiciaire : néant ». Alors je ne craignis plus d'être déclaré par le chef de l'Etat indigne de siéger à côté des amis qui m'avaient jugé *dignus intrare in suo docto corpore.*

Cette fâcheuse aventure, que m'avait value la vie d'hôtel, acheva de me décider à me mettre dans mes meubles.

Après de longues recherches, je découvris un délicieux petit logement dans une maison rue d'Ulm, à l'angle de la rue Thuillier, en face de l'Ecole Normale, à l'étage le plus proche du ciel.

Les pièces consistaient en trois espaces triangulaires minuscules, dont les sommets convergeaient vers un vestibule, où deux personnes ne pouvaient se tenir que si les quatre portes en étaient fermées ; la base de chaque triangle correspondait au tiers d'un balcon, sur lequel s'ouvraient les trois fenêtres, mais tellement surélevé qu'on n'y pouvait accéder qu'en gravissant un escabeau à trois marches, transporté d'une pièce à l'autre. Cela peut paraître incommode ? Je le trouvais charmant.

De ce balcon quelle vue merveilleuse !

Celle de Paris presque en entier, tel qu'il apparaissait du haut du labyrinthe du Jardin des Plantes au héros de *Manette Salomon* et dont les Goncourt ont fait une description saisissante, avec laquelle je n'ai pas la prétention de rivaliser. De l'air, de la lumière à profusion. — Bientôt je transformai le balcon en jardin suspendu par acquisition de caisses de fleurs peu coûteuses. Les meubles strictement nécessaires, mais, dans les trois pièces, des rayons de bois peint simulant l'acajou, sur lesquels mes chers bouquins si nombreux pouvaient trouver chacun sa place.

Quand tous furent rangés et que je m'assis dans un fauteuil d'occasion, couvert de reps bleu, pour allumer une bonne pipe, je goûtai une satisfaction sans mélange.

Rue si peu fréquentée que le silence était rompu seulement à intervalles réguliers par les chevaux qui entraient ou sortaient d'un dépôt d'omnibus voisin. Maison d'une tranquillité monastique. A mon étage, une vieille demoiselle que je voyais rarement, mais qui fut sans doute édifiée par ma bonne tenue ; car un jour elle m'aborda, en me confiant que, son logement ne pouvant contenir un harmonium dont elle avait hérité et qu'elle ne voulait pas vendre, elle me confierait volontiers l'instrument avec le droit de m'en servir. Je pus le placer, en condamnant une des portes, et j'y plaquais de temps en temps quelques accords larges et d'allure religieuse, quand j'étais mélancolique ; mais des amis musiciens s'en servirent souvent pour accompagner des chants qui n'étaient ni des psaumes, ni des cantiques.

Une brave vieille concierge, qui faisait mon ménage, me prit en amitié et m'en donna un jour un témoignage aussi imprévu que touchant par suite d'un étrange quiproquo.

Dans les périodes de pénurie financière, et surtout quand arrivaient certaines échéances des billets que j'avais signés en achetant trop de livres à crédit, il me fallait en vendre avec perte de 50 %. Dans une de ces crises, j'avais dit à un ami que je songeais à me défaire des Cliniques de Trousseau, dont j'avais pompé tout le suc. Cet ami en parla à un autre qui, désirant faire cette acquisition, passa chez moi et, ne me trouvant pas, laissa à la concierge sa carte avec ces quelques mots : « Je sais par X. que vous voulez vendre votre Trousseau. Donnez-moi la préférence. ». — Le soir, ma concierge me dit avec embarras, mais une intonation plutôt sévère : « C'est triste de voir un jeune homme « si bien » (?) obligé de vendre son trousseau. Je suis sûr que ça ferait de la peine à vos parents. Et qu'est-ce que vous ferez, quand vous n'aurez plus de linge ? Si vous êtes si gêné, je peux vous avancer un peu d'argent ».

Cette confusion d'un grand médecin avec des paquets de linge m'aurait fait rire, si je n'avais été tout d'abord attendri. Je remerciai avec effusion, mais sans confusion, cette brave femme, en lui expliquant qu'une vente de livres devenus inutiles n'était pas pour un étudiant une catastrophe pareille à la vente de sa dernière chemise et je déclinai bien entendu son offre. Je la rétribuais, d'ailleurs, toujours régulièrement et avec largesse, le premier devoir d'un locataire étant d'*honorer* son concierge.

XVII

VIEL ÉTUDIANT ET JEUNE EXTERNE

Silhouettes de mes chefs de service. — Renaissance de la saignée. — Une nuit de travail chez un ascète. — Mes débuts comme journaliste. — Un curieux mendiant de carrière. — Épicure hygiéniste. — Un verglas historique.

J'avais passé quatre de mes examens de doctorat, je me préparais à subir mes examens de clinique et à faire ma thèse, quand un confrère de province, ami de ma famille, m'offrit de le remplacer plusieurs semaines dans sa clientèle. Pendant ce remplacement, j'eus plusieurs occasions humiliantes de constater mon insuffisance en clinique et en obstétrique. Je fus pris de scrupules à l'idée d'entreprendre l'exercice d'une profession, qui peut devenir si dangereuse quand on l'exerce après une préparation insuffisante, même et peut-être surtout à la campagne, puisqu'on y trouve moins vite un consultant. D'autre part, la perspective de quitter mon Paris natal et toutes les amitiés que j'y avais, m'apparaissait presque intolérable.

Après m'être assuré que j'avais, grâce à mes leçons et à ma plume, la possibilité de vivre encore quelques années en étudiant, je pris la résolution de recommencer mes études médicales, mais en abordant la hiérarchie hospitalière. Trois ans de parole en public m'avaient rendu la confiance en moi et je fus nommé, sans incident cette fois, externe en 1878.

Je choisis à l'Hôtel-Dieu un service, dont le titulaire était en congé permanent et se trouvait remplacé de trimestre en trimestre par des médecins du Bureau Central ; je me procurerais ainsi dans la même année plusieurs jeunes chefs à compétences variées et pouvant m'aider à devenir un meilleur clinicien. J'eus la main heureuse, puisque dans une année je pus voir à l'œuvre, au lit des malades, un neuropathologiste, un dermatologiste et hématologiste, un cardiologue et un gynécologue ; j'appris beaucoup de chacun d'eux.

Le titulaire du service était atteint de rhumatisme déformant progressif ; il ne pouvait plus monter dans ses salles (l'achitecte de ce nouvel Hôtel-Dieu, qui avait coûté si cher et dont la construction avait duré si longtemps, n'avait installé que des monte-charges, et point d'ascenseurs) ; il était si attaché à ses fonctions qu'il continua assez longtemps à se tenir chaque matin dans la salle des médecins ; son interne y venait lui rendre compte de l'état des principaux malades et lui demander des conseils pour le traitement. On racontait qu'un jour, ayant su qu'un cas de rhumatisme déformant analogue au sien se trouvait dans une salle, il s'y fit transporter : arrivé auprès du malade, il le questionna avidement sur les médications déjà employées, désirant savoir qu'elle avait été la moins inefficace. Sur l'affirmation du patient que c'était l'extrait de marron d'Inde, le médecin impotent prit note de l'adresse de l'herboriste chez qui ce remède avait été acheté. Ce fut sa dernière visite à son service.

Le sentiment qui ramène parfois encore à l'hôpital un chef de service, alors qu'il ne peut plus remplir sa fonction, est respectable, mais quelquefois singulier.

L'aliéniste Moreau (de Tours), nommé médecin de la Salpêtrière à une époque où il n'existait pas de limite d'âge, continuait dans sa vieillesse à venir chaque matin à la salle de réunion des médecins, sans jamais visiter ses salles. Legrand du Saulle lui ayant demandé un jour pourquoi il s'imposait la fatigue de ce déplacement quotidien, Moreau répondit qu'à cette heure-là, toutes les fenêtres de son appartement étant ouvertes, parce que sa femme exigeait des domestiques un nettoyage minutieux, il lui était impossible de rester chez lui.

— Quelques souvenirs de mon temps d'externat.

Mon premier chef était un savant : outre la médecine, il avait étudié à fond la chimie, la

botanique et la minéralogie. Comme il aimait
à faire profiter ses élèves de ses connaissances
multiples, il parlait beaucoup, mais avec une
voix de fausset suraiguë, qui contrastait avec
son aspect physique très mâle et un peu sauvage : teint brun, chevelure noire hirsute,
comme sa barbe, yeux étincelants ; un gras-
seyement rocailleux achevait de rendre sa parole peu agréable. Mais le fond était solide ;
comme disait Lasègue à propos de certain candidat à l'agrégation : chocolat de pur cacao,
sans vanille.

Élève de Bazin, il saisissait toutes les occasions de nous instruire en dermatologie et nous
incitait à la connaissance des diathèses.

Quand il prit possession du service, il nous
fit part de son intention de continuer des
recherches qu'il avait entreprises sur l'analyse
chimique du sang, et dès les premiers jours com-
manda à chacun des externes plusieurs saignées. Nous nous regardions stupéfaits et em-
barrassés ; à cette époque on n'en faisait jamais
ou si rarement que ni notre interne, l'aimable
Laurent, qui a fait à Versailles une belle carrière de praticien, ni aucun de nous n'en avait
jamais pratiqué. Il fallut pourtant s'y mettre.
Alors il n'était pas question de ponction vei-
neuse avec une aiguille et une seringue aspi-
ratrice, mais du maniement de la lancette et
de la poëlette.

Les premiers temps, ou bien nous faisions

des saignées « blanches », ou nous nous faisions éclabousser le visage par un jet de sang mal dirigé. Après des échecs et des réussites variables, chacun de nous devint un saigneur émérite. Le plus souvent, il s'agissait de faire comparativement le dosage de l'urée dans le sang et dans l'urine et l'opération se faisait dans le service. Un des élèves même, Gillet, se distingua en perfectionnant l'uréomètre de Regnard.

Quand le chef désirait faire des analyses plus compliquées, il emportait les tubes de sang recueilli pour aller effectuer ses recherches dans le laboratoire de son ami Quesneville, pharmacien en chef de l'Asile d'aliénés de Vaucluse, près d'Epinay-sur-Orge. Cette éventualité se réalisa un jour d'été très chaud, et notre chef, m'honorant de sa confiance, me pria de l'accompagner à Vaucluse, en portant une vingtaine de tubes de sang, occlus avec de l'ouate et du sparadrap ; recommandation de les tenir bien verticaux pendant le trajet.

L'heure du déjeûner approchait et je n'avais mangé le matin qu'un petit pain et une tablette de chocolat. Mon chef me dit que nous déjeûnerions en arrivant chez son ami. Mais il s'était trompé sur l'heure du train ; nous débarquions à la station d'Epinay à deux heures après midi ; il nous fallait arpenter, sous un soleil brûlant et tenaillés par la faim, les deux kilomètres environ de la route conduisant à Vau-

cluse. Enfin, nous y arrivons, mais Quesneville
avait depuis longtemps fini de déjeûner et eut
quelque peine à tirer de la cuisine les éléments
d'un luncheon pour nous. Rien n'altérait l'humeur de mon chef ; il restait, comme à l'ordinaire, austère et bougon, répétant qu'on ne
saurait trop se donner de mal pour la science.
Je ne protestai pas. Il était d'ailleurs particulièrement sobre et encourageait la sobriété chez
autrui, comme je pus m'en convaincre dans une
autre circonstance, avec mon camarade H. Boulland, qui fut un habile praticien à Limoges et
qui jouissait aussi de la confiance du maître.
Alors que celui-ci concourait pour l'agrégation, ayant à faire une thèse sur les métastases,
il nous chargea de recueillir beaucoup de renseignements bibliographiques et, la veille du
jour où il devait déposer à la Faculté sa thèse
imprimée, la correction des épreuves n'étant
pas terminée, il nous demanda de venir l'aider
dans cette tâche.

Nous pénétrâmes ainsi dans le petit et sombre
logement qu'il occupait ; comme il ne faisait
pas de clientèle, c'était l'antre d'un travailleur
célibataire et désordonné : des livres partout,
des instruments de chimie dans la cuisine au
lieu d'ustensiles de ménage. Sur un coin de
table, dans la pièce qui devait être une salle
à manger, mais semblait une arrière-boutique
de librairie, les restes d'un repas, qu'il enferma
dans une armoire à notre arrivée pour nous

faire la place nécessaire à la correction des épreuves.

L'après-midi s'écoule : l'heure du dîner dans nos pensions respectives est passée et nous avons faim. Nous demandons une heure pour aller nous réconforter : « Non, non, mes enfants. Nous n'avons que bien juste le temps pour être en mesure demain matin ; nous passerons la nuit ensemble et je vous donnerai à souper. » Vers 11 heures, en effet, le chef ouvrit l'armoire aux provisions et en tira un morceau de pain, assez gros à vrai dire, quelques rondelles de saucisson et un petit fragment de fromage, avec un fond de bouteille de vin. « Voilà, soupez, mes amis. Ensuite nous nous remettrons à la besogne. » Et il disparut dans son cabinet.

Boulland et moi, nous n'avions pas de quoi faire la noce et nous nous sentions de fort méchante humeur. Que reprocher à cet ascète bourru, mais qu'on estimait si brave homme, en mal de concours ?

Nous passâmes donc la nuit, corrigeant, corrigeant fiévreusement les feuilles de papier encore humides que nous apportait périodiquement un ouvrier typographe et qu'il remportait pour le tirage définitif. Enfin à l'aube c'était fini, nous avions tous deux la migraine. Mais la thèse fut déposée à moins cinq. Notre chef nous remercia en grommelant amicalement et reconnut, plissant son front sourcilleux, que nous étions de dévoués serviteurs de la science. Il fut nommé agrégé et poursuivit sa carrière laborieuse, mais fut enlevé prématurément à la science et à la famille qu'il avait tardivement constituée, estimé et regretté par tous ses collègues et ses élèves.

Le chef que nous eûmes ensuite, élégant et courtois, arrivait à l'hôpital, enveloppé aux premiers froids de belles fourrures. Il était, je crois, médecin de l'ambassade de Russie. Sa prédilection pour la gynécologie l'inclinait à réunir dans le service des cas intéressants, et il nous apprenait à diagnostiquer et traiter les affections de l'utérus et des annexes avec plus de précision qu'on ne le faisait d'ordinaire dans les services de médecine générale. Je lui dois d'avoir pu suivre pas à pas l'évolution d'un fibrome intra-utérin qui se termina par une expulsion spontanée ; aussi, quand j'eus à traiter dans une composition écrite pour l'internat la question des « polypes de l'utérus », je pus m'en tirer correctement, sans l'avoir préparée en conférence, grâce au souvenir ineffaçable de la chose vue, et je ne confondis point le sujet, comme la plupart de mes compétiteurs, avec celui des fibromes en général.

Le service échut ensuite à un neurologiste, qui plus tard devint dermatologiste, attiré par l'espoir de recueillir la chaire de la Faculté ou, disaient les amateurs de jeux de mots faciles, par une prédestination que Piorry eût qualifiée d'onomastique.

Examinant avec grand soin, comme disciple de Charcot, toutes les affections du système nerveux, et nous signalant à l'autopsie minutieusement les lésions, il me fit faire assez de progrès pour que, lorsque j'arrivai à la Salpêtrière en première année d'internat, j'aie pu d'emblée profiter de ses richesses cliniques.

L'année se termina sous la direction d'un chef de service particulièrement zélé à un double point de vue. S'intéressant surtout aux maladies du cœur, il nous enseignait méthodiquement à les ausculter, nous expliquant parallèlement le mécanisme physiologique des appareils valvulaires et la pathogénie des lésions. Il faisait preuve d'une étonnante érudition, citant de mémoire des historiques et des monographies anciennes ; si à l'autopsie se rencontrait quelque cas exceptionnel, ayant appris que je savais dessiner assez correctement et manier le pinceau, il me chargeait de faire un croquis ou une aquarelle, dont il se montrait généralement satisfait et qu'il utilisa dans ses publications. Quand le concours d'internat fut proche, il réunissait les externes qui se préparaient à y prendre part, leur faisait traiter dans le temps réglementaire certaines questions et indiquait le meilleur plan à suivre pour les exposer.

Il nous inspirait une sympathie respectueuse, parce que nous savions qu'il avait perdu un œil pendant son internat, ayant contracté une ophtalmie purulente dans un service d'enfants, accident qui lui valu son ruban rouge ; qu'il avait exercé quelque temps en province et s'était décidé à revenir affronter les concours dans des conditions matérielles, au début diffi- ciles, mais qu'il avait assez rapidement conquis une clientèle riche et étendue, en même temps que son titre de médecin des hôpitaux.

Personnellement, je lui dus la bonne fortune d'être présenté au Dr Auguste Cézilly, de Chan- tilly, qui, fondant alors le *Concours médical*, cherchait des rédacteurs, et à l'aimable chirur- gien Gustave Richelot, qui, dirigeant l'*Union Médicale*, avait besoin d'un secrétaire de rédac- tion. C'est ainsi que j'ai pris pied dans la Presse médicale, où j'ai besogné ferme pendant dix ans.

Au cours de cette année, un jour où, investi de la confiance de mon interne, je le remplaçais pour la garde, très fier de ma responsabilité, je fus abordé sur le seuil de l'Hôtel-Dieu par un personnage vêtu ou plutôt déguenillé à la façon d'un mendiant de Callot. Il me dit qu'il mourait de faim et était un étudiant en méde- cine en profonde dèche..., m'exhibant d'un lambeau de portefeuille un lambeau d'inscrip- tion à une Faculté et un fragment de certificat, attestant qu'il avait été quelque temps interne dans un asile de province. Emu, je le fis entrer dans la salle de garde et demandai à la cuisi- nière si elle n'avait pas quelques reliefs du dé- jeûner. Non sans une répugnance visible, elle apporta un assez gros morceau de veau froid et du pain. L'affamé dévora autant qu'il put de l'un et de l'autre et sollicita la permission d'emporter le reste, qu'il enveloppa dans un vieux journal, tiré d'extraordinaires poches, gonflées déjà de bien des objets. Puis il se retira, après m'avoir supplié de lui donner quelque argent et d'intéresser les internes à sa misère. J'y allai de mes cent sous et l'engageai à revenir le lendemain.

Après son départ, la cuisinière me dit qu'elle avait déjà vu cet escogriffe, mendiant professionnel, et me dissuada d'en parler à la salle de garde. Je le fis néanmoins et recueillis une vingtaine de francs, que je donnai à ce pauvre diable, quand il m'aperçut le lendemain. Or, voici la suite, logique, mais curieuse par sa durée. Dans chaque hôpital où je passai, il me relança. Quand je fus devenu praticien, il vint maintes fois mendier dans mon antichambre. Lorsque je reçus un ruban rouge, il m'adressa une pièce de vers et, bien entendu, vint chercher sa récompense. Après lui avoir donné des pièces de cinq francs, je descendis progressivement jusqu'à cinquante centimes, et, lassé de son importunité, je le repoussai. Un jour que je passais en « sapin » découvert, il sauta sur le marchepied et s'assit en face de moi ; je dus, pour le faire descendre sans esclandre, lui donner encore quelque monnaie. Enfin, en 1921, quand je fus élu à l'Académie, 43 ans après notre première rencontre, je le retrouvai, rue Bonaparte, faisant les cent pas avec cet air mixte de rodomont et de suppliant qui lui était particulier et il me tendit encore la main. Mais le plus étrange de cette longue épopée, c'est que pendant ce quasi demi-siècle je n'ai jamais vu sur le corps du héros que le même costume en lambeaux, d'une couleur gris-jaunâtre indéfinissable et sur son chef un feutre à la Van Dyck ou qui du moins avait dû avoir cette forme à l'origine ; dans l'ensemble, un aspect de capitan humilié avec un regard tel qu'on n'eût pas été rassuré en le rencontrant le soir au coin d'un bois. Il avait été roux de poils et était devenu gris ; c'était presque la seule différence que je notais depuis notre première entrevue.

L'année suivante, je fus externe à Lariboisière. Mon chef, cultivé, aimant les arts, médecin du Conservatoire, s'était adonné à l'étude de l'hygiène et attendait sans impatience apparente que le titulaire de cette chaire, très âgé, laissât la place vacante. Il avait aussi à diriger un service de laryngologie, dont il confiait la gestion courante à la compétence supérieure d'un spécialiste de ses amis. Il n'était pas aussi souvent disposé à discuter à fond les daignostics qu'à nous instruire des progrès de l'hygiène internationale. Ayant fait de nombreux voyages, notamment en Perse, il nous les racontait d'une façon charmante. L'année terminée, je n'ai plus

eu aucune occasion de le revoir ; mais, comme
secrétaire général de la Société médicale des hôpitaux, je dus plus tard rédiger sa notice nécrologique. J'avais gardé de lui un souvenir assez
précis pour retracer sa physionomie d'aimable
épicurien, sans trahir, je l'espère, sa mémoire
de galant homme et d'agréable chef de service.

Les internes étaient le laborieux et sérieux
Jules Comby, le joyeux et entraînant Verchère.
J'ai suivi les conférences d'internat que celui-ci
dirigeait avec Arnold Netter, déjà érudit à
miracle ; notre amitié ne s'est jamais démentie.
Parmi mes collègues externes, je comptais Louis
Queyrat, mon futur collègue au clinicat, qui
a conquis, comme médecin des hôpitaux Ricord
et Cochin, un renom mérité d'habile syphiligra-
phe et préside avec autorité la Ligue contre le
péril vénérien ; Paul Portalier, fin, sarcastique
et bienveillant, type de praticien dévoué et
correct ; ce qui ne l'a pas empêché d'être un
habile collectionneur d'objets d'art.

Cet hiver de 1879-80 était d'une rigueur exceptionnelle. La Seine fut congelée pendant plusieurs semaines ; de lourds chariots la traver-
saient ; on dansait sur la glace auprès du Vert-
Galant. La neige tomba en telle abondance que
dans la rue Ambroise-Paré, qui mène à Lariboisière, elle formait une double tranchée jusqu'à hauteur d'homme, où les étudiants et
les malades qui se rendaient à la consultation
se suivaient en file indienne.

La neige, même tenace, est moins dangereuse que le dégel interrompu par un coup de verglas, tel que celui qui, dans une des années précédentes, avait fort incommodé les Parisiens. En fin de soirée hommes et chevaux tombaient comme capucins de cartes. Les fractures de bras et de jambes furent si nombreuses en quelques heures que les médecins ne pouvaient suffire à tous les traumatisés. On imagina de placer les pieds dans des bourriches vides d'huîtres ; ceux qui pouvaient s'en procurer s'avançaient à la façon des patineurs (mais moins vite !) en s'appuyant aux murs. Dans certains théâtres bien des artistes et des spectateurs durent passer la nuit dans une demi-obscurité. Les soupeurs étaient plus confortablement dans les restaurants et chez les marchands de vins.

Cet épisode fut mis à la scène par le peintre Vibert, qui était aussi quelque peu dramaturge. Au lever du rideau, on voyait la place du Carrousel miroitante comme une glace ; au milieu, un fiacre dont le cheval était dételé ; le cocher et les bourgeois, descendus sur un tapis formé par la couverture du Bucéphale, tantôt battant la semelle, tantôt approchant les mains des lanternes pour essayer de se réchauffer, échangeant des propos que j'ai oubliés, mais qui provoquaient le fou-rire dans la salle des Variétés à la représentation de ce petit acte, intitulé *Le Verglas*.

XVIII

L'AMOUR DE LA CALOTTE
ET LA LUNE DE MIEL DE L'INTERNE

Attrait de la vie hospitalière. — Ma promotion. — Un accueil réfrigérant et un collègue mal commode. — La Salpêtrière. — Escrime et footing. — Monomanes du suicide. — Les Enfants-Malades. — La gale méconnue.

« Vive la Calotte ! » « A bas la Calotte ! » — Rassurez-vous, lecteurs ; ces deux exclamations contradictoires ne sont pas des excitations à la guerre religieuse, qui dégénère toujours en guerre civile. Je suis aussi tolérant que pacifiste et la coiffure, dont il s'agit, est celle qui, de mon temps, symbolisait le respectable corps des Internes des hôpitaux. Or un jeune Interne vient de me dire que la mode en était passée et que certains Internes aujourd'hui se croiraient ridicules s'ils s'en coiffaient pour suivre la visite. Hélas ! je l'ai tant désirée et tant aimée, quand je la portais, chère calotte de ma jeunesse hospitalière : elle était le plus souvent en velours noir, d'autres la préféraient en drap ou en soie. Mais tous mes collègues ou à peu près la portaient, sauf les jours de migraine ou dans les

journées d'été trop chaudes. Du moins était-on
certain de la trouver dans leur tablier, plus ou
moins graisseuse et parsemée de brins de coton
hydrophile, avec le stéthoscope, le marteau à
percuter les réflexes, un ruban métrique et parfois une pipe ou un paquet de cigarettes. Quand
s'ouvrit l'ère de l'asepsie, la calotte fut rem-
placée dans les services de chirurgie par le
serre-tête de toile lavable et stérilisable, complément de la blouse de toile, certainement
préférable aux vieux vestons qu'on affectait
dans mes primes années au service hospitalier.

C'est peut-être un enfantillage de ma part, ce
regret de la coiffure symbolique. La mode s'éta-
blit de renoncer à toute coiffure, même dans la
rue, en toute saison ; les chauves finiront par s'y
habituer au grand dam des chapeliers. Mais je
souhaiterais que la calotte fût du moins conservée *Honoris causâ,* comme le Bâton de Maréchal, qui ne se porte plus guère, et celui de chef
d'orchestre, généralement remplacé par un ar-
chet dans l'exercice professionnel.

Pour moi, je ne puis me rappeler sans un fré-
missement joyeux rétrospectif la satisfaction
avec laquelle je me suis « calotté » pour la première fois, avant d'entrer dans *mon* service : ce
signe de l'autorité indiquait que le jeune homme,
qui couvrait ainsi son chef, était réellement le
Chef en l'absence du médecin-chef de service.
Avoir le droit de rester couvert seul dans les
salles, alors que tous les assistants sont têtes

nues par respect pour la maladie et la science, être dans son service « comme chez soi », telle a dû être l'origine du droit de porter calotte depuis que l'Internat a été institué.

Qu'on ait renoncé par mesure d'asepsie à notre vieille calotte, si souvent sale, graisseuse ou poussiéreuse, parce que rarement brossée, redoutable nid de microbes, c'était bien. Mais pourquoi ne pas conserver, même dans les services de médecine, le serre-tête de toile chaque jour stérilisé des chirurgiens ?

Si, malgré mes 28 ans, j'ai éprouvé une joie d'enfant à exhiber l'emblème de l'Internat, c'est que je m'étais fait une très haute idée du rôle de l'Interne, pivot de la vie hospitalière : je ne voulais en abandonner aucune prérogative, étant décidé à en remplir strictement toutes les obligations. Je crois pouvoir me vanter d'avoir été un Interne modèle, un convaincu, n'ayant jamais manqué de monter toutes mes gardes, même dans les petits hôpitaux où le tour de garde revenait tous les quatre ou cinq jours, à faire toujours et consciencieusement la contre-visite, même dans les hôpitaux excentriques, quand il fallait, en ces temps d'omnibus tardigrades, faire un long trajet pour y rentrer à la fin de l'après-midi ; je ne crois pas m'être jamais fait appeler plusieurs fois, ni attendre par les malades ou blessés qui réclament à toute heure de nuit « l'Interne de garde ».

J'ajoute que je n'y avais pas beaucoup de

mérite, étant avide de tous les spectacles, de toutes les émotions, de tous les enseignements pratiques que procure la vie hospitalière à ceux qui la vivent réellement dans toute sa plénitude : je ne me suis jamais ennuyé une heure à l'hôpital, j'y ai goûté comme Interne les plus saines satisfactions de ma jeunesse et, comme chef de service, plus tard, des consolations aux déboires et aux ennuis de la clientèle.

Au concours de 1880, je n'avais pu obtenir qu'une place de *provisoire*, n'ayant pas assez approfondi les muscles du voile du palais.

Pendant l'année 1881, j'ai appris pourtant beaucoup de choses. J'ai eu d'abord un service provisoire lui-même, mais très actif, où sous la direction du plus jeune des médecins du Bureau Central, dans des baraquements de Cochin, Albert Cayla et moi, nous avons ausculté un nombre considérable de tuberculeux et pratiqué énormément d'autopsies qui nous livraient des trouvailles anatomo-pathologiques. J'ai fait déjà allusion à cette période dans ces Souvenirs. — Puis j'ai remplacé mon ami Charrin à la Maternité, dans le service d'Hervieux (Maladies puerpérales). Là je n'avais pour commensal que Berthaut, aimable méridional qui m'entretenait surtout des faits et gestes de son oncle, un général qui fut ministre de la guerre ; mais je pus m'initier à l'obstétrique, à laquelle j'avais dû naguère une humiliation dont j'ai fait plus haut l'aveu. — Ensuite j'ai fait un remplacement à

Lariboisière dans le service de François Siredey, qui comprenait une salle d'accouchements. (Il n'y avait encore ni accoucheurs ni services spécialisés). Ce séjour trop bref, sous la direction d'un clinicien si perspicace et d'un maître aussi bon que spirituel, me donna le désir d'y revenir et j'eus cette satisfaction deux ans plus tard.

Puis vint le concours et cette fois je triomphai, sans éclat d'ailleurs, nommé 25e sur une promotion de 53 Internes. Le premier, Duflocq, est mort prématurément, quand nous étions tous deux chefs de service à Tenon, et le dernier, Gerasime Phocas, a eu une belle carrière chirurgicale, ayant professé successivement à la Faculté de Lille, puis à Athènes, sa patrie, où il est encore. La moitié au moins de mes collègues de promotion a quitté ce monde. Plusieurs d'entre eux ont conquis la notoriété.

Parmi les médecins Marfan, Léon Perrin, Thoinot, Gilles de la Tourette, ont été professeurs ou agrégés ; Dalché de la Rive, Queyrat, Morel-Lavallée et moi, simples médecins des hôpitaux.

Parmi les chirurgiens, qui sont devenus d'éminents professeurs, j'ai compté deux amis, excellents autant que dissemblables ; un seul me reste : Henri Hartmann, possédé par la passion exclusive de la chirurgie, tantôt éclatant en démonstrations ardentes, tantôt se retranchant derrière le sourire silencieux et narquois du « Bas-de-Cuir » des Mohicans de Fenimore Cooper ;

— Auguste Broca, tel que son élève Lenormant l'a peint exactement à la Société de Chirurgie, polyphile, passionné de musique, aimant et détestant sans mesure, polémiste redoutable, se complaisant parfois à draper son solide bon sens sous le clinquant des paradoxes, collaborateur précieux par son sens critique, mais despotique à ses heures. — Beurnier a été chirurgien des hôpitaux. — On n'a pas oublié la carrière bruyante, tour à tour chirurgicale et médicale, de Doyen à Reims, puis à Paris, — Doyen, cerveau en ébullition, inventeur de pinces commodes, puis d'une mycolysine à tout faire, inoculateur de l'érysipèle aux cancéreux, mains habiles, tempérament explosif et poigne redoutable : je l'ai vu dans un banquet étrangler aux trois quarts un photographe, qui avait eu la maladresse de projeter dans son assiette des parcelles de magnésium.

Eugène Revilliod est retourné à Genève. D'autres se sont acquis un renom dans leurs spécialités : Victor Frémont, le premier qui ait réalisé l'isolement de l'estomac chez le chien et mis à la disposition de la thérapeutique un suc gastrique pur (gastérine) ; — R. Durand-Fardel et Jardet, à Vichy ; — Malibran, à Menton, puis à Cauterets. — Poupinel s'est fait connaître par l'invention d'un stérilisateur, et Caron de la Carrière, par l'utile création du Voyage annuel aux Eaux minérales (V. E. M.).

Un d'entre nous, Henri Feulard, dermatologiste déjà en vue, bibliophile érudit, fut, avec sa fille, victime de cet incendie du Bazar de la Charité, qui a mis tant de familles en deuil. Son nom a été donné à juste titre à la Bibliothèque de l'Hôpital Saint-Louis, dont il était le conservateur. Sa mémoire y est conservée aussi grâce à une effigie en bronze offerte par souscription. Feulard était pour moi un ami très cher et sa fin tragique m'avait inspiré pour la plaquette commémorative publiée alors (1889) quelques strophes, dont deux me reviennent en mémoire :

> Tu savais que toujours l'invincible espérance
> De trouver le remède à l'humaine souffrance
> Est le meilleur soutien de nos travaux,
> Que le vrai médecin est celui qui console
> Et que dans bien des cas une douce parole
> Donne un répit à d'incurables maux.

> . . . .

> Les hommes garderont un souvenir fidèle
> A celui qui vécut en serviteur modèle
> De la Science et de l'Humanité,
> Et le juge céleste a recueilli les âmes
> Du père et de la fille, abîmés dans les flammes
> En confessant ton nom, ô Charité !

* * *

Cette fin d'année 1881, qui me vit interne *titulaire*, fut marquée pour moi par deux incidents de nature à peindre certains caractères d'hommes peu sociables.

Ce fut un dimanche matin de décembre que je passai l'épreuve orale ; presque tous les candidats avaient défilé devant le jury et il n'y avait plus guère de places à donner.

« Nerf phrénique, asthme », me valurent « le point » et je ne crois pas avoir eu dans ma carrière une émotion plus agréable, même le jour où je fus nommé, huit ans plus tard, médecin des hôpitaux.

La température extérieure ne correspondait pourtant pas à la chaleur de mes sentiments ; car il tombait de la neige à gros flocons et bientôt tout Paris était couvert d'un blanc linceul. L'usage, consacré et peu équitable, de retenir ses places pour les années suivantes, aussitôt qu'on était assuré d'être nommé, avait pour résultat de ne laisser à la disposition des candidats nommés dans les dernières séances que les places les moins recherchées. Je n'avais donc pas un jour à perdre pour partir en chasse et, malgré l'intempérie, je m'aventurai vers les hauteurs de Tenon, où l'on me dit que l'un des chefs de service, professeur réputé et savant bactériologue, passait toujours l'après-midi du dimanche dans son laboratoire. J'étais d'ailleurs aiguillé vers Tenon, ayant reçu avis d'aller y faire un remplacement jusqu'à la fin du mois dans le service du chirurgien Delens.

La neige ayant interrompu le service du petit omnibus vieux style (gare Montparnasse-Ménilmontant), seul moyen de communication à la disposition du public à cette époque, je pataugeai une heure dans la neige et j'arrivai là-haut, transi, essoufflé, bottines et jambes mouillées.

Ayant frappé discrètement à la porte du laboratoire du professeur S. et ne recevant pas de réponse, j'ouvre l'huis. Un jeune homme s'élance et d'une voix brutale me demande ce que je veux. « Je cherche une place d'interne ! », fis-je timidement. Alors j'aperçois un dos et le derrière d'une tête, penchée sur un microscope. Une voix d'homme impatienté, qui ne daigne pas même se détourner un instant, crie à la cantonade : « Je n'en ai pas ! Fermez donc la porte ! » Sur quoi, l'interne G., avec un regard furieux et sans mot dire, me reconduit, ne m'offrant même pas de m'asseoir et de me sécher devant le poële.

Cet accueil fait à un jeune collègue était plus réfrigérant encore que l'air extérieur et je m'en fus déconcerté vers la salle de garde, où j'annonçai aux internes présents que je venais y finir l'année.

« Soyez le bienvenu », me dit l'un d'eux, « mais vous n'aurez pas de chambre : le collègue que vous remplacez, Ch., a un caractère si difficile qu'il n'a pas su s'entendre même avec le paisible chef qu'est Delens ; celui-ci ne demande que l'exactitude et Ch. n'a jamais voulu arriver à l'heure. Delens a fini par exiger son remplacement. Mais Ch., qui s'occupe de chimie, a dans dans sa chambre des appareils auxquels il ne veut pas qu'on touche. Il est parti, emportant sa clef et déclarant qu'il ne céderait pas sa chambre avant le 1er janvier au Provisoire désigné pour le remplacer ».

Ce deuxième échantillon de mauvais caractère ne me faisait pas voir en rose ce remplacement de quelques jours ; mais, fort de mon droit, je fis venir un serrurier et ouvrir la porte de la chambre. J'entassai dans un coin la verrerie du grincheux et m'en retournai au Quartier Latin pour revenir le lendemain matin prendre mon service avant 9 heures. M. Delens me reçut avec bienveillance. C'était un chirurgien peu entreprenant ; pendant les trois semaines que je passai près de lui, je ne lui vis pas faire une vraie opération, ni même prendre un bistouri ; il ne se servait que de ciseaux et de sonde cannelée pour débrider des abcès, prescrivait les pansements et les pulvérisations uniquement avec de l'alcool camphré. Il ne tarda pas à se spécialiser en ophtalmologie.

M. Ch., qui était un braillard sans consistance, jeta feu et flammes en mon absence, et déménagea ses biens meubles sans s'adresser à moi. Mais il était rancunier. Il trouva moyen, plusieurs années après, de me brouiller avec un de mes maîtres par des ragots de portière et mourut peu après.

Quant à G., je ne lui adressai pas une parole. C'était un étrange compagnon de table : il avait des démélés avec presque tous les collègues ; on m'avait raconté qu'un jour il s'assit en plaçant ostensiblement un révolver à côté de son couvert, et disant : « A bon entendeur salut ! » Au cours d'une discussion il saisit l'arme ; le collègue menacé s'élance au dehors, sort en courant de l'hôpital, et fait plusieurs fois le tour du square qui se trouve entre l'hôpital et la mairie du XXᵉ arrondissement, poursuivi par G., revolver au poing. Les collègues suivent à la même allure et finissent par calmer le furieux, qui peut-être au fond était un fumiste. Ce phénomène mal commode, d'ailleurs très instruit et chercheur, aurait pu avoir une carrière brillante ; il fut chargé, je crois, d'une mission pastorienne en Australie, mais revint finir comme praticien de petite ville, victime probablement de son détestable caractère.

* * *

Le premier semestre de ma première année d'internat se passa à la Salpêtrière dans le service d'épileptiques aliénées, dont le chef était Legrand du Saulle, plus légiste qu'aliéniste ; son service était rapidement fait et il me laissa toute liberté pour profiter de l'enseignement de Charcot, alors à l'apogée de sa gloire. J'ai raconté dans le *Progrès médical*, en 1922, à l'occasion du cinquantenaire de ce journal, cette période fort agréable. Qu'il me soit permis d'en rappeler quelques traits caractéristiques.

J'étais si content d'être à la Salpêtrière que j'offris d'assumer le premier jour de garde, proposition acceptée d'enthousiasme par mes collègues, qui s'enfuirent à grands pas vers leurs devoirs mondains ou leurs plaisirs du 1er janvier.

Mais quel début ! La salle de garde semblait un champ de bataille abandonné : la veille au soir les collègues avaient rendu les honneurs suprêmes à l'année expirante en des agapes mouvementées. Les assiettes n'auraient pu servir que de castagnettes à Carmen et les rares chaises qui avaient conservé un dossier étaient amputées d'un ou plusieurs pieds. La cuisinière attachée au service des internes s'était enivrée avec les fonds de bouteilles et, inutilisable, ronflait à l'infirmerie. Fuyant la salle à manger glaciale avec ses carreaux cassés, M. l'interne de garde dut prendre ses repas « Au Pied de Mouton », restaurant sis en face de l'hospice et fort estimé des cochers du voisinage.

Pendant les heures intermédiaires, il eut tout le loisir d'explorer les coins et recoins de « ce grand emporium des misères humaines » (Charcot) et put constater que dans les salles de « Reposantes » le médicament le plus désiré, malgré la laïcisation, était l'huile de Palma Christi, si bien que plus d'une vieille dame en implorait une double dose pour ses étrennes. Il finit sa journée dans le petit logement carrelé, vétuste et sentant le moisi, où tant de générations d'In-

ternes avaient tour à tour caressé d'ambitieux
projets d'avenir ou médité d'extravagantes
fumisteries.

Le lendemain, tout l'équipage médical était
sur le pont de l'immense nauf hospitalière.

Mon chef direct était un bon géant, — quelque peu acromégalique, aurait dit quatre ans
plus tard le doyen de notre salle de garde, qui
en 1885 « a trouvé le nom et la chose », si bien
qu' « à juste titre les deux termes d'acromé-
galie et de maladie de Pierre Marie sont devenus synonymes » (Souques).

Son nom n'était qu'en partie descriptif : Le
grand du Saulle. Ce géant n'avait rien de pleu-
reur. Au physique, il était souriant et narquois
au moral, excellent pour son entourage, généreux pour ses élèves, dont il utilisait parfois la
collaboration dans les nombreux volumes d'études médico-légales qu'il entassait, ainsi que
Pélion sur Ossa, en vue d'escalader l'Olympe
académique. Mais le diabète l'emporta avant
qu'il pût y atteindre. Fort académisable d'ailleurs, esprit cultivé, écrivain correct, il était
fier d'avoir en sa jeunesse silhouetté d'une
plume alerte mainte clinique de Trousseau.
Son péché mignon était une certaine vanité
naïve. Il traitait fort habilement les épileptiques par les bromures, qu'il appelait volontiers
la « muselière » de l'épilepsie, sans paraître se
souvenir que Locock en était l'inventeur.

Anecdotier intarissable, il était abondant en

souvenirs de la Commune de 1871, pendant laquelle il n'avait pas quitté son poste de médecin du Dépôt de la préfecture de police. Une de ces anecdotes le montrait sous son triple aspect : brave homme, emphatique et goguenard. Requis au nom du préfet insurrectionnel Raoul Rigault par le directeur improvisé du Dépôt, il répondit d'abord : « Je n'ai d'ordre à recevoir que du préfet de police, qui est à Versailles ; apportez-moi un ordre de lui, j'obéirai ». — « Prenez garde », riposte le fonctionnaire communard, « nous pouvons vous faire fusiller ! » — « Peu m'importe ! ». Mais son interlocuteur change de ton : « Docteur, au nom de l'humanité... » Alors Legrand du Saulle, de sa voix tonitruante et nasale : « Si c'est au nom de l'humanité, je marche. »

J'assistai à toutes les cliniques de Charcot.

Comment faire revivre le Grand Homme avec des mots, quand dans un tableau célèbre le peintre Brouillet l'a montré au milieu de son état major sans arriver à rendre l'impression fascinatrice qu'il exerçait sur son entourage ?

Ce profil de médaille au nez impérieux, ce front d'une si belle courbe, aux larges tempes, mis en valeur par les longs cheveux lissés, rejetés en arrière ; sous les sourcils bien fournis, ces yeux clairs, dont le regard froid tantôt semblait perdu dans le rêve et tantôt jaillissait perçant comme pour scruter les plus secrètes pensées de son interlocuteur ; cette bouche aux

commissures ironiquement relevées, aux lèvre
minces, dont l'inférieure s'abaissait un pe
dédaigneusement du côté droit, ce mento
volontaire, — qui pouvait oublier ces trait
où on pouvait lire la méditation scientifique te
nace, l'énergie dominatrice et l'enthousiasm
artistique ?

La tête, à la fois, puissante et fine, détour
nait l'attention du buste trapu et des jambes u
peu grêles, sur lesquelles trottinait au long de
salles ou dans les cours de l'hospice le Maître
entraînant ou arrêtant brusquement le flot de
auditeurs empressés.

La Salpêtrière était vraiment bien son em
pire. Ses collègues ne pouvaient être des rivaux
Luys, médecin, de l'infirmerie, après des travau:
non sans valeur sur l'anatomie de l'encéphale
était moins heureux dans ses révélations sur le
étrangetés de l'hystérie et cherchait sans suc
cès à convaincre que les médicaments peuven
agir « à distance » sur des sujets prédisposés
Les aliénistes étaient le « Père » Moreau (d
Tours), un ancêtre ; A. Voisin, clinicien cons
ciencieux et modeste ; Charpentier, médecin
adjoint chargé de la consultation, qui dut l
vie à l'habitude de porter un plastron de che
mise assez extraordinairement empesé pour avoi
fait dévier la balle tirée sur lui par un persécuté

A la Chaire était attaché un chef de clinique
Gilbert Ballet, qui avait terminé son interna
chez Charcot par une thèse remarquable sur l

faisceau sensitif ; il avait aussi été interne de Legrand du Saulle et a dû peut-être à cette pointe primitive dans le milieu des aliénistes son orientation finale vers l'enseignement de la psychiatrie.

Le chef de Laboratoire était Paul Richer, physionomie si originale d'artiste et de médecin combinés, chez qui l'artiste a fini par l'emporter. Son crayon, d'une élégance qui rappelle Ingres et Puvis de Chavannes, devait fournir l'admirable série d'illustrations aux leçons de son maître sur l'Hystérie, la Médecine dans l'Art, créer l'*Iconographie de la Salpêtrière*, lui valoir, après Mathias Duval, la chaire d'anatomie à l'Ecole des Beaux-Arts, où pour la première fois (et peut-être cela ne se retrouvera-t-il plus), le professeur possédait avec une égale maîtrise l'anatomie, la physiologie, le dessin et le modelage.

Qui pouvait, même lui, prévoir alors la riche collection de portraits, médailles, bustes et statuettes de célébrités médicales, ses collègues à l'Académie de médecine ? Auteur des belles statues : *Tres in una* (au Petit Palais), celle de Vulpian et de remarquables volumes sur le *Nu dans l'Art*, membre de l'Académie des Beaux-Arts, il aurait le droit de s'enorgueillir, si sa simplicité et sa modestie n'égalaient pas son rare talent.

Un préparateur était chargé spécialement des autopsies, Charles Féré, dit le Grand Ferré,

parce que sa haute stature, sa carrure impo
sante, éveillaient le souvenir de ce paysan pa
triote qui, pendant la guerre de Cent Ans, *occi
moult Anglois* à coups de maillet ou de fléau.

Ce grand diable (j'entends celui de la Salpê
trière) cachait sous sa rudesse phlegmatique un
raillerie narquoise et les assistants ne s'en
nuyaient pas, quand il découvrait « chez Moi
gagni » quelque erreur de diagnostic faite pa
un des chefs de service, — même le sien.

Auteur d'une excellente anatomie médical
des centres nerveux, il montrait aussi son flai
clinique le jour où, croisant mon chef, le voyan
marcher lourdement et l'entendant parler ave
une langue pâteuse et des lèvres sèches, il lui di
à brûle-pourpoint : « Monsieur Legrand, cher
chez donc le sucre dans vos urines. » Et celui-c
de riposter en riant : « J'ai trop peur d'en trou
ver ; cela m'obligerait à m'en priver et je l'a
dore ». Le fait est que je n'ai jamais vu aucu
conférencier piler autant de morceaux de sucr
dans un verre d'eau.

Contrastant avec ce tambour-major de Féré, l
cadet de l'entourage du professeur était le doye
de notre salle de garde, Pierre Marie, qui réu
nissait les matériaux de sa thèse sur les trem
blements, en attendant de courir sa carriè
de dépisteur de maladies nouvelles, l'acromé
galie, la spondylose rhizomélique, la dactylit
hypertrophiante pneumique, etc., digne épigon
de Duchenne (de Boulogne) et de Charcot. Il n

nous apparaissait alors qu'un délicieux collègue, l'œil vif et fureteur, gai, discrètement malicieux, escrimeur très entrainé, comme l'ont appris aux dépens de leurs espaces intercostaux ceux d'entre nous qui échangeaient avec lui des coups de fleuret. Je n'étais pas plus ménagé, bien que je pûsse me prévaloir d'une vieille camaraderie depuis l'époque où, jouissant des privilèges de l'externat au lycée Louis-le-Grand, j'importais pour mes condisciples internes du cervelas clandestin et des *Lanternes* d'Henri Rochefort interdites par la police impériale, supplément de nourriture corporelle et spirituelle dont Pierre Marie était particulièrement friand.

Cher et glorieux ami, dont la vieillesse a connu la douleur de perdre un fils unique, victime de la science dans ses recherches de laboratoire sur le poison du botulisme.

Le spectacle de nos séances d'escrime fut un jour, s'il m'en souvient bien, honoré de la présence de Madame et Mademoiselle Charcot et du futur Commandant du « Pourquoi pas ? ». En face de Marie, ramassé sur lui-même, bien gardé et gouailleur, battant des appels du pied sur la planche, se fendait furieusement de toute la longueur de bras et de jambes immenses, Revilliod (Eugène), citoyen de Genève, féru d'exercices violents, bien qu'il suât si fort que nous l'avions baptisé « la pluie qui marche ». Cet aimable collègue, laborieux et instruit, faisait partie de la belle lignée d'Internes que la Suisse romande a fournie aux hôpitaux de Paris, pour nous les reprendre comme les Reverdin, les Martin, les Mayor, ou nous les laisser définitivement à notre grand profit, comme les Déjerine, les Œttinger et J. Darier.

Je n'étais pas une fine lame, mais j'avais les jambes presque aussi longues que celles de mon camarade de promotion Revilliod et des glandes sudoripares plus lentes à s'émouvoir. Aussi réussis-je à le faire quinaud dans un match de vitesse « au pas », de la Salpêtrière aux Buttes-Chaumont, chronométré par des collègues qui suivaient les marcheurs « dans un sapin », véhicule préhistorique dont les générations actuelles n'ont pu qu'entendre parler. Aux frais du vaincu de ce championnat pédestre toute la salle de garde banqueta à l'Enseigne de l'illustre navigateur La Pérouse, qu'on peut voir encore amarré quai des Grands-Augustins, mais qui jouissait alors, au Quartier Latin, d'une gloire plus rayonnante. Quels joyeux compagnons, si peu préoccupés de leurs futures destinées, que Gustave Rivet, réservé, élégant et subtil, qui devait surcomber avant la fin de son internat à la diphtérie, — Thoinot, appelé à succéder dans la chaire de médecine légale à son maître Paul Brouardel et dont l'ambition prochaine se bornait à traduire Byrom-Bramwell, — et Poupinel, qui devait, plus tard, interne de Terrier, devenir successivement le père d'une étuve modèle et le maire modèle d'une commune où il est châtelain.

* * *

Je fus présenté par Legrand du Saulle à son ami Falret, qui dirigeait, avec Cottard, comme adjoint, la maison de santé de Vanves, j'y fus invité à dîner un soir qui me réserva une certaine surprise. J'ignorais qu'il était d'usage, dans quelques maisons de santé, de recevoir à la table du médecin directeur certains pensionnaires en voie de guérison, pour les remettre peu à peu en contact avec la société dont ils avaient été isolés pendant plus ou moins longtemps ; on les désignait alors uniquement par leurs prénoms pour laisser les autres invités ignorer à quelles familles ils appartenaient. Je n'avais pas remarqué que mon voisin, auquel j'avais été présenté, était ainsi seulement un M. Adolphe, mais j'avais été vite conquis par son affabilité, son esprit et sa connaissance du Tout Paris mondain. Au milieu du repas nous étions en parfaite connaissance et la conversation tomba sur une pauvre actrice du Théâtre français, qui s'était suicidée par amour en se tirant un coup de revolver ; c'était un des événements récents du monde des théâtres, où j'avais beaucoup de relations. Pendant que je discutais le côté psychologique de ce drame hors scène — la pauvre s'était tuée dans sa salle de bains, je crois, — mon interlocuteur fit seulement cette réflexion :

« Voilà un mode de suicide auquel je n'aurai jamais recours ; c'est trop dégoûtant. Moi je n'ai encore essayé que la strangulation dans les diverses tentatives que j'ai faites. » Cette déclaration imprévue me révéla le côté pathologique de mon aimable voisin et me laissa quelque peu interdit, mais il continua la conversation sur un autre sujet comme si ses paroles ne devaient faire naître aucun étonnement. Après le café on se sépara en se congratulant d'avoir eu le plaisir de faire connaissance et le Dr Cottard, me prenant à part, me dit : « Vous paraissiez bien vous entendre avec M. Adolphe, c'est un homme charmant, mais il était trop gai ce soir. Je vais aller prévenir son infirmier de le surveiller particulièrement cette nuit : c'est souvent après une de ces soirées où il se met en frais de conversation qu'il fait une des tentatives de suicide dont il est coutumier. »

Comme je racontais le lendemain à mon chef cet incident, il s'esclaffa de son gros rire et me dit : « On n'est pas à la noce avec ces monomanes du suicide, quand on est chargé de veiller sur eux. » Heureux comme il était toujours de raconter quelque anecdote, estimant d'ailleurs avec raison que les anecdotes transmises par leurs anciens contribuent beaucoup à la formation professionnelle des futurs médecins. Legrand du Saulle me fit le récit d'un voyage fertile en épisodes émouvants, qu'il avait accompli au début de sa carrière ; il avait été chargé par son chef Esquirol d'accompagner un fils de famille riche, qui avait déjà fait une tentative de suicide et qu'on voulait distraire de ses idées mélancoliques par la vue de pays nouveaux.

Ce mélancolique était d'ailleurs un charmant compagnon et dépensait sans compter ; le voyage était donc agréable à certains égards, mais la responsabilité pour le médecin surveillant était lourde. Son chef l'avait bien muni d'un certificat en bonne forme constatant l'état mental du malade, afin de permettre au médecin de trouver en cas d'accident aide et assistance auprès des autorités ou bien pour le mettre à couvert de quelque accusation de meurtre. En outre, un domestique vigoureux, infirmier professionnel, suivait le malade comme son ombre. Néanmoins un jour vint où ce tiers fut écarté. On était à Pise et au sommet de la fameuse Tour Penchée. Depuis plusieurs semaines que le voyage était commencé, l'humeur du mélancolique était devenue excellente, si bien que ses compagnons n'étaient plus autant en défiance. L'infirmier n'avait pas fait l'ascension et le cicerone seul était avec Legrand et son patient.

Celui-ci s'écrie du ton le plus enjoué. « Qu'il serait donc bon de fumer un cigare ici par ce beau temps et devant ce splendide paysage ! Mais j'ai oublié mon porte-cigares. » Puis, se tournant vers le cicerone en lui tendant quelques pièces de monnaie. « Vous seriez bien gentil d'aller nous chercher quelques bons cigares ! » L'Italien sans défiance redescend, mais à peine avait-on cessé d'entendre le bruit de ses pas dans l'escalier que Legrand voit son malade se pencher brusquement au-dessus de la balustrade avec une sorte de rictus de satisfaction. Legrand le prend au collet, le malade se dégage rapidement de son paletot ; Legrand le saisit à plein bras, en criant à l'aide. Mon chef à 50 ans était encore une sorte de colosse; à 30 il devait posséder une vigueur peu commune ; il réussit à immobiliser son fou qui rugissait de colère et cherchait non plus à se dégager, mais à l'entraîner avec lui. La lutte aurait peut être tourné au désavantage du médecin, si le cicerone, ayant entendu les cris, n'était remonté précipitamment prêter main forte. Cet épisode mit fin au voyage. « Vous pouvez admettre, disait Legrand, en terminant son récit par son grand rire, que je n'avais pas un seul poil de sec ! »

J'ai gardé un souvenir ému d'un voyage que je fis en Bretagne pendant mon internat à la Salpêtrière pour diriger le transfert à l'asile de Belle-Isle-Bégard dans les Côtes-du-Nord d'un train de femmes aliénées chroniques. Ces pauvres malades étaient encadrées d'un certain nombre d'infirmières et de surveillantes, dans un wagon de troisième classe réservé, et ce voyage de toute une nuit était, pour le personnel

comme pour celles qui n'étaient pas démentes
une distraction. J'avais une place dans la voiture la plus proche et à chaque arrêt je descendais inspecter la trompe confiée à mes soins.
Les cris et les chants, les exclamations bizarres
qui s'échappaient de cette voiture attiraient
naturellement l'attention des autres voyageurs
qui s'attroupaient sur le quai et question-
naient. A part quelques attaques de nerfs, la
nuit se passa sans incident. A Lannion des
voitures attendaient et toute la troupe s'y
empila non sans peine. Enfin à l'asile le directeur me donna récépissé de mes pauvres colis
vivants et délirants ; le personnel d'infirmières et surveillantes avait droit à 24 h. de
repos et je fus invité à déjeuner par l'aumônier, qui me vanta les qualités du vieux cidre
en bouteilles cachetées dont s'agrémentait une
table copieusement servie. Un officier de la
marine retraité était aussi convié. Ces braves
gens étaient si aimables et me réga' ent si
bien qu'après le déjeuner des vertiges gênants
et une terrible colique n'obligèrent à la retraite
dans une chambre d'hôtel où je dormis assez
longtemps. A mon réveil une véritable tempête régnait sur la côte voisine, et le vieux marin vint me proposer d'aller voir l'aspect de la
mer sur les roches pittoresques de Perros-Gui-
rec. Malgré des raffales de pluie et de vent, au
bruit des vagues furieuses, nous avons pendant
plusieurs heures assisté à un magnifique spec-

tacle, qui ne me permit pas de regretter la fatigue et le rhume dont je le payai.

* * *

Le second semestre de 1882, je fus interne à l'hôpital des Enfants-Malades, dans le service de Jules Simon, réputé surtout pour son habileté en thérapeutique ; il savait varier ses formules et faisait chaque « mé-credi » (il prononçait ainsi) une conférence où se pressaient les étudiants et médecins étrangers, que nous appelions « rastaquouères » ; la plupart recueillaient pieusement les formules compliquées du maître, sans se préoccuper guère de l'examen des enfants et des indications du traitement.

Je publiai bon nombre de conférences de mon chef, qui me témoignait beaucoup de bienveillance et m'entretenait chaque matin des difficultés de la clientèle, en faisant les cent pas de long en large dans la cour, le cigare à la bouche ; — il considérait cette habitude de fumer à jeun comme un très bon moyen de prévenir la constipation. Il avait été long à prendre pied dans sa clientèle riche, soit qu'il n'eût pas trouvé à ses débuts de protecteur pour l'y introduire, soit que ses manières un peu frustes lui eussent nui ; je me souviens de l'avoir entendu raviver avec amertume les déboires de ses débuts, alors qu'il n'était encore appelé qu'à soigner les domestiques de grande maison « par l'escalier de service », voyant certains de ses camarades d'internat entrer chez les patrons « par le grand escalier ». Depuis longtemps d'ailleurs, il avait de riches clients ; car il était à peu d'années de sa retraite, mais il souffrait encore d'apprendre que dans des circonstances critiques on lui préférait tel professeur de la Faculté ou tel académicien.

Parmi mes souvenirs de cette salle de garde deux assez piquants me reviennent. Un de nos collègues, qui venait de passer plusieurs mois à l'hôpital Saint-Louis et faisait volontiers étalage de ses connaissances en dermatologie, se plaignait amèrement d'un eczéma prurigineux et accusait la nourriture de la salle de garde d'être trop « échauffante » : trop de charcuterie, pas assez de légumes. Celui d'entre nous qui remplissait les fonctions d'économe, chargé par conséquent du choix des menus, était assez vexé des récriminations de son eczémateux collègue, lorsqu'un beau jour, ayant examiné avec soin l'eczéma rebelle, il s'écria : « Mais, mon vieux, c'est la gale que tu as ! Ton eczéma est une dermite parasitaire : voilà des sillons très nets, et toi, qui as été interne à Saint-Louis, tu ne t'en es pas aperçu ? » Hilarité générale et confusion du galeux sans le savoir, qui en effet passa par la frotte et fut bientôt guéri.

J'avais été moi-même dans les premiers jours de mon arrivée victime d'une erreur du même genre, mais plus excusable, car je n'avais pas encore passé par le grand hôpital dermatologique, et je n'avais rencontré au cours de mes études que des cas de gale au début et très simples. Etant de garde, j'avais été appelé à voir un enfant qu'on apportait à l'hôpital dans un état qui me parut aussi extraordinaire que lamentable, le corps couvert des lésions les plus complexes, et je m'empressai de signer son admission d'urgence dans une salle déjà encombrée. J'étais à table, occupé à décrire à mes collègues ce cas, que je considérais comme d'un diagnostic impossible, quand une des religieuses vint et s'écria sur un ton de reproche : « Vraiment ! M. l'Interne, vous auriez bien pu remettre à demain l'admission de cet enfant, son cas pouvait bien attendre un jour de plus, c'est un galeux, qui va donner beaucoup de mal aujourd'hui aux filles de salle et occuper un brancard dans ma salle encombrée. Le chef (c'était le « père Labric », doyen respecté des chefs de service, qui passait pour ne pas être indulgent aux « gaffes » de l'interne de garde) va être furieux et se plaindra au directeur ! » Hilarité de mes collègues en voyant mon air d'humiliation et indignation de l'Interne de Labric qui me dit : « Tu sais, mon vieux ! Le chef va te faire appeler demain et tu recevras un « poil ! » En attendant tu vas payer une « manifestation ». Econome, une bouteille de Kummel aux frais du collègue pour le cas rare qu'il a découvert ! » On appelait « manifester », offrir un extra à ses collègues, quand on avait remporté quelque succès flatteur, ou commis quelque bourde de grandeur exceptionnelle.

Ce semestre me permit d'apprendre à faire les trachéotomies convenablement. Il n'y avait pas alors de moniteur, les anciens dressaient les nouveaux venus. Quand tous étaient novices, la vieille religieuse qui dirigeait le pavillon des diphtériques était le meilleur des moniteurs. On ne pratiquait pas le tubage, proposé jadis par Bouchut et oublié. Plus tard seulement l'intubation d'O'Dwyer nous vint d'Amérique. — Outre les trachéotomies contre le croup, j'en fis une qui me réservait une surprise : un enfant fut apporté cyanosé et suffocant ; il avait été recueilli dans la rue et était incapable de donner aucune explication, mais le tirage était au maximum. A peine la trachée ouverte et le dilatateur en place, une violente secousse de toux projeta au milieu de spume sanglante un fragment de tube de verre, qui, après enquête, fut caractérisé comme ayant contenu des bonbons granulés, vendus par un épicier du voisinage. L'enfant l'ayant mis dans sa bouche en entier pour en aspirer le contenu, le contenant avait suivi et s'était engagé à travers la glotte, en se brisant. Le soulagement fut rapide ; malheureusement des fragments de verre et des granules roses avaient été entraînées dans des bronches fines, ainsi que l'autopsie le mon-

tra consécutivement à une broncho-pneumo-
nie.

Mon passage à l'hôpital des Enfants déve-
loppa chez moi un goût très vif pour la pédiatrie, qui me ramena plus tard rue de Sèvres
comme l'un des chefs de clinique de Grancher
et orienta vers cette spécialité une partie de
ma carrière.

XIX

SILHOUETTES
DE CHEFS ET D'INTERNES
EN 1883

L'HOPITAL SAINT-LOUIS : *Ernest Besnier, Alfred Fournier, Lailler, Emile Vidal. — Un Tartufe jovial. — L'internat en pantoufles. — L'opéra-bouffe à l'hôpital. — Mœurs des internes. Bal de l'internat.*

Observant la fréquence des lésions cutanées chez les enfants, je regrettais de n'avoir pas une occasion de passer par l'hôpital Saint-Louis au cours de mon internat, lorsque la mort inopinée d'un collègue, qui y avait retenu pour 1883 une place, rendit celle-ci vacante et je fus agréé par le chef de service. A la vérité ce chef n'était pas très recherché pour lui-même ; il jouissait, si j'ose dire, d'une mauvaise réputation au point de vue de l'honnêteté professionnelle et je ne tardai pas à constater qu'on ne le calomniait pas.

Vieillard vif, d'un teint blanc et rose, très soigné, libertin dans ses propos, quoique catholique pratiquant et marguillier de sa paroisse, il ne tarissait pas en anecdotes gaillardes ; lettré, aimant les voyages, il avait publié plusieurs volumes où il en racontait les incidents. Comme dermatologiste, s'il avait été dans sa jeunesse au courant des connaissances de son temps, il avait négligé les acquisitions modernes ; dans son service on ne pouvait guère apprendre que les éléments du diagnostic ; mais, comme il commençait sa visite de très bonne heure et la terminait vite, son interne était libre d'assister après son départ aux visites des autres médecins.

Ceux-ci étaient le professeur Alfred Fournier, prince des syphiligraphes et professeur éloquent, d'une compétence moins évidente en dermatologie ; — le vénéré Lailler, qui connaissait si bien les maladies populaires et les dermopathies professionnelles ; — Emile Vidal, à la tournure militaire, qui était fort instruit et, s'il parlait péniblement, maniait avec maestria les scarificateurs ; — enfin Ernest Besnier, dont l'influence éducatrice a été très grande sur moi.

Ce dernier faisait des visites et des consultations externes particulièrement instructives, des examens de malades d'une merveilleuse minutie, dictant des observations scrupuleusement exactes dans les moindres détails et s'interrompant souvent pour exposer les vues les plus fines et les plus larges à la fois sur les classifitions, l'étiologie et la thérapeutique. Ses leçons étaient les plus suivies ; on y apprenait toujours quelque chose.

Ernest Besnier qui, avant de se spécialiser, avait approfondi la pathologie générale et développé ses qualités en clinique courante, eût dû être le professeur officiel de clinique dermatologique, si l'étroite organisation de notre recrutement professoral ne l'en eût empêché, parce qu'il n'était pas agrégé. Mais son enseignement libre a été aussi fructueux que s'il eût été consacré par l'élection de la Faculté. Il avait retenu de ses grands prédécesseurs à Saint-Louis les meilleures traditions, avait gardé de Bazin les notions de l'influence des diathèses sur l'évolution des lésions de la peau, conservé des classifications de Willan et Bateman ce qui était viable, et suivi avec la plus scrupuleuse attention les découvertes histologiques de l'École de Vienne ; traducteur et annotateur des livres de Hebra et de Kaposi, il ne trouva pas le loisir d'écrire lui-même un traité complet de dermatologie, laissant après lui des élèves comme Louis Brocq, Thibierge, Jean Darier, le prof. Jeanselme, qui ont continué la belle tradition de Saint-Louis. D'une probité professionnelle et intellectuelle raffinée, Ernest Besnier était entouré de l'estime générale. L'avènement de la bactériologie ne l'avait pas laissé indifférent ; il était même devenu presque bactériophobe et, quand un client laissait sur son bureau quelque billet de banque malpropre, il ne le prenait qu'avec des pinces qu'il flambait ensuite.

Une fois par semaine, les chefs de service de Saint-Louis se réunissaient en une conférence des plus instructives où chacun d'eux amenait les cas douteux de son service et des discussions du plus vif intérêt s'engageaient sur le diagnostic. Tous ceux qui ont passé par cet hôpital savent combien il est fréquent d'y rencontrer des cas embarrassants, même pour les cliniciens les plus expérimentés. Dans ces réunions on voyait généralement Fournier invoquer la syphilis comme étiologie, Vidal la tuberculose (il s'était presque spécialisé dans le traitement des lupus par les scarifications); Besnier restait souvent sur la réserve et concluait surtout à un moulage à faire pour le Musée si remarquable, dont les innombrables pièces attestent le talent de modeleur et de peintre de Baretta, auquel Besnier signalait avec les plus minutieuses recommandations les points particuliers de la lésion que l'artiste devait mettre en lumière.

Pour revenir à mon chef, je dois dire qu'il n'assistait jamais à ces conférences; il sentait très bien qu'il n'était plus au courant des progrès de la spécialité cutanée et il ne s'intéressait plus qu'à la gynécologie, où il avait trouvé surtout une mine de bénéfices illégitimes. Suivant lui, toute la pathologie utéro-annexielle gravitait autour des déviations de l'utérus et surtout de l'abaissement de cet organe : sa seule prescription consistait en l'usage d'une ceinture hypogastrique, mais il insistait sur la nécessité pour la malade d'aller l'acheter chez le seul fabricant qui eût sa confiance et dictait l'adresse de celui-ci.

Chaque semaine, une trentaine de malades emportaient une prescription semblable. Il attirait d'ailleurs à cette consultation beaucoup d'étudiants, surtout étrangers, en les autorisant à pratiquer sur chacune des malades les examens locaux, si souvent fatigants pour elles ; il avait même une réponse drôlement cynique aux protestations de quelques-unes de ces pauvres femmes, qui trouvaient que l'examen du chef de service devait suffire. « Madame », s'écriait-il, gravement, en levant l'index droit vers le ciel comme pour le prendre à témoin de la pureté de ses intentions, mais avec un regard malicieux derrière son binocle, « songez que, si chacun de ces messieurs vous examinait dans son cabinet, chacun de ces examens vous coûterait un louis ! Quelle économie vous réalisez en venant ici ! L'avis de tous ces messieurs m'est indispensable comme contrôle de l'exactitude de mon diagnostic. » — Quand j'eus assisté à quelques-unes de ces scènes, je cessai de suivre mon chef à sa consultation gynécologique hebdomadaire, en prétextant que j'avais dans les salles des observations à prendre ou des traitements à surveiller ; comprenant, je crois, ma répugnance, il n'insistait jamais et au contraire me louait d'aller à d'autres soins.

Un dernier trait complètera le portrait du personnage, sur lequel je ne m'appesantis que parce qu'il était vraiment original, associant sans vergogne le cagotisme, le goût du lucre et la polissonnerie. Il était le seul chef de service qui vînt régulièrement chaque dimanche à l'hôpital ; les autres laissaient ce jour-là leurs internes libres de faire la visite à leur heure ; lui se faisait sonner à huit heures, descendait de son coupé avec un livre de messe sous le bras, racontait à son interne sans entrer dans les salles quelques anecdotes grivoises, puis remontait prestement dans sa voiture en disant : « Allons prier le bon Dieu ! »

* * *

La salle de garde Saint-Louis était riche de plusieurs internes sans banalité. Léon Perrin, un Marseillais, était résolu à devenir uniquement dermatologiste dans sa ville natale, et pour battre le record de la compétence il a passé ses 4 années à Saint-Louis, l'une d'elles dans le service du chirurgien Péan ; casanier par goût, il n'a, pour ainsi dire, pas quitté ses pantoufles pendant son temps d'internat, montant volontiers la garde pour tous ses collègues ; ce charmant camarade, petit, bedonnant, gouailleur, fin et spirituel avec son accent des Bouches-du-Rhône, rôdait sans cesse dans tous les services à la recherche des cas curieux. Après son installation à Marseille, il fut chargé d'un cours de dermatologie à l'Ecole à défaut d'une chaire, qui ne pouvait être créée que dans une Faculté. Or, par une des anomalies de notre Université, cette ville d'une population si considérable et pourvue d'hôpitaux nombreux, offrant par conséquent tant de facilités pour l'Enseignement, n'a pu obtenir que son école fût transformée en Faculté, à cause, dit-on, de la proximité de Montpellier, Faculté sans doute illustre par son passé, mais bien moins pourvue d'hôpitaux et de malades ; on a craint sans doute que, si le chef-lieu des Bouches-du-Rhône recevait le droit de délivrer des diplômes de doctorat, le chef-lieu de l'Hérault ne vît disparaître une partie de ses élèves.

On trouvait encore parmi nos collègues Lermoyez, qui, médecin des hôpitaux, obtint la création à Saint-Antoine d'un service d'oto-rhino-laryngologie, où il put déployer la compétence qu'il avait acquise dans cette spécialité et un remarquable talent d'enseignement. Lermoyez cultivait la musique avec passion et composa un opéra-bouffe, dont les paroles avaient été écrites en collaboration avec ses amis Armand Trousseau, petit-fils du grand professeur, Wickham et deux externes, leurs amis intimes, Costilhe et Riondet. Plus tard ils firent représenter dans l'hôpital même, au profit des malades, cet opéra cocasse, dit *polymorphe*, intitulé *Jeanne la psoriasique*. On y admira une parodie du trio de Guillaume Tell, exécutée par trois amputés du chirurgien Péan, célèbre par la hardiesse de ses opérations ; cette pièce, qui fit parler d'elle en son temps, surtout pendant qu'on la montait, fut jouée devant un public select de mondains et d'étudiants, et eut les honneurs d'un compte-rendu dans les journaux à la mode. De ce groupe original de collègues, deux sont malheureusement morts prématurément : Trousseau d'un accident d'automobile et Wickham, et Marcel Lermoyez vient de disparaitre.

En 1883 nous possédions aussi Fernand Lavergne, qui avait une jolie voix, chantait volontiers la cavatine à la mode de l'opérette le *Cœur et la main*; — Gustave Ollive, qui est devenu professeur à l'Ecole de Nantes et Guy Carron de la Carrière, tous deux Bretons, se chamaillaient comme il convient entre compatriotes. C'était une salle de garde joyeuse.

* * *

Ici, qu'il me soit permis une disgression historico-éthique.

Les mœurs des salles de garde d'internat dans nos hôpitaux parisiens étaient alors assez différentes de ce qu'elles sont devenues, dit-on. Les bons côtés en étaient la camaraderie la plus franche et l'intimité de tous les internes des quatre promotions en exercice, le tutoiement, la confiance, malgré la diversité des opinions politiques et religieuses. On se visitait sans cesse d'hôpital à hôpital ; on invitait beaucoup d'étrangers, j'entends par ce mot des étudiants non médecins, des artistes surtout. Souvent ils s'invitaient eux-mêmes quand ils avaient été présentés une première fois, charmés de l'accueil toujours cordial qu'ils trouvaient à la salle de garde, où ils contribuaient à élargir le cercle des sujets de conversation, surtout aux dîners. — Car au déjeuner les internes arrivaient successivement à des heures très différentes suivant les nécessités de leurs services, les chirurgiens souvent les derniers à cause des opérations qui se prolongeaient. A ce repas, les conversations roulaient sur les cas curieux observés, surtout sur les chefs, qu'on ne ménageait pas, les blaguant ou les critiquant. Qui n'a pas son tic ou son ridicule, que découvre vite, en l'exagérant volontiers, la malicieuse attention des assistants ? Parfois, l'interne prenait la défense de son « patron », se contentant d'exercer sa critique sur le patron du voisin. — Il arrivait que certain jeune chirurgien, attardé par une opération et célibataire, fût invité à déjeuner par ses internes ; ce matin là l'hôte de la salle de garde en imposait quelque peu par sa présence ; mais en général, il était heureux de se retremper dans ce milieu, d'où il était sorti depuis peu, et donnait le premier le signal des plaisanteries. Souvent l'invité de marque « manifestait » par la commande à la cuisinière de champagne, de liqueurs, si ses élèves mêmes ne l'avaient pas devancé.

On jouait beaucoup dans certaines salles de garde : le whist, jeu sage, mais aussi le baccarat ; plus d'un passionné joueur y laissait parfois en quelques heures une somme acquise par des leçons données, des articles écrits, des nuits passées au chevet de malades riches ou par l'aide donnée au chef pour les opérations en ville. A ce point de vue, être interne en chirurgie constituait un avantage important.

Les indemnités allouées à chaque interne variaient de 50 à 100 fr. par mois, suivant l'année d'internat, plus le logement ; dans quelques hôpitaux, les locaux étant devenus tropétroits, l'Administration avait commencé à allouer une indemnité à ceux des internes qui préféraient loger en ville. Cette transformation, qui s'est accentuée par la suite, eut pour résultat de diminuer la cohésion entre internes d'un même hôpital, ceux qui logeaient au dehors ne dinant pas à la salle de garde en général. Or, c'était surtout après le dîner, soit dans les longues conversations autour de la table, soit dans les chambres où on se groupait par affinités électives, que se développaient les liens durables.

J'écris ceci 45 ans après ma dernière année d'internat et les jeunes collègues me disent que le tableau esquissé par moi n'est plus exact.

Pendant ces 45 années les habitudes matérielles, intellectuelles et morales ont changé. L'indifférence que la plupart d'entre nous avait alors pour la question d'avenir, la passion que nous apportions dans les discussions politiques, philosophiques, artistiques ont été remplacées par une préoccupation précoce et intense de la question d'argent, — préoccupation légitimée par la cherté croissante de la vie depuis la guerre de 1914 et les difficultés professionnelles de plus en plus grandes, qui attendent les jeunes praticiens.

Cette transformation, qui mûrit prématurément les étudiants en médecine, peut faire paraître mes souvenirs, quasi archéologiques, peu sérieux à ceux qui me liront. Nous étions en somme très gamins, malgré l'âge déjà mûr de quelques-uns d'entre nous ; si la moyenne des internes oscillait entre 23 et 27 ans, on en voyait qui avaient de 28 à 32 ans (j'étais de cette minorité). Nous nous amusions pourtant souvent à des facéties déraisonnables : les scies montées à quelque collègue grincheux ou trop pontife, les déménagements de meubles, les « chahuts » organisés contre certains directeurs ou économes tâtillons ou malcommodes, qui prétendaient empêcher des demoiselles d'allures garçonnières de venir dîner avec nous et visiter nos chambres monacales. A cette époque les étudiantes en médecine étaient très rares et aucune n'avait atteint l'internat. Aussi la présence dans les salles de garde du sexe, qui à cette époque avait encore les cheveux longs et les idées courtes, comme a dit le misogyne Schopenhauer, était-elle horrifiante pour l'Administration. Tout a changé : nous sommes dans l'époque où toutes les femmes, savantes ou non, ont les cheveux courts. Leurs idées sont-elles toujours plus longues ? — Souvent, je l'admets.

Parmi les distractions qui se sont conservées, et qui même ont pris une plus grande ampleur aujourd'hui, était le *Bal de l'internat,* qui réunissait, le soir de la composition écrite, les candidats, les internes et d'autres étudiants en médecine dans une salle de bal public, le Tivoli Vaux-Hall ou le Bal Bullier. Les demoiselles du Quartier Latin y jouaient un rôle de comparses ; de mon temps on commençait seulement à organiser avec quelques artistes des exhibitions carnavalesques. Peu à peu l'usage introduisit une sorte de concurrence entre les salles de garde pour la formation de cortèges symboliques, avec costumes, toiles peintes, bannières, chars ; cette complication entraîna la collaboration d'un nombre croissant d'étrangers à l'internat, élèves des Beaux-Arts, décorateurs, modèles. On dut choisir de plus vastes espaces et des lieux de réunion à la mode. On vit paraître dans certains journaux des articles sensationnels et des reproductions coloriées des cortèges rivaux. C'est au moment où le Carnaval a été délaissé sur les boulevards de Paris qu'il a envahi le monde des internes. Ainsi changent les modes. S'amuse-t-on mieux maintenant dans ce bal annuel, qui nécessite une machinerie coûteuse et où se trouvent autant de curieux que d'étudiants en médecine ?

J'ai lu naguère une polémique dans nos journaux entre partisans et adversaires de la nouvelle conception du Bal de l'internat. La *Voix des jeunes* l'attaquait au nom de la pudeur outragée ; les gros mots de « turpitudes », de « saturnales », ont été imprimés : d'autres voix, jeunes aussi, je pense, ont répliqué que la pudeur des étudiants en médecine était de bonne heure émoussée. Tout ce que peut dire à ce sujet un vieil ancien interne, c'est qu'il est souhaitable que la saturnale annuelle, si saturnale il y a, se passe rigoureusement en famille, c'est-à-dire, entre fils d'Esculape et que tout membre de cette famille d'initiés doit avoir pour devise : *Odi profanum vulgus et arceo.*

XX

FANTAISIE, TAPAGE ET TRAVAIL

Lariboisière en 1883 : *François Siredey. Souvenirs de Gambetta. Ma première consultation avec Ch. Bouchard. — La salle de garde : Erudits, philosophes et tapageurs. Galéjades du Beau Pirus. Un stand au pistolet mal situé. Les grands « chahuts » à l'Econome. Triomphe de la surdité. — Garçon d'amphithééâtre inventeur. — Les indignations de Joséphine. — Et tout le monde travaille !*

Malgré tout l'intérêt que présentait l'étude de la dermatologie, je saisis avec empressement une occasion qui s'offrit, vers le milieu de l'année, d'aller retrouver à Lariboisière François Siredey, dont j'avais conservé un si bon souvenir et dont l'interne Notta, fils d'un chirurgien très réputé de Lisieux, dut se retirer pour raison de santé. Armand Siredey, avec lequel j'entretenais depuis plusieurs années d'amicales relations, qui ont été de plus en plus étroites et sont une des consolations de ma vieillesse, suggéra à son oncle de me proposer la place vacante.

Le semestre que je passai sous la direction de F. Siredey a été très utile à ma carrière. Sortant de ce service de Saint-Louis où la gynécologie était exercée d'une manière répugnante, je trouvais en mon nouveau maître un gynécologue modèle, aussi correct qu'expérimenté. C'était d'ailleurs un excellent clinicien en médecine générale, faisant une thérapeutique prudente, très doux avec ses malades. Outre ces qualités professionnelles, mon chef, avait une grande affabilité, un goût très vif pour la causerie anecdotique et de l'esprit. Il me racontait volontiers les cas instructifs de sa longue pratique dans tous les milieux. Il avait été fort lié avec Gambetta et les hommes politiques de son entourage ; il fut de ceux qui ont soigné le grand citoyen dans cette maladie qui a privé prématurément la France de ses services et qui parut si longtemps énigmatique au public ; il avait partagé les responsabilités de Cornil et de Lannelongue. Cette typhlite ou pérityphlite phlegmoneuse, chez un diabétique alité à la suite d'un traumatisme accidentel, était le sujet de discussions ardentes ; on ne connaissait pas encore l'appendicite.

J'appris de François Siredey comment il est sage de se comporter en présence de certaines difficultés psychologiques et sociales de la clientèle. J'ai eu la joie de conserver son amitié jusqu'à ses derniers jours. C'était pour attester ma reconnaissance que plus tard, étant moi-même médecin de Lariboisière et ayant obtenu la création d'une salle d'isolement pour les agités temporaires et les délirants par maladies aiguës, je proposai que cette salle portât le nom de mon ancien maître et il en est ainsi encore.

Ce fut en ce temps que j'eus la première occasion d'aborder sur le terrain hospitalier mon futur maître Charles Bouchard, qui occupait un autre service à Lariboisière. Je ne le connaissais jusqu'alors que comme juge ; il m'avait fait subir l'examen de médecine légale et m'avait laissé une impression de froideur glaciale.

Quand je le voyais passer dans les corridors de l'hôpital, à pas lents, indifférent, quoique fort poli, je ne me sentais pas attiré vers lui. F. Siredey, qui était son compétiteur à l'Académie de Médecine, entretenait avec lui des rapports courtois, mais froids ; pourtant il m'avait dit qu'en son absence, si j'avais besoin d'un conseil, je devrais m'adresser à Bouchard de préférence. L'occasion se produisit un jour où mon chef fut inopinément appelé en province et empêché de faire sa visite. — Un malade entré ce matin-là m'embarrassait fort : état très grave, diagnostic impossible, à ce qu'il me semblait. Je me décidai à prier Bouchard de venir l'examiner. « Je vous suis », me dit-il aussitôt. Il interrogea le malade, qui répondait d'une façon indistincte ; il l'examina minutieusement de la tête aux pieds, sans négliger aucun organe et toujours en silence ; je m'attendais à quelque réflexion ironique ou sévère au sujet de mon inexpérience ou de mon ignorance. Aussi fus-je agréablement (si j'ose dire) surpris, quand le grand Maître, après avoir rétabli l'équilibre de ses lunettes un peu dérangé par les mouvements que l'auscultation avait nécessités, me regarda froidement et avec un éclair d'ironie dans les yeux, puis me dit posément : « Eh bien ! Monsieur l'interne, je ne sais pas du tout quel diagnostic vous offrir ! Je ne puis vous dédommager que par quelques hypothèses. » Là-dessus, il me fait en quelques minutes un résumé de son examen, merveilleuse leçon clinique, et conclut : « Quant au traitement, n'ayant pas de diagnostic, je ne puis vous suggérer que des palliatifs d'attente. » C'étaient les quelques mesures d'urgence que j'avais déjà prises. Là-dessus, mon Bouchard soulève sa calotte, me tend la main et s'éloigne à pas lents : il m'avait consacré trois quarts d'heure avant de commencer sa visite ! — Dès lors je fus conquis par ce maître si froid et qu'on peignait si olympien. Lorsque, peu après, j'eus l'occasion d'assister, pour la première fois, à une de ses leçons de la faculté, où il analysa d'une façon si pénétrante les grands processus pathogéniques, je fus complètement sous le charme de cette maîtrise, supérieure à celle de tous les chefs de service que j'avais approchés jusque-là ; Charcot seul m'avait impressionné au même degré. Quand je racontai à F. Siredey, le lendemain, la visite de Bouchard, il me dit : « Il vous a épaté, hein ! Oui, c'est un grand médecin, mais pas commode comme homme, et souvent dans la lune ! » L'avenir me réservait bien des occasions de vérifier l'insuffisance de ce jugement sommaire.

La salle de garde de Lariboisière n'était pas inférieure à celle de Saint-Louis par la variété des caractères. C'est là que j'ai approché pour la première fois Anatole Chauffard, alors interne médaille d'or dans le service du prof. Jaccoud, et conçu pour lui une estime admirative, à laquelle s'est ajoutée une affectueuse gratitude pour ce qu'il m'a enseigné et les services qu'il m'a rendus.

Armand Delpeuch, qui, mort si jeune, a laissé un fort beau livre sur l'Histoire du rhumatisme et de la goutte, se piquait de purisme dans son langage et recherchait toute occasion de batailler à propos de l'étymologie, qu'il appelait l'étiologie et la pathogénie des mots. Pendant les repas il avait à portée de sa main sur une petite table le Dictionnaire de Littré et plusieurs fois, cessant de manger, s'emparait d'un des tomes pour le feuilleter précipitamment et objurguer tel ou tel des convives au sujet d'une phrase ou d'un mot incorrects.

Il y avait un spécialiste en théories philosophiques, un autre en politique étrangère, un autre pour qui le Foyer de la Danse à l'Opéra n'avait pas de secrets.

Mais le plus brillant causeur était le beau « Pirus », la coqueluche des dames. On peut juger de sa tournure d'esprit par le récit d'un voyage que nous fîmes ensemble à Bruxelles, profitant de la gratuité accordée par la Compagnie du chemin de fer du Nord aux internes de Lariboisière. « Mon cher », me dit à brûle pourpoint le camarade d'un ton sonore, comme le Brigadier des deux Gendarmes de Nadaud, pendant que nous roulions dans un compartiment d'express au complet. « Quel est votre sport favori ? » Un instant interloqué — les autres voyageurs avaient tous tourné la tête vers nous — je répondis : « Je ne suis guère sportif ; j'aime la marche en forêt et en montagne, avec un bon bâton. En appelant *footing* cette distraction, peut-être puis-je dire que c'est mon sport. » — « Moi, je cultive surtout l'aérostation », reprit mon collègue, promenant un regard triomphant sur nos compagnons de voyage, qui commençaient à s'intéresser à notre conversation. — « Vous n'êtes jamais monté en ballon ? » continua-t-il. « Rien n'est plus *exciting*. Je m'y suis entraîné avec Gaston Tissandier et Félix Tournachon, dit Nadar. J'ai failli faire avec Croce Spinelli et Sivel l'ascension du *Zénith* et, si je n'en avais été empêché par une circonstance imprévue, je ne serais plus ici pour vous en parler. Vous savez que bientôt on réussira à diriger les ballons et je vous emmènerai à Bruxelles par la voie des airs, en respirant un air pur au lieu de l'atmosphère étouffante de ce wagon. » Suivit une description enthousiaste d'ascensions qu'il avait faites ; je crois bien qu'il en avait fait une, en ballon captif, à la précédente Exposition universelle.

Ne sachant comment modérer son lyrisme qui nous rendait, me semblait-il, un peu ridicules, je répondais comme Pandore, entre haut et bas : « Brigadier, vous avez raison », et je cherchais à détourner la conversation.

Il était alors question des grandes manœuvres, d'armée et je parlai des difficultés que pourrait soulever en France la mobilisation générale, si elle devenait nécessaire. « Savez-vous, mon cher », interjeta mon camarade, « comment se fait la mobilisation au Montenegro ? » — Nouvelles marques d'attention des autres voyageurs. — « Vous êtes donc allé au Montenegro ? » — « Comment ? Vous ne vous souvenez pas que j'y ai été appelé pour une question chirurgicale ? » C'était vrai ; j'avais oublié cet épisode de la jeunesse déjà mouvementée du brillant interne de Charcot, de Duplay, etc. « Eh bien ! un jour qu'après le déjeuner nous prenions le café sur la terrasse du Palais, le Prince, mon hôte et déjà mon ami, me demanda si j'étais curieux de savoir comment on pourrait réaliser rapidement la mobilisation dans sa Principauté. Un aide de camp lui apporta un cor de grande dimension, dans lequel le Prince se mit à souffler, avec l'énergie que put y mettre Roland à Roncevaux, et en tira des modulations sauvages, qui firent immédiatement lever la tête aux Monténégrins, passant devant le Palais. Puis tous disparurent en un clin d'œil et bientôt dans le lointain d'autres cors modulèrent

avec la même sauvagerie ; des rumeurs s'entendaient et peu après débouchaient de tous côtés
des troupes de magnifiques gaillards à fortes
moustaches en grand costume, armés de pied
en cap, et s'alignaient sous nos yeux. « En ce
moment, me dit le Prince, au son du même air
convenu pour les cas d'alerte militaire, dans toutes les localités mes sujets prennent les armes.
Et voilà !... »

Le spectacle monténégrin avait dû être beau,
mais il était beau aussi en ce moment, mon collègue à mine de torero castillan, avec ses yeux
noirs flamboyants, ses cheveux aile de corbeau,
son profil énergique et noble. Tout le compartiment était médusé ; moi, un peu gêné, je
l'avoue. Mais on entrait en gare de Bruxelles.
Une fois sur le quai : « Mon vieux, lui dis-je,
sont-ce les têtes des Philistins ou la mienne que
vous avez voulu vous payer ? » — « Les leurs
et la vôtre », répondit en riant de tout son cœur
le délicieux Pirus, qu'on aurait pu croire né sur
la Cannebière et qui était pourtant de la Manche (pas celle de Don Quichotte).

On le trouvait aussi au premier rang des organisateurs de « chahut ». En ces temps lointains,
l'A. P. contestait énergiquement à ses internes
le droit de recevoir des dames ou demoiselles,
sous le prétexte que les concierges ne pouvaient
distinguer les femmes légitimes, sœurs et cou-
sines, dont l'entrée dans la salle de garde ou les
chambres des internes n'eût pas blessé la mo-

rale, des autres personnes du même sexe de moralité douteuse. Si certains directeurs d'hôpitaux excentriques fermaient les yeux, d'autres dans les hôpitaux du centre appliquaient le règlement anti-féminin d'une façon intermittente, comme une sorte de brimade contre les internes qui avaient cessé de plaire. On ne prévoyait pas encore que l'accession, d'abord exceptionnelle, puis de plus en plus fréquente des étudiantes dans le corps, jusqu'alors purement viril, de l'internat allait modifier la situation par la création d'un organisme bisexué.

Une autre cause de discorde entre l'A. P. et ses internes était la fréquence de tapage diurne, ou même nocturne, dans les salles de garde, qui étaient d'ailleurs assez éloignées des salles des malades pour que le repos de ceux-ci ne pût être troublé. Mais celle de Lariboisière se trouvait située au-dessus des appartements de l'Econome et du Directeur. Quand certains internes pensaient avoir des sujets de plainte contre ceux-ci, ils étaient enclins à jouer aux quilles avec de grosses bûches dans le long corridor central au plancher sonore, sur lequel s'ouvraient leurs chambres. Quelques-uns avaient une imagination plus inventive en matière de bruits: — Le beau Pirus avait installé un stand de tir au pistolet, dont le but était une bougie placée devant le tableau où était inscrit le nom de l'interne de garde ; c'était un sport assez dangereux pour les collègues qui sortaient de leurs chambres sans être prévenus. Le directeur d'alors, aimable lettré et fécond librettiste pour musiciens, assez dur d'oreilles pourtant, monta un soir au bruit des détonations ; mais, au moment où il entr'ouvrait la porte, une explosion nouvelle le décida à se retirer précipitamment et à se contenter d'envoyer un messager pour intimer l'ordre de cesser le feu. — Contre l'Econome une autre invention tonitruante avait consisté à disposer deux rangées de chaises *sur* les bords de la longue table à manger. Entre celles-ci deux collègues, rentrant du théâtre à l'heure du crime, s'allongeaient et, écartant simultanément bras et jambes, projetaient sur le plancher toutes les chaises à la fois. Sans doute ce fracas imprévu aurait dû faire tressauter dans son lit le fonctionnaire de l'étage inférieur ; ... mais il était si bien privilégié au point de vue de l'hypoacousie qu'il disait le matin à sa bonne : « Ces messieurs ont dû faire du tapage cette nuit, j'ai *vu* remuer les tableaux accrochés au mur en face de mon lit. »

— Il y avait un garçon à l'amphithéâtre des autopsies qui n'était pas banal. Sobre, poli, il avait le culte de la Science anatomique et s'était voué à son progrès dans la mesure de ses moyens, en cherchant à perfectionner la forme et le poids du marteau qu'on emploie pour enlever la calotte cranienne ou les vertèbres ; il avait fait fabriquer à ses frais les modèles successifs de son rachitome et nous en démontrait la supériorité. Le plus beau jour de sa vie fut celui où son instrument fut présenté à la Société anatomique.

La cuisinière de la salle de garde, Joséphine, remplissait cette fonction depuis tant d'années qu'elle était devenue légendaire ; elle était parfaite, mais bougonnait sans cesse et n'avait jamais pu s'habituer à contempler avec impassibilité certaines excentricités de *ses* internes, telles que la mauvaise habitude de quelques-uns de jeter dans la caisse du piano, au cours de certaines soirées orageuses, des fragments de verre à champagne ou des os de volaille. Je l'entends encore s'exclamer, en levant au ciel des bras indignés : « Oh ! Ce ... gros X ! Ce grand F ! C'est-il Dieu possible, des fils de famille !! » Cette brave Joséphine avait laissé pourtant un si bon souvenir de ses services à beaucoup de générations d'internes, qu'elle comblait de soins tout en les rabrouant, que, quand elle fut trop vieille pour travailler, une souscription faite parmi les anciens internes lui assura la sécurité avec quelques douceurs.

— Je ne voudrais pas laisser croire aux lecteurs qui ne vivaient pas à Paris à cette époque, et aux jeunes gens d'aujourd'hui, que dans les salles de garde des années octante les internes n'étaient préoccupés que de manifestations tapageuses et étaient tous « tout à la joie ». Cette disposition joyeuse, que j'ai soulignée parce qu'elle prête mieux à la description que l'assiduité laborieuse, n'était qu'intermittente et n'excluait pas l'ardeur au travail.

Dans tous les hôpitaux, où j'ai passé, j'ai eu des collègues en majorité laborieux, non seulement s'acquittant régulièrement de leurs fonctions hospitalières, mais suivant pas à pas les progrès des sciences médicales, si rapides à cette époque. La plupart travaillaient dans les laboratoires de la Faculté, du Collège de France, de l'Institut Pasteur.

J'aurais bien désiré faire comme eux ; mais, après quelques essais, je dus y renoncer faute de temps. La nécessité de gagner ma « matérielle » à coups de plume me prenait toutes les heures que me laissait mon service et il faut bien dormir quelques heures, même à 30 ans. A la chimie, à l'histologie, à la bactériologie je ne pus donc m'initier pratiquement et je dus me contenter de cultiver la bonne vieille clinique. Ce fut toujours pour moi un cuisant regret de n'être pas un savant médecin et de n'être qu'un médecin tout court.

Mais combien de coryphées futurs de la médecine française sont sortis de ma génération d'internes !

XXI

L'ÉCOLE DE COCHIN EN 1884

G. Dujardin-Beaumetz, G. Bardet et l'Ecole de Cochin en 1884. — Sapelier. — Courtois-Suffit. — François Helme. — Babinski, Varnier, E. Maurin, Despréaux, Lejars.

Les étudiants qui fréquentent aujourd'hui l'hôpital Cochin et voient sa monumentale façade de briques, les pavillons clairs du service de clinique dirigé encore récemment par le savant et éloquent professeur Fernand Widal, que la science vient de perdre, et les salles consacrées aux agents physiothérapiques, ne peuvent se figurer la lamentable vieille bâtisse qu'était, jusqu'à ces dernières années, l'établissement nosocomial fondé en 1779 par l'abbé Jean-Denis Cochin, de ses propres deniers, pour les pauvres malades de son quartier ; il était curé de *Saint-Jacques-du-Haut-Pas* et la maison porta d'abord le même nom que l'Eglise. Ce fut en 1784 que le Conseil des Hôpitaux lui donna le nom du fondateur ; pendant la Révolution ce fut l'*Hospice Jacques* et il reprit ensuite le nom de Cochin.

Quand j'y fus interne provisoire en 1881, les

services de médecine de Bucquoy et de chirurgie de Théophile Anger se trouvaient dans le noir et triste bâtiment donnant sur la rue du faubourg Saint-Jacques ; moins déplaisant était le corps de bâtiment édifié au fond du jardin pour le service d'accouchements, et on avait construit hâtivement dans une période d'encombrement des baraquements en bois très peu confortables.

Lorsque j'y revins en 1884 comme interne de Georges DUJARDIN-BEAUMETZ, c'était encore dans la maison de bois que son service se trouvait ; mais mon chef, qui s'y était installé depuis un an ou deux, avait obtenu de l'Administration des transformations importantes. Il avait beaucoup d'influence, étant membre du Conseil d'hygiène, bien vu des dirigeants politiques. Aussi avait-il réalisé la création d'un laboratoire, qui lui permettait de faire les vérifications expérimentales utiles pour ses études de thérapeutique.

Il avait pour chef de laboratoire G. BARDET, homme déjà mûr, sachant la chimie et l'histoire naturelle, auteur d'un Dictionnaire de thérapeutique et des Eaux minérales, médecin d'un caractère ouvert et liant, dont je suis devenu le collègue à la Société de thérapeutique et avec qui j'ai gardé jusqu'à sa mort les relations les plus cordiales. Nous étions deux internes et il y avait une dizaine d'externes ; car le nombre des lits était considérable et le recrutement des malades très actif.

Mon collègue, Emmanuel Sapelier, était un grand garçon d'allure décidée et martiale, que nous appelions tantôt le « Sapeur » à cause de sa grande barbe rutilante, et toutôt le « Zouave », parce qu'il portait sa calotte très en arrière sur la nuque, comme une chéchia. Elève de Potain, il était déjà fort instruit en matière de cardiologie. Nous avions chacun à diriger deux salles d'aigus (hommes et femmes) et une salle de chroniques.

Notre chef, qui aimait beaucoup l'enseignement, avait fait construire dans son service un petit amphithéâtre, où il donnait chaque semaine une de ces excellentes conférences de Clinique Thérapeutique qu'il avait inaugurées à l'hôpital Saint-Antoine et qui, publiées en trois volumes, ont eu pendant longtemps un succès mérité, tant elles contenaient de renseignements pratiques, clairement exposés. Il voulut aussi entraîner ses internes à l'enseignement et chacun de nous fit une fois par semaine une leçon de séméiologie devant le très nombreux public qui fréquentait le service.

Dujardin-Beaumetz regardait comme un vice incontestable de l'enseignement médical en France de son temps qu'on n'y pût prendre part, malgré des aptitudes manifestes dans sa maturité, qu'à la condition d'être entré dans la hiérarchie universitaire à un âge où ces aptitudes n'ont pu encore se manifester. Les médecins des hôpitaux ont été longtemps réduits,

même quand ils avaient le goût d'enseigner et
le talent nécessaire, à ne répandre la bonne parole que dans le petit groupe des élèves de leur
service, sans avoir à leur disposition les locaux
pour réunir des auditeurs hors la présence des
malades, ni le moindre laboratoire leur permettant des recherches complémentaires de
l'examen clinique. Dujardin-Beaumetz n'eût
pu échapper à ces inconvénients s'il n'avait été
doué de volonté, de patience et de bonne humeur, qualités qui le firent triompher des difficultés. Aux crédits alloués par l'Administration
il ajouta de sa poche le complément nécessaire
et finit par adjoindre au laboratoire de recherches cliniques un laboratoire de bactériologie,
qu'il confia à Dubief. Il était si pastorien qu'il
a engagé son fils Edouard à se faire agréer par
l'Institut Pasteur, où il est devenu l'un des chefs
de service.

Une salle réunissait les seuls agents physiques
utilisés alors : hydrothérapie, électrothérapie,
massage, pneumothérapie, gymnastique. Quand
j'étais son interne, les travaux étaient loin
d'être terminés et chaque jour, la visite faite,
notre chef se dirigeait du côté des ouvriers et
des entrepreneurs, de ce pas précipité qui était
en harmonie avec l'activité incessante de son
esprit ; un traumatisme subi récemment (dé-
chirure du tendon rotulien) l'obligeait à boîter
et à lever à chaque pas une de ses jambes d'un
mouvement saccadé, mais sans ralentir sa

marche, et nous avions peine à le suivre, sans qu'il cessât de causer avec sa verve communicative.

Il était adoré de ses malades et une joie de kermesse régnait dans les salles transformées en palais fleuris le jour de la Saint-Georges, où le patron offrait le régal d'un concert et de divertissements variés.

Dujardin-Beaumetz essayait tous les médicaments nouveaux, après en avoir fait déterminer par ses collaborateurs la nature et les propriétés physiologiques.

Désireux d'être utile à tous ceux qui l'approchaient, il répétait sans se lasser l'énumération des médicaments usuels, traditionnels, entrant dans les plus minutieux détails, qu'on n'enseigne pas toujours dans les chaires officielles, sur la manière de les formuler et de les faire accepter aux malades. A ceux qui cherchaient un sujet de thèse, il proposait l'étude de la nouveauté du jour et mettait à leur disposition toutes les ressources du laboratoire. Il faisait faire des cours sur toutes les spécialités. En un mot il cherchait à réaliser ce qu'il appelait en souriant « *l'Ecole de Cochin* ».

L'envers de tant de qualités et de bonne volonté était un besoin d'aller vite et une disposition à s'engouer pour les nouveaux médicaments, à les prôner un peu trop tôt, — quitte à railler lui-même cet engouement — et aussi une certaine négligence de l'examen clinique personnel des malades. Il faisait un peu trop confiance à ses assistants, mais quelquefois aussi il aventurait trop précipitamment un diagnostic, que nous savions erroné et avant que nous eussions eu le temps de l'en avertir. Mais sa bonne humeur ne se laissait pas désemparer et, quand son erreur devenait évidente, il était le premier à en rire et à dire à tout l'entourage : « Rien n'est plus instructif qu'une erreur de diagnostic, quand on la reconnaît à temps ». Cet excellent homme méritait bien le buste que ses élèves et ses amis ont fait ériger dans le jardin de l'hôpital à côté de son service.

Parmi les externes se trouvaient Courtois-Suffit, qui est devenu médecin de la Maison Dubois et qui est si compétent en hygiène professionnelle, — Sallard, — Dutremblay, qui s'est tourné vers l'industrie et a créé une fabrique d'oxygène. — Parmi les élèves qui suivaient assidûment les visites se trouvait une laborieuse et intelligente étudiante, Mlle Chopin, qui épousa le Dr Tourangin et sut unir la bienfaisance à la pratique. — François Helme, à la vie duquel j'ai été intimement mêlé jusqu'à son dernier jour et dont je veux évoquer ici la mémoire, était l'externe aimé de tous.

Fils du propriétaire d'un des premiers hôtels d'Aix-les-Bains, HELME était parmi les étudiants fortunés ; d'une gaîté exubérante, pas très laborieux à cette époque. Sa famille, qui aurait désiré le voir arriver à l'internat et à laquelle il avait probablement parlé de moi en termes trop flatteurs, me demanda de lui donner des leçons particulières ; mais, après quelques semaines d'essai loyal, il reconnut qu'il lui serait impossible de travailler assez régulièrement pour atteindre le but et les leçons prirent fin. Cependant j'ayais apprécié à leur valeur sa vive intelligence, sa droiture et son bon cœur et, quand l'année finit, nous éprouvions une sympathie réciproque. Les années s'écoulèrent ; je sus que sa famille, pour l'obliger à se ranger, lui avait retiré son appui pécuniaire et qu'il était battu de l'oiseau.

Quand nous nous rencontrions, je le morigénais comme si j'eusse été son frère aîné, en lui disant : « Ne prenez pas modèle sur moi, qui ai perdu plusieurs années à faire l'école buissonnière ! » — Un beau jour je le trouvai transformé. Il avait terminé ses études médicales, s'était spécialisé en oto-rhino-laryngologie et surtout s'était découvert un joli brin de plume, qui lui permettait d'écrire des articles de critique médicale, pleins de finesse et de bon sens ; il avait épousé une jeune fille d'une rare instruction, qui lui avait fait prendre goût au travail.

A partir de ce jour, sa carrière fut des plus brillantes, comme le savent tous les médecins qui ont lu ses articles de la *Revue moderne de médecine et de chirurgie*, de la *Presse médicale* avant et pendant la guerre et plus tard ses chroniques du *Temps* ; il était devenu l'*as* des journalistes médicaux.

En outre il avait collaboré activement avec
le professeur Vincent au laboratoire de bactériologie du Val-de-Grâce. Accompagnant son
chef toutes les fois que celui-ci allait en inspection sur le Front, il accomplissait un rôle précieux d'intermédiaire entre les jeunes étudiants
ou médecins auxiliaires et leurs familles, s'in-
formant de leurs besoins, leur apportant des
paquets et des lettres. Ses articles, tous consacrés à la guerre, pleins d'optimisme, soute-
naient les courages. Membre du Comité de l'Association générale des médecins de France, il
s'efforçait de venir en aide aux familles pauvres
des médecins mobilisés. La guerre finie, Helme,
rédacteur en chef de la *Vie médicale*, continua
à se dépenser en faveur des misères professionnelles, à favoriser la création de la *Maison du
Médecin*.

Il fut à l'apogée de la popularité la plus légitime dans le Corps médical et la fin de sa vie
aurait été enviable, s'il n'avait eu l'affreuse douleur de perdre sa chère et précieuse compagne,
à laquelle il ne survécut que peu de mois. En
souvenir de lui, sa famille et ses amis ont fondé
à l'Académie de médecine un prix biennal, destiné à un savant de laboratoire de mérite éprouvé en vue de lui faciliter des recherches origi-
nales.

Jusqu'à la veille de sa mort il me répéta que
j'avais été à plusieurs reprises dans sa vie le
Bon Samaritain ; je n'y avais pas de mérite,

on ne pouvait cesser de l'aimer, quand on avait éprouvé sa chaleureuse affection. Dans beaucoup de ses articles, il m'appelait « Mon bon maître ». Cela faisait rire·ceux qui ignoraient ce que nous avions été l'un pour l'autre depuis quarante ans. Un plaisantin me dit un jour qu'Helme usait de cette formule par désir d'imiter Anatole France et que j'étais ainsi une sorte de Jérôme Coignard. Je laissai rire ; car je savais bien que ces trois mots étaient toute autre chose qu'un pastiche et je souhaite à beaucoup de maîtres d'avoir de pareils élèves, qui vous adoptent sans arrière-pensée intéressée.

— Tout près de l'entrée de l'hôpital, à quelques mètres de la cuisine, se trouvait une petite construction qui contenait la salle à manger des internes et une chambrette où couchait l'interne de garde. Les autres étaient logés en ville. C'étaient, outre Sapelier et moi, l'interne de Bucquoy, le grand BABINSKI, le père de tant de réflexes et de la théorie du pithiatisme, — Henri VARNIER, le futur accoucheur, dont j'ai déjà parlé, et les trois internes en chirurgie, — DESPRÉAUX, que naturellement nous appelions « Boileau », quoiqu'il ne fût pas particulièrement hydrophile, — Emile MAURIN, qui a fait, je crois, la première thèse où ait été signalée l'importance chirurgicale de l'appendicite et qui fut professeur à l'Ecole de Médecine de Clermond-Ferrand, — enfin le futur professeur Félix LEJARS, à la collaboration chirurgicale duquel j'ai eu souvent recours, quelques années plus tard, au grand bénéfice des malades de l'hôpital Tenon ; car la sûreté de son diagnostic égalait son habileté opératoire. Qui ne connaît son précieux *Traité de chirurgie d'urgence* ? Nous ne pensions guère alors nous retrouver en 1917 coude à coude, dans la cour des Invalides en costume militaire, pour y recevoir l'accolade d'un général en même temps qu'une rosette.

XXII

MA DERNIÈRE ANNÉE D'INTERNAT

L'hôpital Bichat en 1885. — F. Terrier, bourru bienfaisant. — Désillusions et malentendus. — Le doigt entre l'arbre et l'écorce. — Une ridicule affaire d'honneur.

Le 31 décembre 1884, ayant fait charger sur un camion de l'A. P. ma bibliothèque, ma table de travail et mon fauteuil, — parce que je savais ne trouver dans mon futur logement qu'un guéridon et deux chaises, — je partis en compagnie de mon jeune collègue Gabriel Lepage pour coucher à l'hôpital Bichat, en ces lointains parages de la porte de Saint-Ouen, sur les « fortifs ».

Le quartier n'était guère sûr : on voyait des figures suspectes aux coins des rues et on entendait des coups de sifflet depuis la « Fourche » (bifurcation de l'avenue de Clichy et de l'avenue de Saint-Ouen) jusqu'à la porte du Bastion transformé en hôpital.

Au cours de l'hiver, quand nous rentrions tard, nous avions des revolvers ; mais nous ne risquions rien, car les escarpes nous reconnaissaient et avaient besoin de nous. Tantôt l'un, tantôt l'autre des internes de garde avait l'occasion de recoudre quelqu'un de ces Messieurs, après une de leurs explications à coups de couteau, et, quand nous passions, nous entendions : « Laisse donc, c'est un des carabins ! »

Le chef de service le plus en vue était le chirurgien Félix Terrier, déjà presque illustre par la substitution de l'asepsie à l'antisepsie et la hardiesse de ses interventions en chirurgie viscérale, — réputé aussi pour son caractère difficile. J'en eus un jour la preuve. Mais, après explications, nous devînmes si bons amis que bien des fois au cours de ma vie je trouvai près de lui aide secourable et conseils affectueux.

Ses internes étaient Lepage, qui est devenu accoucheur, — Poupinel, aide d'anatomie, qui s'est tourné du côté du laboratoire, renonçant à poursuivre la carrière des concours à cause de sa santé et que Farabeuf appelait « le sage » Poupinel. — Enfin Stéphane Bonnet, qui a été le chirurgien gynécologue si apprécié de l'hôpital Saint-Michel, fut pour la salle de garde un économe modèle ; mais, comme il avait un excellent caractère, on aimait à le taquiner et, s'il apparaissait avec un vêtement neuf, quelqu'un s'écriait : « Je m'explique que le prix des repas ait augmenté le mois dernier ! »

Gouguenheim dans son service s'était spécialisé en laryngologie ; son interne Léon Cahn est mort jeune.

De mon nouveau chef, j'avais gardé le meilleur souvenir depuis que j'avais été un de ses externes à l Hôtel-Dieu en 1878, mais je ne tardai pas à constater que son caractère et ses habitudes s'étaient quelque peu modifiés. C'était toujours l'érudit ayant beaucoup lu et retenu, ardent à enseigner, parlant clairement, bon écrivain, très bon journaliste ; mais, comme clinicien, il ne s'intéressait plus guère qu'aux cardiopathes et aux aortiques. Deux traits de son caractère s'étaient précisés. Il exigeait que son entourage lui fût exclusivement inféodé. Dans l'ordre de ses recherches et en matière de priorité il était devenu excessivement ombrageux, surtout vis-à-vis des membres de la Faculté. Si l'on nommait l'un d'eux, il voyait rouge (à la lettre) ; on eût dit qu'ils lui apparaissaient toujours dans leurs toges cramoisies. Je sentis que sa sympathie pour moi se refroidissait, quand il sut que depuis deux ans je recueillais le cours de Pathologie générale. Pourtant il parut me témoigner la plus entière confiance, trop entière même à mon gré ; car il cessa presque de faire son service et d'examiner les malades, débordé par une clientèle croissante et très appelé comme consultant, préoccupé surtout de préparer ses leçons fort intéressantes sur les maladies du cœur, qui attiraient une fois par semaine beaucoup de visiteurs, et de rivaliser avec G. Sée et Dujardin-Beaumetz dans l'étude et la vulgarisation de toutes les nouveautés médicamenteuses.

Depuis le succès de l'antipyrine, c'était l'époque d'engouement pour les antipyrétiques et les analgésiques... C'était à qui publierait le plus vite le nom et les mérites d'un nouveau corps en *ine*. Mon chef m'apportait fréquemment un flacon d'un produit inédit, en me chargeant de l'expérimenter et de lui fournir des conclusions pour la prochaine séance de la Société de thérapeutique. Je venais d'assister à ce genre de recherches précipitées à Cochin et j'en étais trop las pour les continuer avec zèle dans des conditions moins favorables, cette fois sans direction et sans laboratoire. Je laissai sans doute voir mon peu d'entrain et, à la fin du premier semestre, le refroidissement s'était accentué entre mon chef et moi.

Au début de juillet, il m'annonça qu'étant très fatigué il allait prendre un congé de trois mois, pendant lesquels son remplaçant serait un médecin du Bureau central

Je menais alors une existence bien difficile, compliquée par l'éloignement de Bichat. Trois fois par semaine j'assistais au cours de Pathologie générale à la Faculté pour y réunir les admirables *Leçons de Bouchard* sur les auto-intoxications et les maladies infectieuses, que j'ai publiées plus tard. Je devais, trois autres jours, aller corriger à l'imprimerie les épreuves de l'*Union médicale*, comme secrétaire de la rédaction. Je composais chaque semaine le numéro du *Concours médical*, y écrivant le leader article, après entente avec le Dr A. Cézilly, qui venait exprès de Chantilly à une heure convenue, apportant l'énorme dossier des lettres de praticiens passionnés par la question des Syndicats naissants et des procès qui s'ensuivirent, sans préjudice des Revues critiques que je rédigeais sur des points de pathologie et de clinique. Enfin j'envoyais chaque semaine un *Premier Paris médical* à Naples où le professeur G. Rummo m'avait embauché dans son journal la *Riforma medica*.

Dans de telles conditions de surmenage, j'avais moi-même besoin de repos et surtout d'un service d'hôpital plus central. A ce moment Chantemesse, interne médaille d'or dans le service de Bouchard à Lariboisière, fut nommé médecin des hôpitaux, et son chef, que je voyais trois fois par semaine à la Faculté, m'offrit de prendre la place vacante. Il me parut que, en l'acceptant, je n'allais causer aucun ennui à mon chef actuel, puisqu'il s'absentait pour longtemps. Le lendemain donc, je fis part à celui-ci de l'offre qui m'était faite, en lui demandant l'autorisation de l'accepter. J'ajoutai que j'avais pris soin d'assurer mon remplacement par un collègue des plus distingués, plus utile que moi comme collaborateur en matière expérimentale.

Ce fut avec une vraie stupeur que je vis son visage s'empourprer, ses traits convulsés par une expression de colère folle, et que je l'entendis bégayer presque, tant il était peu maître de ses sentiments : « Je n'aurais fait aucune objection à votre changement de service, si vous n'aviez choisi précisément un nouveau maître avec lequel je suis en profond dissentiment. Si vous insistez, nous ne nous reverrons jamais. Quant au successeur que vous m'offrez, je n'en veux pas. Venant de vous, il me serait suspect. » Cela dit, il me tourna le dos et partit.

Je restai plusieurs heures cruellement perplexe et je m'ouvris de mon embarras à Lepage, qui avait été plus longtemps que moi externe dans le service de notre ancien chef et connaissait bien son caractère impulsif ; il me conseillait de passer outre et j'hésitais encore, quand je reçus coup sur coup plusieurs pneumatiques de mes anciens chefs, conçus à peu près dans les mêmes termes : « Qu'avez-vous donc fait à votre chef ? Il me fait savoir que vous vous conduisez indignement à son égard. » Je cours chez chacun de ces maîtres, y compris mon rédacteur en chef de l'*Union médicale*, Richelot ; je raconte les faits exactement et chacun d'eux me répond que je suis parfaitement dans mon droit et que je n'ai qu'à passer outre. Ainsi fis-je.

Je n'ai su que plus tard qu'il existait entre mon ancien et mon nouveau maître des griefs secrets d'ordre professionnel et thérapeutique au sujet de la dilatation de l'estomac, de la dyspepsie des liquides et du régime sec ! Je m'étais inconsciemment exposé au danger proverbial de mettre le doigt entre l'arbre et l'écorce,

Quand je fus sur le point de passer ma thèse, je sus, par ceux qui avaient été confidents de la fureur indignée de mon ancien chef au moment où nous étions séparés, que son ire s'était calmée et qu'il me reverrait volontiers. Je lui portai donc un exemplaire, où il lut la dédicace imprimée dans laquelle je le remerciais pour les encouragements et les bons offices que j'avais reçus de lui comme externe en 1878 et pour l'honorable liberté d'action qu'il m'avait laissée comme interne à Bichat en 1885. Son accueil fut courtois dès le début, et même affable au départ ; il me tendit la main en me disant que tout était oublié et qu'il me souhaitait une heureuse carrière.

Je le crus et ne pouvais prévoir le brusque et brutal revirement qui se produisit, deux ans plus tard, quand je me présentai au Concours des hôpitaux. Un de mes juges, dont mon ancien chef avait été jadis l'interne et le collaborateur, se déclara indigné que j'eusse l'audace de concourir après m'être si mal comporté vis-à-vis d'un de mes maîtres. Bientôt un de mes collaborateurs de l'*Union médicale* me montrait une lettre dans laquelle mon ancien chef parlait de moi en termes intolérables ! — La conséquence fut un épisode qu'on peut rétrospectivement appeler tragi-comique : envoi par moi (34 ans, très myope) de témoins à mon accusateur (44 ans, borgne) et demande de rétractation ou de réparation *per arma* ; — de son côté exclamations de surprise, mais refus de constituer des témoins ; — d'où procès verbal de carence inséré, après approbation du doyen Paul Brouardel, dans l'*Union médicale.* — Puis silence jusqu'en 1890.

Enfin dernier revirement. A l'occasion de ma nomination au Bureau Central, je jus abasourdi de recevoir de mon ancien détracteur une lettre de félicitations : nos rapports redevinrent et restèrent corrects et courtois jusqu'à sa mort.

* * *

Lariboisière en 1885. — Un émouvant souvenir de Pasteur. — Le plus grand et le meilleur de mes maîtres, le médecin philosophe.

Je ne pouvais passer sous silence ce pénible épisode de mes années d'apprentissage à retentissement si prolongé. Je reviens à l'année 1885 où je rentrais pour la quatrième fois à Lariboisière, y ayant été externe, interne provisoire, puis titulaire et prédestiné à y terminer prématurément ma vie hospitalière comme chef de service, mais — qui l'eût pu prévoir ? — en uniforme de médecin lieutenant-colonel (nouveau style).

A la salle de garde j'eus d'aimables collègues, encore Varnier, et H. Feulard, — Constant Hillemand, qui devait être un des plus ardents

et des plus brillants positivistes de notre temps ;
— Antoine Florand, dont la carrière hospitalière
fut si consciencieuse et la clientèle urbaine
si étendue, — Festal, Chartier, Laffitte, Potocki,
Spiro Clado, Morel-Lavallée, Graverry. Où sont
la plupart d'entre eux ? Mais où sont les neiges
d'antan.

Pendant les six mois que je passai dans le
service de Bouchard, je travaillai beaucoup.
Une grave épidémie y avait amené un grand
nombre de cas de fièvre typhoïde et mon chef,
qui depuis plusieurs années recherchait les
meilleurs traitements en combinant l'antisepsie
générale (calomel et quinine), l'antisepsie intes-
tinale (charbon et naphtols), et la balnéation,
suivait chaque cas minutieusement (1) ; les observations étaient prises et tenues à jour avec le
plus grand soin sous mon contrôle par les externes, dont Paul Le Noir, qui était en même
temps le secrétaire particulier du chef et avec
lequel je nouai dès lors une amitié qui n'a fait
que croître avec le temps, grâce au parallélisme
de nos destinées puisqu'il m'a suivi dans les
hôpitaux et vient de me rejoindre à l'académie.

Pour combattre l'hyperthermie en évitant
le choc nerveux des bains froids, le mode de

1. Il n'était pas encore question des découvertes ultérieures de Chantemesse, F. Widal et de Vincent sur l'utilisation des sérums obtenus par atténuation du bacille
d'Eberth.

balnéation consistait en 8 bains par 24 heures, à 2 degrés au-dessous de la température du malade et lentement refroidis jusqu'à 30 degrés ; cela nécessitait une surveillance étroite. J'étais presque constamment dans les salles et j'appris énormément au point de vue des détails de la pratique.

D'autre part, je réunissais des matériaux pour ma thèse de doctorat.

Parmi les incidents notables, je citerai un cas de rage à forme délirante qui fut particulièrement dramatique : le pauvre malheureux, qu'on avait isolé dans une petite salle servant de laboratoire, victime d'hallucinations qui lui faisaient croire qu'on en voulait à sa vie, se barricada et, quand on essaya de l'en faire sortir, soutint un vrai siège, lançant sur les infirmiers et les malades les plus proches les pièces de verrerie, microscopes et autres objets balistiques. Il fallut faire intervenir le poste de police voisin pour renforcer les infirmiers. On finit par s'emparer de lui sans accident.

A cette occasion, il me fut donné d'approcher de Pasteur et de causer avec lui pour la première et unique fois. Je n'ai pas besoin de dire combien cette circonstance m'a impressionné. Sur les instances de la famille, et bien qu'il sût que le traitement antirabique ne pouvait plus être utile, Bouchard avertit Pasteur, qui vint à 10 heures du soir visiter le pauvre rabique. Le bruit s'était répandu que le grand homme allait venir ; quand il entra dans la salle faiblement éclairée, guidé par moi et suivi de Bouchard, toutes les têtes s'inclinaient vers ce vieillard qui, d'une marche traînante et d'un pas incertain, se dirigeait vers la chambre d'isolement où on entendait gémir et délirer le patient.

Sur le visage de Pasteur, quand il fut auprès du lit, se lisait une profonde impression de tristesse découragée à la vue de l'infortuné condamné à succomber dans quelques heures au mal implacable, dont eût pu le préserver le traitement prophylactique fait en temps utile ; la morsure presque insignifiante remontait à plusieurs mois et le patient n'y avait pas pris garde.

L'année se termina trop vite à mon gré.

J'avais trouvé réunies chez le dernier de mes maîtres les qualités qui m'avaient le plus frappé chez les plus réputés des médecins que j'avais approchés auparavant : l'originalité des vues et la puissance de généralisation de Charcot, l'habileté dans l'interrogatoire et l'esprit critique de Lasègue, l'observation minutieuse et sagace d'Ernest Besnier. En outre, la fréquentation quotidienne me faisait découvrir cette bonté profonde et cette générosité, qu'ont souvent méconnues des observateurs superficiels, parce qu'elles se dissimulaient sous une dignité froide et imposante.

Dès ce jour se formèrent entre mon dernier maître et moi les liens d'une affection, qui ne

peut être qualifiée que de paternelle indulgence
d'un côté et de filiale confiance de l'autre, —
liens que la mort seule a pu rompre en 1915 et
dont témoignera, aux yeux de ceux qui le trou-
veront peut-être dans l'avenir sous la poussière
des bibliothèques, le livre intitulé : « *Un médecin philosophe : Charles Bouchard, son œuvre et
son temps* ». Quelque chose comme : *La vie de
Bayard par le Loyal serviteur*, « mutatis mutan-
dis ».

XXIII

ÉPILOGUE

Soutenance de thèse.

Un juge constipé. — Allocution présidentielle : humour et bonté. — Le temps perdu est-il retrouvé comme mon dossier ? — Projets d'avenir.

> Honneur au Candidat,
> Qui va passer sa Thèse
> Sur la Paracentèse.
> Omnibus vinum dat :
> Vive le Candidat !
>
> **(Vieille chanson des Philiatres.)**

Non, je n'avais rien à dire de nouveau sur la ponction, mais sur un sujet qui passionnait alors l'opinion : les causes et conséquences de la dilatation habituelle de l'estomac. Le professeur Bouchard avait ouvert la campagne et je m'étais enrôlé sous son fanion, j'avais étudié un coin particulier de ce territoire encore inexploré : la prédisposition des gastrectasiques à se laisser infecter par les bacilles d'Eberth et, en outre, la fréquence avec laquelle la gastrectasie se constitue à la suite de cette infection.

Quant à restaurer l'usage de payer bouteille

à tout venant, comme sous le Décanat de Guy Patin, je n'ai pas songé un instant à en faire la demande au Doyen Brouardel, non par esprit de lésine, mais pour ne pas me singulariser.

Me voilà donc affublé de la toge que l'appariteur de la Faculté loue aux candidats et, malgré le paradoxe étymologique, — candidat en toge noire, donc plutôt « nigrat », — je m'assieds devant mes trois juges, Bouchard, président.

L'un des assesseurs, chirurgien, ne me fit aucune objection, observant que seule la dilatation aiguë de l'estomac, qui peut succéder à certaines opérations, aurait été de sa compétence et que je l'avais explicitement écartée.

L'autre, savant estimé pour sa grande érudition, mais réputé non sans raison d'une humeur atrabilaire, que son teint cholémique expliquait, me critiqua avec une ironique âpreté d'avoir dit incidemment que la constipation habituelle et prolongée a des inconvénients sérieux. Il affirma connaître « intimement » des personnes qui restaient souvent plusieurs jours en état de rétention stercorale et ne s'en portaient pas plus mal. Cette intimité, qu'il soulignait, m'interdisait d'user d'un argument *ad hominem*, et je me contentai de lui rappeler que Voltaire avait plaint les plaideurs devenus justiciables d'un juge constipé. Les deux autres juges sourirent ; mon critique n'insista pas.

Alors le *Præses* me tint la petite homélie suivante, que les lecteurs indulgents m'excuseront de reproduire, d'abord comme un gentil modèle de bonté et d'humour, et parce qu'elle contribuait à innocenter mon passé et à m'encourager pour l'avenir... en présence de mon vieux père, qui rôdait dans l'assistance.

« Monsieur le candidat, vous vous êtes acquitté honorablement de la série des Actes et vous avez acquitté exactement les Droits que notre « Alme Mère », l'Université, et cette Faculté « très salubre » imposent à ceux qui aspirent au diplôme de docteur en médecine.

« En compulsant votre dossier, je constate que vous étiez inscrit comme étudiant depuis 1871. Ainsi vous avez mis trois lustres à parcourir une carrière, pour laquelle les règlements n'en exigent qu'un et à laquelle les plus consciencieux n'en consacrent que deux ! Je ne prétends pas conclure que vous avez eu trop peu de zèle ou trop peu de capacité. Je m'explique votre lenteur par la constatation d'un hiatus au milieu de vos études et il paraît que, quand on a voulu préparer votre dossier pour la soutenance de votre thèse, le secrétariat a dû le rechercher dans ses Archives, où sont entassés les dossiers des étudiants qui ont cessé de faire acte de candidats depuis plusieurs années. Je ne sais si le temps perdu peut se retrouver aussi facilement.

« Quand j'ai eu le plaisir de faire votre connaissance, vous m'avez rappelé que j'ai déjà été votre juge il y a huit ans pour la médecine légale. Vous m'avez fait souvenir que je vous avais interrogé sur un cas trop fameux (famosus, sens péjoratif) d'empoisonnement d'une dame par son médecin au moyen de la digitaline (affaire Lapommerais).

« Vous fûtes d'accord avec moi que, si un médecin peut, dans certains cas, par suite d'erreur de dose, invoquer des circonstances atténuantes, il en a perdu le droit, s'il a administré le poison volontairement, *larga manu*, à une cliente, après lui avoir fait préalablement contracter une assurance sur la vie au profit de son médecin. Vous m'aviez correctement répondu sur les procédés de recherche qui furent utilisés dans ce cas d'un diagnostic difficile, le poison employé étant alors très peu connu, et je vous avais accordé la note : satisfait. Malheureusement, vous aviez été moins brillant en face du collègue qui vous avait interrogé sur la thérapeutique et votre moyenne finale fut un « passable.

« Depuis cette époque lointaine, vous ayant eu comme interne pendant six mois, j'ai pu constater à l'hôpital que vous avez corrigé votre insuffisance d'alors en matière de thérapeutique et je me porterais garant qu'il n'est pas à redouter que vous mettiez à mal vos clients par voie médicamenteuse, même involontairement.

Si l'on était tenté de vous reprocher l'interruption ou la lenteur de votre scolarité, vous

pourriez invoquer deux vers du poète longtemps cher aux adolescents, Musset :

Il faut, dans ce bas monde, aimer beaucoup de choses
Pour savoir, après tout, ce qu'on aime le mieux.

« Je pense que vous le savez maintenant. C'est
après mûr examen que vous vous êtes décidé
pour la médecine.

« De votre dissertation inaugurale, sans pré-
juger l'opinion de mes collègues, je ne puis
personnellement qu'être satisfait : vous avez
pris la défense de mes idées ! Et vous avez su
apporter en leur faveur plusieurs arguments
nouveaux d'ordre expérimental, ainsi que de
nombreux documents cliniques.

« Vous avez cessé d'être apprenti ; vous voici
notre confrère et je vous souhaite de passer un
jour maître à votre tour. J'ai constaté, et d'autres me l'ont dit, que vous saviez vous rendre
utile à vos maîtres et aux malades qu'ils vous
ont confiés. Continuez à être utile. Vous avez
semé. Récoltez. »

La séance levée, l'appariteur m'apporta au
nom du jury la note : « extrêmement satisfait »;
après lui avoir restitué ma toge et remis la
rémunération d'usage, je pus enfin embrasser
mon bon père, qui avait les larmes aux yeux :
« Depuis si longtemps que tu sèmes, tu vas donc
enfin récolter ! »

— « Mon grand-père, répondis-je, était cultivateur : tu sais que, pour faire une bonne récolte,

il faut d'abord défricher, puis semer de bonnes graines. Mon terrain était, sans doute, dur à défricher, mais j'espère avoir bien sélectionné les graines. » — « Et maintenant, ajouta mon père, avec une nuance d'inquiétude : Quelle est ton ambition ? » — « Je crains qu'elle ne soit pas facile à satisfaire. Ce serait de soigner les malades de mieux en mieux pour les aider à guérir aussi souvent que possible, au moins de les consoler, les égayer et les soulager. Enfin, si j'avais le bonheur de devenir Médecin des Hôpitaux, je voudrais expliquer chaque jour aux jeunes gens de bonne volonté ce qu'il faut faire pour exercer honorablement et utilement une profession si belle, mais si difficile. »

(Fin des années d'apprentissage)

Quelques
impressions professionnelles

I

LE MARSOUIN ÉGYPTOLOGUE

Un matin de 187., l'un des gardiens du Louvre, préposé aux salles des antiquités égyptiennes, occupait son désœuvrement à chercher, parmi les visiteurs assez rares qui s'arrêtaient autour des vieilles pierres et momies, quelque visage féminin digne d'intérêt. Il ne jeta qu'un regard distrait sur un soldat dont l'uniforme éclatait pourtant parmi les costumes des civils, gentlemen touristes : tunique et pantalon bleu foncé à lisérés jaunes, avec épaulettes jaunes, c'était la tenue des soldats de l'infanterie de marine, ceux qu'on appelait alors « *marsouins* » pour les distinguer des marins à col bleu et blanc et béret, les « mathurins ». Ces braves marsouins, qui ont été si héroïques dans les rues de Bazeilles sous Sedan, en 1870, ont disparu pour faire place à l'infanterie coloniale en costume kaki, non moins vaillante en 1914 que ses anciens.

Le gardien ne tarda pas cependant à être intrigué de voir le jeune soldat, au lieu de traverser la salle d'un air indifférent, s'arrêter à chaque « numéro », tourner autour des sarcophages, momies et statues, se pencher pour regarder attentivement, se relever, puis se baisser de nouveau.

Il finit même par s'approcher lentement de ce visiteur qui paraissait perplexe et lui dit : « Ça vous intéresse, ces vieilleries, militaire ? » — Celui-ci, ayant fait poliment le salut militaire, répondit : « Oui, M. le Gardien. Mais qu'est-ce que c'est que ces signes-là ? » et il désignait les caractères hiéroglyphiques. — « Çà, c'est des écritures du temps de la vieille Egypte. Ça s'appelle des hiéroglyphes. C'est comme ceux qui sont sur l'Obélisque, place de la Concorde. Vous connaissez ? » — « Oui, mais ça m'intrigue. Je voudrais savoir ce que ça veut dire ». — « Ah ! je ne sais pas non plus, moi. Vous trouverez peut-être dans le catalogue ce que signifient quelques-unes de ces inscriptions. » — « Ça coûte trop cher », murmura le soldat. « Et puis, ce que je voudrais, c'est de pouvoir lire tout ce qu'il y a d'écrit. Ça doit être amusant. » — « Peut-être bien, mais ça doit être long et difficile. Champollion, dont vous voyez le nom, a mis bien du temps à les déchiffrer. Mais il y un collège où on enseigne ça, le

Collège de France. » — « Vous voulez rire ! je ne suis plus d'âge à aller au collège ! » — « Oh ! vous êtes comme le Ministre de l'Instruction publique », s'esclaffa le gardien, « quand il est allé le visiter... Vous croyez qu'il y a des dortoirs (1), non, ça s'appelle un collège, mais c'est un endroit où on fait seulement des cours publics et gratuits ; on entre et on sort comme on veut. » — « Où est ce collège ? » — « Rue des Ecoles, près de la Sorbonne, au coin de la rue Saint-Jacques. Si ça vous amuse, vous verrez des affiches sur le mur. »

La conséquence de cette conversation fut que le professeur de philologie et archéologie égyptiennes au Collège de France remarqua un jour parmi ses auditeurs — peu nombreux et à peu près les mêmes en général, — un soldat en uniforme bleu avec des épaulettes jaunes qui tiraient l'œil.

C'était une bonne figure de jeune homme timide et il s'était assis sur le gradin le plus élevé tout proche de la porte, comme s'il craignait que sa présence ne fît scandale et pour pouvoir en ce cas se retirer plus vite. Le fait est que tous les auditeurs le regardaient successivement, mais non d'une manière gênante.

Je dois souligner qu'à l'époque où cela se

---

1. Les jeunes ne savent peut-être pas que le Ministre de Cumont, visitant le Collège de France, demanda, dit-on, à visiter les dortoirs.

passait les antiquités égyptiennes n'étaient pas encore un article de mode, comme elles le sont devenues depuis que les fouilles de la Vallée des Rois et la personnalité de Tout-Ank-Amon ont été utilisées par les Illustrés, toute la presse et le cinéma comme sujet sensationnel et que par suite les conversations des snobs et snobinettes en ont tiré parti, comme les compagnies de navigation franco et anglo-égyptiennes, les hôtels, etc. Grâce à cette vulgarisation et mise à la mode de la vieille Egypte, l'amphithéâtre du Collège de France, où parle le savant professeur spécialiste, a vu depuis cette époque s'asseoir à son cours, au moins passagèrement, des femmes du monde et des hommes de tout costume ; un militaire de plus parmi les belles toilettes n'aurait pas, même avec un uniforme si voyant, fixé son attention comme cela advint alors.

Les professeurs de notre plus haut enseignement ont toujours vu s'asseoir de temps à autre dans leurs salles de cours, outre les habitués, des désœuvrés et surtout en hiver de pauvres hères frileux, désireux de se réchauffer, sinon à la parole ardente du maître, du moins dans la tiédeur d'une salle chauffée par l'Etat. On connaît la plaisanterie consistant à prétendre qu'un professeur d'une de ces matières, trop spéciales pour attirer un public, même restreint, après avoir consciencieusement lu sa leçon sans lever la tête, entendant sonner l'heure qui en fixait la fin avant qu'il eût tout à fait terminé son sujet, s'excusa en réclamant encore quelques minutes de patience, mais leva enfin les yeux, quand il eut entendu une voix s'élever dans la salle : « Faut pas vous presser, bourgeois ! Vous m'avez pris à l'heure ! » et constata avec déplaisir que son seul auditeur était un cocher ! — Histoire que j'ai toujours jugée invraisemblable, un professeur aussi modestement rétribué que ceux de notre savant établissement n'ayant pu garder un fiacre à l'heure pendant sa leçon, — à moins que ce ne fût un jour de neige et qu'il dût craindre de ne pouvoir en trouver un autre à la sortie.

Si le professeur de philologie et d'archéologie égyptiennes avait été un peu étonné d'apercevoir à sa leçon précédente un soldat en uniforme, il fut vraiment surpris à la suivante de le revoir, cette fois plus près de lui et prenant des notes sur un cahier. Enfin, à la troisième fois, il ne put réprimer sa curiosité et à la fin de la leçon, il se décida à guetter le jeune soldat pour faire sa connaissance et lui demander par quel concours de circonstances il était amené à suivre le cours.

Le soldat rougissant et balbutiant, tournant et retournant son képi entre ses mains, répondit qu'il avait été poussé d'abord par la curiosité de connaître la signification des caractères égyptiens et que maintenant il s'intéressait à la vieille Egypte en général. Bientôt le professeur, l'ayant pris familièrement par le bras, n'eut pas de peine à connaître son histoire, assez banale sauf en un point.

Ayant fait quelques frasques et désireux de voyager, le jeune homme avait été poussé par sa famille à s'engager pour cinq ans dans l'infanterie de marine. Après avoir « bourlingué » dans plusieurs colonies et enfin au Sénégal, au cours d'une expédition, il avait été pris par des indigènes dans la brousse et presque étranglé ; ses camarades l'avaient délivré à temps. Ensuite il avait contracté des fièvres et une maladie de foie ; après un séjour à l'hôpital, on lui avait donné un congé et il était venu le passer à Paris. N'ayant que peu de ressources, il était hébergé au quartier latin chez un étudiant compatriote ; il couchait sur un divan et rôdait le jour dans les endroits où on peut avoir des distractions gratuites, au Louvre, par exemple ; le hasard l'avait poussé dans les salles du rez-de-chaussée et sa curiosité s'était trouvée excitée par les monuments égyptiens. Il avait fait de mauvaises études dans un petit collège de province et n'avait même pu les pousser jusqu'au bout. Il allait bientôt être libéré du service, mais ne savait pas quelle profession entreprendre. Des camarades du quartier, voyant qu'il dessinait volontiers, lui conseillaient l'Ecole des Beaux-Arts, mais sa famille ne pouvait lui assurer les moyens d'existence

Le professeur fut ému par cette histoire racontée avec une mélancolique simplicité. Au

bout de quelque temps, le voyant toujours assidu à son cours, constatant qu'il comprenait
et retenait parfaitement les leçons, il lui dit un
jour que, si l'offre le tentait, il pourrait, après
acquisition de certaines connaissances archéologiques indispensables, le faire attacher comme
employé à un musée archéologique en Egypte.
Les appointements seraient au début modestes,
mais pourraient s'améliorer quand il serait plus
instruit.

Une telle perspective éblouit le jeune marsouin ; il se mit à travailler sans relâche dans les
bibliothèques et les Musées suivant les indications données par le Maître et fut, au bout de
quelques mois, assez au courant des questions
d'archéologie égyptienne et du déchiffrement
des inscriptions pour que son protecteur pût
le faire nommer à sa libération du service employé dans un Musée français en Egypte.

Là-bas, il plut à la fille du concierge du Musée,
l'épousa et plus tard fut promu adjoint au conservateur. Ainsi s'écoulèrent plusieurs années.

Mais le pauvre garçon ne s'était pas guéri
de la maladie contractée au Sénégal ; comme
elle s'aggravait, il vint à Paris, et, à bout de
ressources, entra dans un hôpital où j'étais
interne. Il y succomba malheureusement, après
plusieurs semaines d'un séjour pendant lequel
il m'apprit sa curieuse et attendrissante histoire.

II

UNE VOCATION MALHEUREUSE

L'hiver de 1879 fut d'une rigueur exceptionnelle ; les hôpitaux étaient si encombrés que
l'A. P. ouvrit des services provisoires, dans de
vieux baraquements, pour recevoir le trop-
plein des malades qui se présentaient chaque
jour à la consultation, surtout des chroniques,
tuberculeux ou miséreux. On mit à la tête du
service le dernier nommé des médecins du Bureau Central, ayant à peine dépassé 30 ans,
quoiqu'il fût rigoureusement chauve ; on lui ad-
joignit deux internes provisoires et, comme tous
les externes disponibles étaient placés, une demi
douzaine de simples étudiants, alléchés par
l'indemnité d'un franc par jour et le titre d'externes provisoires.

Parmi eux, un original, à idées socialistes, qui,
désireux d'aller au peuple, s'était fait embau-
cher comme typographe et menait de front,
non sans peine, cette profession et ses études ;
— un jeune fastueux, avec paletot bordé de
fourrure, qui « faisait des affaires » comme agent
de publicité et sa médecine en amateur ; —

enfin, un brave homme, dont l'âge et l'aspect hirsute nous frappèrent tous : plus de 40 ans, une forêt de cheveux noirs en désordre, une barbe à l'avenant et le costume d'un pauvre. Ce doyen d'âge ne tarda pas à nous confier qu'il avait été jusqu'alors instituteur en Bretagne, mais qu'il avait toujours eu la passion d'étudier la médecine et que, quoique marié et père de famille, il avait laissé au pays femme et enfants et, grâce à quelques économies, était venu à Paris afin de se faire recevoir officier de santé, n'étant pas bachelier.

Ce vieux Jeune nous intéressa, mais nous ne tardâmes pas à constater qu'il était aussi maladroit qu'ignorant et ne pouvait ni examiner, ni interroger un malade sans se disputer avec lui. Comme il avait une belle écriture, le chef décida de lui confier la tenue du cahier de visite, ce dont le brave garçon était aussi satisfait que fier, parce qu'il voyait là une bonne occasion d'étudier la thérapeutique et l'art de formuler. A vrai dire, les formules étaient simples : J. D. — Pot. E. Q. Q. — P. de Todd et plus rarement quelques pilules. La plupart de nos clients étaient des phtisiques ; parmi eux quelques chroniques.

Un jour, une polyurie insipide prêta à un intéressant diagnostic et le chef jugea devoir, comme traitement, essayer la belladone à doses progressives ; il prescrivit le premier jour : extrait de belladone deux centigrammes en une pilule.

A la fin de la visite, il signa le cahier, où les prescriptions, quoique peu variées, étaient nombreuses; il y avait une centaine de malades dans le service et le chef était excusable de ne pas vérifier l'exactitude de toutes les prescriptions, la plupart sans toxicité et presque interchangeables.

Nous finissions de déjeuner, quand la religieuse chargée de tenir la pharmacie (c'était avant la laïcisation) vint à la salle de garde pour s'excuser de n'avoir pas exécuté une des prescriptions exactement, parce qu'il y avait eu erreur manifeste ; l'externe avait écrit : extrait de belladone, 2 grammes. Comme je sursautais, elle s'empressa, pour me rassurer, d'ajouter : « J'ai mis seulement vingt centigrammes dans la pilule. » — « Mais, ma sœur, c'est encore trop. Le chef avait prescrit deux centigrammes. Je me rendis aussitôt dans la salle où se trouvait le polyurique.

En arrivant près de son lit, je vis le malade debout et buvant à même un broc de tisane commune, à la régalade, à la manière d'un homme qui meurt de soif et ne peut arriver à se désaltérer. Il avait avalé sa pilule et commençait à en ressentir les effets : outre une soif ardente, il était vultueux, avec les pupilles largement dilatées, titubant, le pharynx rouge et sec ; l'action physiologique de la belladone se manifestait avec intensité. Heureusement, après quelques heures d'agitation extrême et de subdélire, d'oligurie très accentuée, un érythème scarlatiniforme, le lendemain le patient n'était plus en danger.

Naturellement, le pauvre externe se serait arraché les cheveux de désespoir, quand il arriva à la visite, et le chef le tança d'importance, en lui retirant la tenue du cahier ; lui-même se reprochait sans doute intérieurement de n'avoir pas vérifié l'exactitude de la prescription, avant de la contresigner.

Notre Bas-Breton, toujours plein de bonne volonté et désireux de s'instruire, entreprit d'aider ses internes à faire les nombreuses autopsies que nécessitait l'activité de ce service, où tant de phtisiques à la dernière période étaient envoyés qu'il y avait au moins un décès et parfois plusieurs chaque jour. Mon collègue Albert Cayla était ardent comme moi à l'étude de l'anatomie pathologique. Nous arrivions toujours après les autres collègues à déjeuner, ayant dû nous attarder à la salle d'autopsie ; car, outre les lésions banales et prévues, nous trouvions souvent des lésions inattendues et assez rares pour être présentées le vendredi suivant à la séance de la Société anatomique (dont nous devînmes rapidement membres adjoints, grâce au nombre de nos communications). Les collègues titulaires de la salle de garde s'égayaient du zèle des deux provisoires, les appelant les deux « complices ».

Ainsi occupés, nous ne pouvions surveiller,

autant qu'il eût été prudent de le faire, l'obligeant externe breton qui nous offrait toujours son aide et qui, naturellement maladroit, se fit plus d'une piqûre anatomique.

A cette époque, des gants de caoutchouc pour faire les autopsies n'étaient pas en usage dans les hôpitaux et les étudiants actuels ne se doutent pas de la difficulté qu'ont eue les chefs de service à obtenir de l'A. P. qu'elle mît des gants protecteurs à la disposition de son personnel ; il fallut bien des exemples d'accidents graves (phlegmon, septicémie) et quelques-uns mortels pour qu'elle se résignât à cette dépense.

Notre Breton arrivait donc souvent à la visite avec des pansements sur quelques excoriations et lymphangites légères ; mais un beau jour il ne vint pas et fit dire qu'il était alité avec beaucoup de fièvre. M'étant rendu à son adresse, je trouvai le pauvre fébricitant sur un mauvais lit de sangles, dans un cabinet mansardé où il n'y avait pas d'autres meubles qu'une petite table, deux chaises et une malle servant d'armoire. Je constatai qu'il avait un phlegmon de la main avec adénite axillaire importante, une haute température et je l'engageai à se laisser conduire à l'hôpital.

Puis, comme je jetais un coup d'œil sur la cheminée sans feu (en plein hiver), je vis sur la tablette, parmi quelques bouteilles vides et tubes à essai, un petit bocal plein de liquide dans lequel était suspendu un embryon humain, paraissant moins de quatre mois. Le malade, allant au devant d'une question possible, me dit, avec une intonation indescriptible où se mêlaient la mélancolie et la satisfaction : « C'est le produit d'une fausse couche de moins de quatre mois que ma femme a faite avant mon départ de Bretagne et j'ai pensé que j'avais le droit de le conserver ; c'est une pièce anatomique qui peut être utile. »

Je demeurai un instant abasourdi par cette déclaration, prévenant une question que je n'aurais pas faite, mais qui m'ouvrit un horizon insoupçonné sur l'état psychique de ce pauvre père et de cet aspirant à la Science.

Il fut longtemps à guérir de son phlegmon et je crois qu'il ne recouvra pas l'intégrité des mouvements de sa main ; il obtint probablement un secours-indemnité de l'A. P., s'étant blessé dans l'exercice de ses fonctions.

Quand nous apprîmes à quel degré de misère il était réduit, nous comprîmes, mon collègue et moi, pourquoi il nous avait plusieurs fois offert de nous remplacer pendant nos gardes ; nous n'y avions pas consenti parce que nous le savions trop peu instruit. Les religieuses de la cuisine et de la pharmacie, qui devinaient ses privations, lui faisaient accepter de temps en temps du pain, du bouillon et du vin.

Je ne sais ce qu'il est devenu : quand le service provisoire fut fermé, je fus envoyé dans un hôpital situé à une autre extrémité de Paris et absorbé par la préparation du prochain concours d'internat, qui me procura la calotte de titulaire. Je doute que ce malchanceux ait jamais pu terminer sa scolarité.

Quoi qu'il en soit, j'ai conservé de ce souvenir lointain une impression de tristesse et d'admiration à la pensée de tant de pauvres êtres, qui s'acharnent en vue d'un but inaccessible à leurs trop faibles moyens et deviennent les martyrs d'une vocation malheureuse

Pour un Velpeau, un Dupuytren (le *Desplein* de Balzac dans *La messe de l'Athée*), qui unissent le génie à un courage surhumain, que de *fausses vocations* n'aboutissent qu'à laisser des déchets sociaux !

III

CONSÉQUENCES IMPRÉVUES DE DEUX EMBAUMEMENTS

I. Gannal et Hyménée.

Vers la fin de mon internat, un vieux médecin de campagne, que j'avais remplacé aux vacances précédentes, ayant déjà passé mes examens de doctorat, me proposa de venir faire un embaumement ; il n'en avait jamais fait et ne se souciait pas de commencer à son âge. Une demoiselle assez riche, qui venait de mourir chez des neveux cultivateurs, avait, à la grande grande surprise de l'entourage, manifesté par testament sa volonté d'être embaumée ; coquette toute sa vie, elle n'avait probablement pas supporté la pensée que ses charmes fussent à jamais anéantis.

J'acceptai cette aubaine qui me faciliterait l'impression de ma thèse.

Muni d'une caisse contenant l'appareillage nécessaire pour appliquer le procédé Gannal et les bocaux remplis du liquide de Suquet, je débarquai, de noir vêtu, dans la ferme.

Le chef de famille, m'ayant conduit dans la

chambre mortuaire, ne me vit pas sans étonnement déballer le contenu de la caisse : il croyait qu'embaumer consistait à recouvrir le corps et le visage d'une sorte d'enduit, de vernis protecteur. L'explication que je lui fournis au sujet de l'introduction d'un liquide dans les vaisseaux ne fut peut-être pas bien comprise, mais il n'y fit aucune objection et me quitta pour aller sans doute faire partager sa surprise à sa femme et à sa fille.

Le confrère, qui m'avait amené, me prêta son concours et, quand notre tâche fut terminée, la famille reparut. J'avais pensé répondre aux intentions de la défunte, en utilisant

> ... Pour orner son visage
> Et réparer des ans l'irréparable outrage,

du rouge et de la poudre de riz que j'avais trouvés dans son cabinet de toilette. Neveu et nièces furent unanimes à déclarer que la tante semblait plus jeune qu'avant sa maladie et me félicitèrent.

Nous fûmes invités, mon confrère et moi, à partager le repas de famille.

Tout en mangeant silencieusement, je ne pus éviter de nombreuses questions de nos hôtes au sujet de « l'opération » qui venait d'être pratiquée.

Puis la conversation dévia sur la médecine en général, les hôpitaux de Paris et la vie des internes, sur le remplacement que j'avais fait précédemment dans la clientèle de mon vieux confrère. La jeune fille de la maison, récemment sortie du couvent, ne prit point part à la conversation et baissait modestement les yeux sur son assiette.

L'heure du départ survint.

Quelques semaines plus tard, je recevais du notaire de la famille une lettre chargée contenant mes honoraires, et par laquelle le prudent tabellion me demandait, ô stupeur ! si j'étais dans l'intention de me marier, quand j'aurais passé ma thèse, — auquel cas les héritiers de l'embaumée accueilleraient favorablement une demande de ma part en vue de la main de leur Demoiselle.

Conformément à la théorie de Bergson sur le Rire, le contraste inattendu entre cette offre d'Hyménée et le rite funèbre qui en avait été l'occasion provoqua chez moi une explosion d'hilarité. En accusant réception, je me hâtai de décliner le plus poliment possible cette proposition... d'embaumement dans les fleurs d'oranger.

II. Un père qui veut conserver le cadavre de son fils.

J'étais praticien depuis peu de temps, quand le meilleur de mes maîtres me proposa d'aller embaumer en province un jeune garçon qui venait de mourir de péritonite traumatique : il s'était tiré une balle dans le ventre en jouant avec une carabine. Le père voulait faire embaumer son enfant et le médecin, ancien élève de mon maître, s'était adressé à lui, en le priant d'envoyer quelqu'un d'idoine.

C'était en décembre par un froid très rigoureux. Mon bon Maître me dit : « Avez-vous un manteau assez chaud ? Vous allez voyager toute la nuit... » Sans attendre ma réponse, sa femme intervint dans l'entretien : « Vous allez emporter la pelisse de Charles ! » Mon maître avait bien la digne compagne qu'il méritait. Inutile de protester : je fis donc le trajet, confortablement enveloppé dans une opulente fourrure, que n'auraient pu payer tous mes honoraires d'une première année d'exercice.

A 6 heures du matin, en pleine nuit étoilée, je descendais sur un beau tapis de neige dans une petite gare, seul voyageur. Un employé me demanda où j'allais avec la caisse qu'on venait de débarquer : *Haut. Bas. Fragile.* La gare se trouvait assez loin de la ville; mais, quand j'eus nommé la personne chez qui je devais aller, je sus qu'elle habitait une maison isolée à peu de distance de la gare.

Le facteur chargea ma caisse sur une brouette et, quelques minutes plus tard, la déposait devant une maison de belle apparence, dont presque toutes les fenêtres étaient éclairées *a giorno*, mais où on n'entendait aucun bruit.

Au coup de sonnette apparaissaient un domestique et dernière lui un monsieur, grand et fort, qui me dit d'une voix singulièrement éclatante : « Vous êtes le docteur envoyé par le professeur B. pour un embaumement ? Il s'agit de mon fils. Entrez vite et venez vous chauffer ! » — L'intonaton, les paroles brèves et saccadées contrastant avec la tristesse de la circonstance, le visage congestionné, les yeux très brillants, un certain tremblement des lèvres, me donnèrent l'impression que ce pauvre père était un peu alcoolisé. — Comme j'esquissais une phrase de condoléances, en demandant à voir l'enfant et le confrère qui l'avait soigné, le père dit brusquement : « Plus tard ! Il faut d'abord déjeuner ; vous devez avoir faim. » Il me poussa dans une salle à manger, où deux couverts seulement étaient mis. Je n'entendais aucun bruit dans la maison.

Pendant que je commençais à manger, j'aperçus derrière mon hôte le domestique qui paraissait chercher à attirer mon attention, en faisant de fréquents clignements d'yeux, hochant la tête et se touchant le front de l'index, en même temps qu'il désignait son maître. Celui-ci ne mangeait pas, mais s'était déjà versé un plein verre d'un vin, qui était du Champagne. Quand il parut vouloir se retourner, la figure du domestique se figea en une expression d'indifférence affectée, mais craintive.

Mon hôte, parlant avec volubilité, me ra-

conta les détails de l'accident qui lui avait enlevé son cher petit garçon et incidemment
m'apprit que je ne verrais pas la mère : elle
plaidait en divorce contre lui et s'était retirée
chez ses parents dans une autre maison de la
ville. — Il me questionna ensuite sur la moda-
lité de l'embaumement, la durée pendant laquelle on pouvait espérer la conservation du
corps. J'éprouvais une véritable gêne à répondre à toutes ces questions, en pensant que
c'était un père qui parlait ainsi de son enfant,
avec une loquacité insolite en pareil cas et une
apparente insensibilité.

Ce fut un grand soulagement que l'arrivée
du confrère ; il me mit au courant, pendant que
nous pratiquions l'injection, des circonstances
dramatiques de la mort de ce jeune garçon,
adoré, mais gâté et mal surveillé par son père,
qui en avait obtenu la garde provisoire pendant
le procès de divorce, la mère ayant près d'elle
sa fille. Le père était un névropathe, fréquemment excité par l'alcool et aujourd'hui surin-
toxiqué. Nous eûmes plusieurs fois à l'écarter de
la chambre où nous opérions ; il aurait voulu
pouvoir surveiller tous nos actes.

Mon confrère me demanda de l'accompagner
pour aller donner satisfaction à la pauvre mère,
qui n'avait pas revu son fils depuis l'accident
et désirait m'en parler.

Ainsi fis-je, après avoir pris congé du père,
qui ne parut d'ailleurs pas désireux de me rete-

nir, quand j'eus rempli ma tâche. Je me sentis moins oppressé quand j'eus quitté la maison, si triste que dut-être — et elle le fut — la dernière partie de mon rôle, la visite à la mère.

Reconduit à la gare par mon aimable confrère, je rentrai à Paris encore ému de ce que j'avais vu. En restituant à mon Maître sa pelisse, je lui racontai le singulier spectacle auquel j'avais assisté, et dont voici le dénouement.

Peu de jours après, mon confrère me l'apprenait.

Ayant sous divers prétextes éloigné ses domestiques, le père s'était enfermé et barricadé dans sa maison. Quand on voulut entrer pour procéder aux préparatifs des obsèques, il parut à une fenêtre de l'étage supérieur, un fusil en main, et vociféra que personne n entrerait sans s'exposer à ses coups de feu ; que, le corps de son fils étant embaumé, il se croyait en droit de le conserver dans sa maison aussi longtemps qu'il voudrait, et que les obsèques n'auraient pas lieu.

On sut qu'il avait plusieurs armes à feu et des munitions.

Les autorités parlementèrent en vain et prirent le parti d'organiser un blocus pour éviter quelque accident mortel.

Ce fut de nuit qu'on réussit à pénétrer par le toit dans la maison. On trouva le père, fusil et revolver à portée de sa main, assoupi auprès du lit de l'enfant, qu'il avait transformé en une sorte de chapelle ardente ; le corps était entouré de nombreuses bougies allumées et de portraits d'actrices en vogue.

On se rendit aisément maître du malheureux délirant, accablé par les veilles et l'alcool. Il fut interné dans un asile.

IV

MENUS INCIDENTS
DE CONSULTATION

I. Pensée sauvage et vieux billets.

C'était une de ces Transatlantiques qu'attirait alors non pas la dépréciation de notre monnaie, mais une exacte appréciation des agréments de la vie parisienne. Elle passait plusieurs mois à Paris chaque année ; tout en faisant de son mieux pour altérer sa santé par l'abus des fatigues mondaines et aussi des boissons spiritueuses, elle se préoccupait souvent de chercher à la réparer grâce à la médecine.

Mais elle ne pouvait se contenter d'un « petit » médecin traitant, confident de ses misères pathologiques ; il lui fallait très souvent appeler à la rescousse un « grand » consultant. Le petit médecin était généralement chargé de choisir le grand consultant ; parfois on lui signalait un choix d'après la suggestion de quelques amies. Ces consultations ont donné lieu à des incidents assez amusants ; deux me reviennent en mémoire.

Pour combattre des manifestations eczéma-

teuses, j'avais amené l'As de la dermatologie
française d'alors. Ce maître au visage rasé, au
profil fin avec des lèvres minces et un nez aigu
(symbolisant sa perspicacité clinique), aux
gestes rares, à la parole brève, avait en consultation une attitude d'une courtoisie parfaite
mais parfois cassante, si on le contrariait. On
le voyait entrer, toujours ganté, le chapeau à
la main et le pardessus étroitement boutonné

Sa froideur se réchauffait si le malade et son
entourage écoutaient attentivement ses questions et ses prescriptions, sans bavardage
inutiles. Il consacrait à chaque cas tout le temp
nécessaire, mais prétendait justement qu'on n
lui en fît pas perdre.

Ma cliente était en général d'une obséquio
sité exubérante et maniérée, très vite familièr
avec tout venant; toujours prête à régler ses con
sultations au plus haut prix, elle se croyait e
droit de garder le consultant aussi longtemp
qu'elle voulait et ne s'abstenait pas de réflexion
hors de propos.

Je n'avais pas encore fait la présentation qu
la dame s'était déjà écriée : « Betzy, débarrasse
le professeur de son chapeau et de son parde
sus... Cher professeur, asseyez-vous dans ce bo
fauteuil et placez sur ce coussin *vos chers peti
pieds* (sic). »

Le consultant pince les lèvres, s'incline, livr
son chapeau à la femme de chambre, retire s
gants, les met dans sa poche et dit : « Madam

je préfère garder mon pardessus. Je ne suis pas professeur ; je suis médecin de l'hôpital Saint-Louis. » Je n'avais pas eu le temps de préciser la qualité professionnelle du maître et la dame ignorait que ce prince des dermatologistes français, n'étant pas agrégé de la Faculté, n'avait pu être nommé professeur et, par une correction raffinée, n'aimait pas qu'on lui attribuât ce titre universitaire indû.

— « Oh ! nous étrangers, nous appelons professeurs tous les grands médecins ! »

La cliente est examinée minutieusement ; le consultant est souvent obligé d'endiguer un débordement de paroles superflues : « Comment peut-il se faire que j'aie cette vilaine maladie de peau ? Je suis si propre ! » — « Peut-être même l'êtes-vous trop, Madame. Il y a des cas où il ne faut pas irriter la peau par trop de frottements et de lavages avec des savons parfumés ! » — « Alors Docteur, vous me conseillez de rester sale ? de ne pas me laver ? » Le consultant pince les lèvres et sourit, il se lève.

Nous passons dans une pièce voisine et je confirme ce que le maître avait déjà diagnostiqué : loquacité due en partie à l'usage abusif des spiritueux, ainsi que les récidives d'eczéma. Prescriptions minutieuses de soins locaux et de diététique ; nous revenons pour les commenter.

En notre absence on a apporté un plateau chargé de verres et de flacons variés. Offre d'y goûter « Merci ! Madame, je ne prends jamais rien entre mes repas » — « Oh ! comment alors supportez-vous les fatigues de votre profession ? »

Eludant ce point d'interrogation, le Maître dit : « Vous appliquerez d'abord des compresses de gaze bouillie, imbibées d'eau bouillie. » — Interruption « Pour tuer les microbes ! Oh ! c'est toujours avec de l'eau bouillie que je me brosse les dents six fois par jour, avant et après les repas ! »

— « Vous avez peut-être tort de brosser vos gencives si souvent ; vous les irritez et risquez de faciliter le déchaussement des dents » — « Mais, docteur, beaucoup sont enveloppées d'or ! »

Le maître continue : « Voici le régime : éviter tels et tels aliments et toutes les boissons spiritueuses, ainsi que le vin. » — « Comment ! pas même de la tisane de champagne ? Mais, cher professeur... Pardon, cher docteur, vous ne voulez pas dire que je ne dois plus boire que de l'eau ? » — Le Maître : « Mais si ! A moins que vous ne préfériez de la tisane de pensée sauvage... » Eclat de rire de la dame. — « Sauvage ! Oh ! cher docteur, pourquoi sauvage ? (avec un sourire malin et prétentieux) Nous sommes civilisés autant que vous à Chicago. »

Le consultant dirige son regard vers le plafond, pince les lèvres, se lève, remet ses gants et s'incline, « Merci, cher professeur... pardon, docteur, voici les honoraires ! » Madame prend dans un portefeuille des billets de cent francs sales et en partie recollés et les étale sur la table.

A cette vue je frémis. Tous les familiers du Maître savaient qu'il avait une sorte de phobie de la monnaie sale et des vieux billets de banque, vecteurs de microbes ; chez lui on le voyait les prendre avec des pinces. Ayant regardé les chiffons monétaires avec un air d'inexprimable dégoût, il était manifestement irrésolu ; je le vis tirer d'une poche de son pardessus un journal, comme s'il y allait enfouir les vilains petits papiers offerts par cette dame si propre. Puis brusquement il salua et dit . « Merci, Madame, je vous prie d'envoyer cela chez moi ! » et il disparut.

Je le suivis et, pendant que je l'accompagnais jusqu'à sa voiture, il me glissa dans l'oreille : « Inconséquence, ton nom est femme. Faire des orgies de brosse à dents et manier des billets si sales ! »

Je retrouvai ma cliente indignée de la sortie du Maître : « Quel ours empaillé, votre prétendu grand médecin ! Je ne suis pas étonnée qu'il ne soit pas Professeur ! »

Cependant elle suivit ses prescriptions, au point de vue du traitement local. Quant à l'abstention du champagne, des vins d'Espagne et des coktails, tarare. L'aube de l'Amérique « sèche » ne blanchissait pas encore l'horizon.

II. Des pellicules sur un collet.

Des troubles nerveux s'accentuant chez ma cliente, je fus prié par son mari, qui était venu faire une apparition à Paris — d'ordinaire il séjournait là-bas, très affairé à gagner l'argent que Madame dépensait ici —, je fus prié de faire venir un consultant pour les maladies nerveuses.

Cette fois, je fis choix d'un Professeur universitairement authentique ; mais c'était le plus jovial, le moins guindé des savants, réputé depuis l'internat pour sa disposition aux farces : veston déboutonné, lavallière flottante, chevelure exubérante, pas toujours très soignée.

Il vint, causa, questionna, plaisanta, riant aux éclats des minauderies de la dame ; mais je fus surpris de voir qu'au contraire celle-ci se guindait, répondait de plus en plus froidement et, quand le consultant s'approchait plus près d'elle, examinait les réflexes, la palpait et voulait l'ausculter, elle se reculait manifestement avec une appréhension inquiète.

La séance prit fin : la conclusion thérapeutique fut, outre l'hydrothérapie et un déplacement, un peu moins rigoureuse quant aux boissons que celle du dermatologiste ; le neurologiste autorisait l'extrait de malt et le jus de raisin frais !

Pourtant, quand je revis ma cliente, elle était

aussi exaspérée qu'après la consultation pour l'eczéma. « Comment docteur, ! vous m'amenez *un médecin qui a son collet d'habit couvert de pellicules* ! C'est dégoûtant. »

Je me souvins en effet que mon spirituel et un peu négligent ami était atteint, comme bien des personnes, de séborrhée sèche du cuir chevelu et que le collet de son veston n'était pas exempt de pellicules pityriasiformes ! Que n'avais-je pensé à le lui brosser dans l'antichambre? Mais on ne saurait penser à tout.

III. Pédagogie inopportune.

Ma génération d'internat a fourni plusieurs des plus savants et des plus habiles oto-rhino-laryngologistes. On n'avait que l'embarras du choix à faire parmi eux, quand on avait besoin d'un consultant.

Celui que j'appelais le plus souvent unissait aux qualités scientifiques et manuelles un tact admirable, un souci constant des nuances psychologiques et sociales, une fine et spirituelle bonhomie. Une fois, en son absence, j'appelai un autre spécialiste également habile, mais de la catégorie des bourrus bienfaisants et des redresseurs de torts ; à l'instar du Huron Ingénu de Voltaire, il disait toujours la vérité sans s'inquiéter des conséquences ; c'était un sauvage bien intentionné.

Je l'amenai, à la demande d'une Irlandaise du grand monde, pour examiner l'appareil auditif de son petit garçon. Celui-ci, habitué à beaucoup de ménagements, fut un peu effrayé par l'entrée en action un peu brusque du nouveau médecin et ne se prêtait pas à l'examen.

« Cet enfant est insupportable » dit le consultant. — La mère impatientée donne une tape sur la main de l'enfant, qui pousse des cris affreux. — « Mais ce n'est pas sa faute » ajoute le médecin, « si vous l'avez si mal élevé. On doit tout obtenir des enfants sans les battre ; seulement, Madame, il faut de très bonne heure ne pas leur laisser prendre de mauvaises habitudes ! »

La dame se lève furieuse : « C'est vous, docteur, qui êtes un homme mal élevé. Je ne vous ai pas fait venir pour recevoir une leçon de pédagogie ! » — « Fort bien ! Madame, restons-en là » réplique le consultant, se levant à son tour.

Malgré mes efforts pour rompre les chiens, impossible de calmer les deux adversaires qui s'éloignèrent brusquement, l'une entraînant son enfant et l'autre remettant son chapeau avec dignité. Heureusement l'état de l'enfant ne nécessitait pas de décision urgente.

Quand je revins le lendemain, je fus accueilli par cette exclamation : « C'est un sauvage que vous m'avez amené hier. Comment peut-il avoir des clients ? »

Cette épithète me rappela l'indignation de

l'Américaine dont j'ai parlé plus haut et qui ne voulait pas supporter la sauvagerie, même en tisane. Je me dis une fois de plus qu'en dehors même du point de vue scientifique il n'est pas toujours facile pour le médecin traitant de choisir un consultant inattaquable à la critique, surtout féminine.

V

UN TRISTE 14 JUILLET
DE MÉDECIN CONSULTANT

Un 13 juillet, dans la soirée, arrivait un télégramme signé D^r X, nom qui ne m'était pas inconnu, mais n'éveillait aucun souvenir.

Le signataire me demandait de venir le plus tôt possible voir un malade dans un village de Normandie, auquel on accédait par une ligne d'intérêt local ; je serais attendu à la station. Je partis le 14 de bonne heure, déjeunai à l'embranchement qui quittait la ligne principale et montai vers midi dans un de ces « tortillards », dont les voitures petites et à toits bas sont surchauffées en temps de Canicule. Arrêt toutes les dix minutes (une quinzaine de fois) ; à chaque station la *Marseillaise*, chevaux de bois, mâts de cocagne, drapeaux flottants, cris et pétards. A cette époque la France célébrait avec ferveur la Fête Nationale dans les moindres villages. J'étais seul dans mon wagon et il n'y avait pas dix voyageurs dans le train.

Vers 3 heures, à la station désignée, je suis

abordé par un vieux paysan, qui m'interpelle au nom du D^r X et me fait monter dans un modeste « tape-cul » mal suspendu, mais emporté par un petit cheval très vif.

Au milieu des cahots, mon conducteur me dit : « Le D^r X, c'est mon fi. Il a été vout' élève « dans un temps et a ben confiance en vous. Il est « ben malade, mon pauv' fi ; mais i compte ben « su' vous pou' le r'mettre, et nou' aussi. I' vou- « lait pas vous fair' v'nir, à peure ed'vou d'ran- « ger. Mais hier il s'a d' cidé, pac' qu'il était pis « et i' vous on envoyé l' dépêche. Ça vous a-t-i « ben d'rangé ? » — Et après une pause — « C'est-i que je vous devrons quéque chose ?

Tenant avec peine mon équilibre et mon chapeau, je répondis à la dernière question, qui avait été soulignée par un regard de coin et un pincement de lèvres tout particulier, que les médecins avaient l'habitude de soigner leurs confrères gratuitement et que, puisque le malade était un de mes anciens élèves, j'étais même heureux d'avoir répondu à son appel. — « Oh ! j' pensions ben ! » dit-il avec un soupir de soulagement, « Mais enfin un jour ed' Fêt' Nationale, tout d' même ! Je comptais pas trop qu' vous seriez v'nu si vite ». — « Alors, quelle maladie a-t-il, votre fils ? Est-ce qu'il exerce dans le pays ? Depuis combien de jours est-il alité ? Qu'est-ce qu'a dit le confrère qui le soigne ? Sera-t-il là pour que nous nous entendions ? »

Le vieux, fouettant toujours son bidet déjà très lancé, me répondit : « Oh ! c'est d'ja plu-« sieurs mois qu'il est malade : i paraît qu'il est « étisique ! A peine qu'il avait fini ses examens, « il est arrivé ch' nous pou' s' soigner au bon « air. I' n'a pas encor' ed' clients ben sur. C'est « un médecin de M. qu'est v'nu l' voir ed' temps « en temps ; mais, malgré tous les remèdes qu'il « a pris, il va d' mal en pis. I' paraît qu'i crache « s' poumons. Alors, ces jours-ci, comme il « avait vu vot' nom dans son journal ed' méde-« cine, ça lui a fait penser à vous et i m'a dit : « Je crois bien que M'sieur L'Gend' se rappelle « pas de moi, mais c't' un boun' houme, il « viend'ra pt' têt' ben tout d' même : j'va lui « écrire, Moi, comme hier j'ai vu qu'il était si « faible, qu'il pouvait pas même t'nir eun' « plume, j' m'ai dit avec la vieille : faut envoyer « eun' dépêche à ce M'sieu de Paris tout' d' « suite. Et v'la ! Nous sommes arrivés. C'est-i « que vous allez me l' guéri ? »

Le tape-cul s'arrêta brusquement devant une sorte de petite ferme, entourée de pommiers et d'herbages. Sur le pas de la porte, une vieille femme en sabots guettait et m'accueillit par un : « Enfin vous v'la, M'sieu, qu'êtes l' maît' à not' fi. L'est ben malade, l' pauvre ; mais i va t'être ben content ed' vous voir et vous allez nous l' guérir ? »

Pendant que le vieux dételait, la vieille me fait traverser la cuisine, puis une cour et dans un pré, à l'ombre d'un pommier, j'aperçois sur une chaise-longue une pauvre figure de phtisique, décharnée. Elle ne me rappelle que vaguement celle d'un étudiant, qui d'ailleurs n'avait été stagiaire dans mon service que quelques mois, trois ou quatre ans auparavant. Le pauvre garçon put à peine s'asseoir pour m'accueillir. D'affreuses quintes de toux, suivies d'expectoration de crachats nummulaires dans une cuvette placée sur une chaise, lui coupaient à chaque instant la parole. C'était lamentable.

Le vieux était accouru; sa femme et lui me regardaient avec anxiété, pendant que j'écoutais les explications de leur fils et que je l'auscultais. D'énormes cavernes, une infiltration de presque tout le reste du tissu pulmonaire. L'état général était en outre si détérioré que la fin devait être proche.

Le malheureux commença par me dire qu'il ne croyait plus pouvoir guérir et se lamentait de n'avoir pu même exercer la profession qu'il avait choisie; mais, ainsi que la plupart des phtisiques, il ne tarda pas à accepter comme possibles et même vraisemblables, les éventualités favorables que je lui fis entrevoir, puis à admettre la possibilité de la guérison et à faire des projets pour son installation dans une clientèle, quand il serait guéri. En une heure ce retournement était complet : le malade, le moribond, me promettait d'exécuter à la lettre mes prescriptions, de me donner souvent de ses nouvelles et me demanda de revenir au besoin le revoir, en attendant le jour où il pourrait venir se faire examiner à Paris. Bien entendu, je le lui promis, en lui disant que j'écrirais à son sujet au confrère de M.

Cependant l'après-midi s'avançait : les parents m'entraînèrent dans la cuisine pour me faire prendre un repas. Pendant que le malade était seul sous son pommier, je fus mis à la question par les pauvres gens au sujet du présent et de l'avenir. Je ne crus pas devoir leur dire toute la vérité : c'est très grave actuellement ; mais, si le jeune homme échappe au danger présent, il faudra compter avec une maladie longue, etc. — Ce qui me frappa, c'était le contraste entre leurs deux pensées : la mère ne parlait que de la santé et du meilleur moyen de conserver ce fils unique le plus longtemps possible, même malade ; le père répétait sans cesse que c'était désolant, ayant fait tant de sacrifices et vidé leur bas de laine pour avoir un fils « docteur », de ne pouvoir tirer parti de son diplôme et d'être obligé encore de le faire vivre sans qu'il gagnât rien. — Après une nouvelle conversation avec le malade, je dus partir, mais les deux heures que je venais de passer en compagnie de ces trois malheureux m'avaient bien déprimé, outre la chaleur terrible que j'avais supportée tout le jour.

Je remontai dans la carriole et le petit cheval repartit à fond de train. Son conducteur semblait ne pas faire attention aux ornières et aux descentes plus rapides, tout occupé à me questionner encore et à se lamenter sur les sacrifices qu'il avait faits pour ce fils. A lui je crus devoir faire entrevoir l'éventualité d'une fin plus prochaine, afin qu'il ne négligeât pas de demander la surveillance du confrère de M. et pour ne pas lui laisser croire que j'avais ignoré la situation réelle du malade.

Nous voici à la station ; le train arrive et j'y monte, sans que le vieux ait même esquissé une phrase de remerciement ! — Et je repassai par les mêmes gares, j'entendis de nouveau toutes les dix minutes la *Marseillaise*, le *Chant du départ* ou des airs de danse ; la nuit était venue et aux divertissements du jour s'étaient ajoutés les bals champêtres, aux sons des crincrins et de la vielle, des cornets à piston ou des orgues à manivelle ; car en ces temps déjà lointains le phonographe et le gramophone n'avaient pas encore envahi les campagnes.

Le contraste entre cette gaieté générale et le déprimant spectacle auquel j'étais venu de si loin assister dans une petite ferme perdue au milieu des herbages et des pommiers, acheva de m'accabler. Quand je rentrai à minuit passé, retrouvant Paris illuminé, les bals dans les carrefours, la foule bruyante et comme en ivresse générale, je me trouvais si triste que ma famille en fut alarmée.

Epilogue. — Jamais je n'aurais été informé

de la mort du pauvre phtisique, si *dix ans plus tard* je n'avais reçu une lettre de son vieux père, qui, après une courte allusion à cette perte, m'écrivait... pour m'expliquer des douleurs de « reumatisse » qui le tourmentaient et me demander si je lui conseillais de prendre une spécialité qu'un voisin lui avait vantée !

VI

TROIS NUDITÉS INATTENDUES

I. La Source.

« Mademoiselle, voulez-vous passer dans la pièce voisine et vous déshabiller, pendant que je vais causer avec Madame votre mère ? »

C'était une pensionnaire, — la « jeune fille *en fleur* » de Proust, mais d'une opulence mammaire précoce. Des yeux candides. Aucun trouble apparent.

La mère me dit que sa fille se plaint de palpitations ; elle craint une maladie du cœur. Après quelques minutes d'entretien, je me lève en annonçant que je vais ausculter le cœur avec soin. J'ouvre la porte de communication, la mère me suit.

Tableau inattendu : la *Source* d'Ingres ! (Vous la connaissez tous), mais sans l'urne que l'élégante jeune fille, qui la symbolise dans le tableau du Louvre, tient élevée et inclinée au-dessus de sa tête. La pensionnaire dévêtue, ne sachant que faire de ses deux bras, les laissait tomber dans l'attitude réglementaire du soldat sans armes. Souriante, gracieusement hanchée, elle paraît sans embarras : aucune rougeur pudique sur ce visage et ce torse « de lys et de roses ».

C'était un régal esthétique, mais qui ne dura guère ; car l'éthique parut gravement transgressée aux yeux de la pauvre mère, dont le visage s'empourpra : « Malheureuse enfant, veux-tu remettre tout de suite ta chemise et tes bas ! — Pardon, M. le Docteur, cette petite a perdu la tête, sans doute par suite de l'émotion.» — « Mais, maman », proteste la « Source », devenue toute rose à son tour, « le Docteur m'avait dit de me déshabiller ! »

« C'est vrai, Madame, ne grondez pas Mademoiselle, je suis le coupable. J'aurais dû lui expliquer que je la priais seulement d'enlever sa robe et son corset pour me permettre d'écouter son cœur. D'ailleurs un médecin de mon âge a vu sans vêtements tant d'enfants, de jeunes filles et de femmes que la nudité n'a pour lui aucune importance ; il ne voit que la maladie à rechercher... »

Cependant la coupable involontaire avait remis précipitamment chemise, bas, pantalon et jupon ; elle allait se rhabiller tout à fait si je ne l'avais arrêtée.

Je l'auscultai, mais son cœur battait avec violence et il fallut attendre assez longtemps pour que l'auscultation fût possible. Aucune lésion d'ailleurs, troubles purement fonctionnels. La mère rassurée se calma ; la jeune fille demeurait soucieuse, prévoyant sans doute quelque semonce ultérieure.

Conclusion: Jeunes confrères, quand vous dites à une cliente : « Ayez la bonté de vous déshabiller ! », il n'est pas inutile de préciser dans quelles limites.

II. Anadyomène.

Un de mes clients, qui tirait sa « matérielle » de la Coulisse du Palais de la Bourse et répandait son superflu dans celles du Temple de Terpsichore, me pria d'aller donner une consultation à domicile à une de ses amies, qui se croyait malade au point de craindre de ne pouvoir passer de « marcheuse » à « petit sujet ».

Elle n'avait pas de médecin attitré. Convenu pour 11 heures du matin, les artistes se levant tard.

A l'heure dite, je sonne à la porte d'un coquet entresol ; on m'introduit dans un cabinet de toilette tendu d'une somptueuse étoffe cramoisie. La cliente était encore dans sa baignoire.

« Excusez-moi, docteur, d'être en retard ; dans un instant je suis à vous. » La camériste tendait un peignoir de bain. La jeune femme sortit de l'eau, ruisselante et radieuse, tordant ses cheveux qui se déroulaient : telle Vénus Anadyomène ! Joli geste impossible depuis la mode des cheveux courts.

Je me tournai discrètement du côté de la
fenêtre pour attendre que l'essuyage fût terminé ; ayant entendu la femme de chambre
s'éloigner et refermer la porte, je me retourna
et je vis la Vénus toujours vêtue... de sa seule
peau, se regardant dans une psyché d'un œil
satisfait.

« Pour ne pas vous faire attendre, ce n'es
pas la peine que je me rhabille, vous m'exami-
nerez plus facilement. Ah ! je dois être bien
malade ! » — J'eus la réminiscence visuelle
d'une charmante étude d'Eugène Delacroix,
qui passe de temps en temps dans les rétrospectives de ce maître, cataloguée *le Lever* et faisan
partie de la collection Auguste Vacquerie. U
jeune corps svelte et ambré, à demi envelopp
d'une opulente chevelure blond fauve, se déta
chant sur une draperie pourpre et devant un
toilette : c'était un tableau vivant !

Mais mon Delacroix s'assit sur un sofa et m
dit : « Nous allons fumer une cigarette pendan
que je vous raconte mes misères. » — La situation devenait ridicule au point de vue professionnel ; il me parut opportun de répondre sè-
chement que je ne fumais pas « en travaillant
et qu'il était imprudent de rester dévêtue aprè
un bain. La dolente beauté comprit, s'envelopp
d'un kimono et commença l'énumération
bâtons rompus de ses peines de corps et d
cœur.

Abaissons ici le rideau de fer de l'article 378

pour ne pas donner prétexte à quelque confrère malivole d'accuser un vieux déontologiste de violer ce fameux Secret professionnel, à propos duquel tant d'encre est sortie depuis peu de tant de stylographes, sans faire avancer beaucoup la solution du problème : respecter le secret dans tous les cas particuliers, en le violant de temps en temps dans l'intérêt général. Pour ce qui concerne mes souvenirs, je déclare *urbi* et *orbi* que, tout vécus qu'ils ont été et d'une rigoureuse exactitude *psychologique*, le narrateur prend toujours soin de les « romancer » suffisamment pour que personne n'y puisse reconnaître personne, tout au moins aucun client.

Revenons au cabinet de toilette de mon Etoile de petite grandeur. La consultation se passa le plus correctement du monde. — Mais je n'étonnerai probablement guère mes confrères pourvus d'une assez longue expérience professionnelle, en ajoutant que je n'ai jamais été « honoré » pour cette consultation. La jeune Vénus estima sans doute que la contemplation de ses charmes sans voiles constituait un honoraire suffisant, et même princier.

Quant au client, qui m'avait prié d'aller donner la consultation et s'en trouvait déontologiquement responsable, il fut peu après étranglé dans la Coulisse (celle de la Bourse) et je n'eus pas le mauvais goût d'insister pour qu'il acquittât cette dette ; lui aussi d'ailleurs jugeait peut-être que le régal esthétique qu'il m'avait procuré — sans le vouloir, bien entendu — valait à coup sûr deux ou trois louis (on en voyait encore dans ces temps lointains).

III. Nû faute de vêtements assez larges.

C'était un peintre que j'avais rencontré quelquefois dans des réunions d'artistes et d'étudiants au temps de ma jeunesse. Il m'avait laissé le souvenir d'un boute-en-train étourdissant. J'avais vu quelques-unes de ses toiles aux Salons saisonniers, on lui prédisait un bel avenir. Il m'écrivit qu'il désirait ma visite.

Introduit dans l'atelier où j'étais prié d'attendre, je parcourais des yeux les toiles, études, croquis et bibelots qui rendent toujours intéressant le studio d'un peintre ; mais j'étais étonné de ne voir aucun travail en cours d'exécution. Je remarquais en outre un désordre insolite, même en ces lieux où il est habituellement un effet de l'Art (dans un sens où ne l'entendait pas Despréaux) ; beaucoup de poussière, des palettes où les couleurs étaient séchées depuis longtemps. L'artiste ne devait guère travailler en ce moment.

Je commençais à m'impatienter de ne voir venir personne, quand j'entendis une porte s'ouvrir derrière une tenture ; celle-ci fut soulevée, un homme m'apparut grand et maigre, tout nu. — N'exagérons pas ; il avait les pieds dans des sandales et la tête entourée d'une serviette mouillée. — Je reconnus l'artiste, mais bien changé de physionomie ; rien du joyeux vivant d'autrefois, une sorte de rictus triste.

« Pardon, Docteur, de vous avoir fait poser un peu ! » « — Dans un atelier on peut s'y attendre » lui répondis-je, « mais il semble que c'est plutôt vous qui vous préparez à tenir la pose dans ce costume paradisiaque, avant l'aventure de la pomme et la feuille de vigne consécutive. »

« Ne plaisantez pas, docteur, » répliqua-t-il avec un sourire forcé, « c'est très sérieux, je ne puis plus m'habiller, je suis trop gros. C'est pourquoi je vous ai prié de m'apporter vos conseils. Des amis m'ont dit que vous traitiez avec succès l'obésité et il n'est que temps que vous arrêtiez la mienne. Je ne puis plus trouver de vêtements assez larges. Jugez-en. »

Sur ces entrefaites parut une jeune femme d'aspect craintif et embarrassé. « Montre au docteur tous les habits que je me suis fait faire ou que j'ai achetés tout faits, sans pouvoir en trouver d'assez larges. »

La compagne disparut et revint avec un tas de vêtements disparates : pantalons amples et flottants comme en portaient jadis nos zouaves, vestons, gilets, robes de chambre les plus vastes.

Prenant dans le tas, le peintre s'enfouissait dans ces divers habits destinés à des hommes très gros et tous tombaient autour de son corps maigre en plis lamentables.

« Actuellement, docteur, les tailleurs ne me prennent plus au sérieux, parce que je les accuse toujours de me faire des vêtements trop étroits et Madame a beau acheter ce qu'il y a de plus ample dans les magasins, je ne trouve plus rien à ma corpulence et je suis réduit à ne plus m'habiller. Ma nudité n'est pas convenable, mais elle vous permet de juger de mon énorme et croissant embonpoint. Mesurez ce ventre, tâtez mes cuisses, mes bras. Vous allez me donner le traitement le plus énergique ! Peu importe ce qu'il m'en coûtera ; ma peinture se vend si bien maintenant que je gagne tout ce que je veux. »

Ce discours avait été débité sans arrêt et m'avait dès l'abord tellement surpris que je ne l'interrompais pas ; puis, au fur et à mesure la vérité m'apparaissait : les paroles étaient tantôt saccadées, explosives, tantôt mal prononcées et bredouillantes, les lèvres trémulantes et il n'était pas besoin d'un examen minutieux pour être frappé d'une inégalité pupillaire.

J'étais en présence d'un paralytique général, dont la mégalomanie s'offrait sous un aspect nouveau pour moi : il ne pouvait plus trouver de vêtements assez amples pour sa corpulence imaginaire !

La fin de l'histoire n'est que trop banale ; les aliénistes intervinrent. Le mégalomane fut traité pour une syphilis ancienne sans résultat durable et s'éteignit dans une maison de santé.

VII

UN SUICIDE D'ARTISTE

Souvenir d'hôpital.

Je venais d'entrer en fonctions comme médecin d'un établissement hospitalier, qui présentait cette particularité que les malades étaient tous payants, mais à des prix si réduits qu'ils étaient encore une lourde charge pour le budget de l'Assistance publique : y entrait qui voulait, mais pouvait y rester aussi longtemps qu'il lui convenait, malade ou non, sans l'assentiment du médecin.

Il en résultait des situations singulières.

Pendant une Exposition Universelle, qui avait provoqué le renchérissement des chambres d'hôtel, des provinciaux, sous le prétexte de quelques troubles digestifs ou nerveux, se faisaient admettre dans la Maison de Santé, agrémentaient les après-midi par quelques visites à l'Exposition et passaient ainsi économiquement plusieurs semaines à Paris.

Une bonne dame, petite rentière, sans profession, était entrée pour varices très accentuées, mais non compliquées, des jambes : après examens soigneux je lui fis confectionner des bas élastiques et lui prescrivis l'usage périodique d'extrait d'hamamelis virginica. Comme elle ne se décidait pas à s'en aller, je passais désormais devant sa chambre sans y entrer. Mais elle s'arrangeait pour que la porte demeurât ouverte et m'interpellait au passage, en m'objurguant d'entrer pour écouter une fois de plus ses plaintes toujours les mêmes. A cette époque on ne pratiquait ni les injections sclérosantes, ni la cure chirurgicale des varices ; j'avais épuisé toute ma thérapeutique et je n'avais plus à la disposition de cette obsédée obsédante que la logothérapie.

Pourquoi, me dira-t-on, le médecin ne prononçait-il pas l'excat de ces malades auxquels il ne pouvait être utile ou qui abusaient de l'hospitalisation ? La raison en était la consigne donnée par l'Administration centrale à la Direction de ne jamais fournir prétexte à des réclamations bruyantes de malades ou pseudo-malades expulsés, ayant pour échos des interpellations au Conseil municipal et des campagnes de Presse soit contre cet établissement, soit contre son personnel.

Aussi, chaque fois qu'un médecin prononçait la sortie d'un numéro encombrant et protestataire, il se heurtait à de telles difficultés avec la Direction et l'Administration qu'il finissait par renoncer à l'obtenir. Il eût peut-être à la longue réussi, mais au prix d'une telle insistance et

d'une telle perte de temps qu'il y renonçait.
C'est à quoi je m'étais résigné, me promettant
d'ailleurs de quitter ce service dès que les circonstances le permettraient.

Il est vrai qu'il offrait à l'observation du médecin bon nombre de cas pathologiques qu'on
rencontrait plus rarement alors dans les autres
hôpitaux ; ainsi s'explique le séjour prolongé
qu'y ont fait certains de mes collègues.

Parmi les pensionnaires que j'y ai soignés
s'en trouvait un dont l'histoire et la fin tragique offrent quelque intérêt psychopatholo-
gique.

Un quinquagénaire, artiste peintre, occupait
une chambre et un cabinet contigus où il avait
installé son atelier. Comme malade il pouvait
être catalogué dyspeptique, névropathe et psychopathe : gastrectasique, aérophage, hyper-
esthésique depuis de longues années, il énumérait compendieusement et complaisamment
ses multiples sensations pénibles. Je l'avais
soumis à tous les modes d'exploration alors
usités et à tous les traitements les plus ration-
nels et j'étais arrivé à le soulager de la plupart
de ses misères, sauf une variété de boulimie
qu'il prétendait ne pouvoir satisfaire que par
une copieuse ingestion de végétaux herbacés,
dont l'idéal était l'épinard. Son arrière-penser
était que cet aliment était indispensable pour
combattre la constipation, dont il avait la phobie.
J'avais en vain essayé de le convaincre que

l'abus d'aliments cellulosiques dans un tube digestif atone avait plus d'inconvénients que d'avantages et qu'il y avait de meilleurs moyens d'assurer la régularité de ses garde-robes. Il était si angoissé quand je ne consentais pas à lui signer un bon spécial d'épinards cuits pour ses deux repas que j'y consentais quotidiennement.

Comme peintre, il appartenait à l'Ecole alors naissante des Cubistes, avec une recherche de sujets et de procédés d'exécution qui pouvait faire pressentir notre actuel Douanier Rousseau ; les dimensions de ses toiles rendaient malaisés pour le personnel le nettoyage et le rangement de sa chambre ; d'où de fréquentes discussions avec l'infirmière et la surveillante, qui le déclaraient à tour de rôle « loufoque » ou « marteau ».

Mes visites quotidiennes, — pas plus que la Dame aux varices il n'aurait consenti à se passer un seul jour de me voir, — étaient d'autant plus longues que l'énumération de ses maux alternait avec l'exposé de ses théories esthétiques ; j'avais eu l'imprudence de lui laisser voir que je m'intéressais aux arts et il ne déployait pas moins de faconde pour me faire apprécier la supériorité du cubisme en peinture que le rôle des épinards dans la cure de sa maladie.

J'avoue que, malgré ma conviction de l'importance de la patience en thérapeutique, il m'arrivait quelquefois de brusquer la fin de la consultation-conférence et un jour je repoussai le bon supplémentaire d'herbes cuites, que la surveillante glissait sous ma plume pendant que je signais le cahier des prescriptions.

Depuis quelques jours je constatais que mon client devenait de plus en plus loquace et disputeur ; une excitation cérébrale plus vive paraissait coïncider avec un refus au Salon de peinture, moins accueillant alors qu'aujourd'hui pour les spécimens par trop truculents de l'art futuriste.

La suspension momentanée de l'excès cellulosique — car je n'avais pas manifesté l'intention d'en supprimer définitivement l'usage — ajouta-t-elle une contrariété d'ordre alimentaire à la déception artistique et fut-elle pour quelque chose dans l'événement qui suivit ? Je crois pouvoir écarter tout remords ; car j'appris qu'après mon départ le pauvre psychopathe envoya acheter chez un fruitier voisin de l'hôpital une copieuse ration de son plat favori et en usa largement à ses deux derniers repas, — les derniers, dis-je ; car en arrivant le lendemain j'appris son suicide.

Et voici comment s'étaient écoulées les dernières heures de sa vie. Après le dîner il avait engagé une conversation animée avec la surveillante, et à l'étonnement de celle-ci, au lieu de lui chercher querelle, comme cela arrivait souvent pour quelque vétille de service, il lui parla galamment et même avec une nuance de tendresse ; il s'excusait de l'avoir trop de fois taquinée, et, pour preuve de réconciliation, il la pria de s'asseoir un instant sur ses genoux et de se laisser embrasser... en tout bien, tout honneur !

Quand elle se fut prêtée en riant à cet enfantillage, il lui dit bonsoir brusquement et lui ouvrit cérémonieusement la porte.

Au petit matin, l'infirmière de service qui entra la première fut stupéfaite de le trouver mort sur son lit. A sa tempe droite un trou sanglant ; près de sa main droite à moitié contractée, un petit revolver. Aucun papier explicatif. Il ne s'était pas déshabillé.

L'infirmier veilleur n'avait entendu aucun bruit ; il se tenait à l'extrémité du corridor opposée à celle où se trouvait la chambre du défunt et son plus proche voisin avait sans doute un sommeil profond ; car il n'entendit pas le bruit du coup de feu.

Je fis l'autopsie : la balle, de petit calibre, avait traversé de part en part le cerveau et se trouvait dans la fosse temporale gauche. Aucune autre lésion viscérale que la dilatation d'un estomac contenant les restes d'un repas copieux, où se voyaient encore quelques vestiges des épinards indispensables.

VIII

UN ORIGINAL ET PRÉCIEUX CLIENT

J'ai eu un client bizarre, dont quelques traits valent d'être retenus. Quand il vint pour la première fois, déjà sexagénaire, il m'amenait son père plus qu'octogénaire, qui le traitait comme le plus vieux des Burgraves traitait son fils, suivant Hugo : « Jeune homme, taisez-vous ! » Il me dit qu'il était resté célibataire pour se consacrer plus complètement à entourer de soins ce père, pour lequel il manifestait une touchante vénération, et il nota minutieusement sur un carnet les moindres détails du régime et du genre de vie que je lui indiquai comme pouvant le lui conserver le plus longtemps possible

Malgré ses soins, le vieux Burgrave s'éteignit quelque temps après et son fils vint m'annoncer la triste nouvelle dans un état d'abattement profond, accumulant dans son récit les plus menues circonstances des derniers jours de celui qu'il appelait « l'homme le plus remarquable de son temps » dans sa profession, qui était de fabriquer du drap. Comme il paraissait démoralisé en songeant à l'isolement où le laissait cette mort, je crus devoir lui dire qu'il trouverait quelque consolation à continuer l'industrie paternelle. Mais il me répondit que, se sentant incapable d'égaler son père, il préférait fermer l'usine.

Il s'en fut mélancoliquement et je n'entendis plus parler de lui pendant des mois.

Un jour de juin, à la fin du déjeuner, on m'apporta sa carte avec demande d'être reçu immédiatement. Comme je lui avais fait répondre que j'avais des visiteurs inscrits à heures fixes, dont l'un m'attendait déjà, il insista, s'assit dans l'antichambre et me saisit au passage avec tant de véhémence que je dus le faire entrer dans mon cabinet, en le prévenant que je ne pouvais disposer que de peu de minutes.

Sans s'asseoir , il me dit : « A quelle station thermale allez-vous m'envoyer ? » — « Je ne connais encore rien de votre santé puisque vous ne m'avez consulté que pour votre père. Prenons rendez-vous pour que je vous examine ; nous verrons si vous avez besoin d'une cure et de laquelle ». — « Non ! non ! je suis pressé. C'est l'époque à laquelle s'ouvrent les stations ; je ne puis séjourner à Paris ; où dois-je aller ? » Ne sachant comment me débarrasser de cet original, je me décide à lui citer une station dont l'eau soit inoffensive. Il s'en fut en laissant sur le coin de mon bureau une enveloppe, où je fus fort étonné de trouver une somme très supérieure au prix habituel, et je me dis que c'était un honoraire disproportionné à la valeur de la consultation.

Dans le mois de novembre suivant, même arrivée à l'improviste. Je dois avouer que je ne fis pas difficulté pour donner un tour de faveur à ce client généreux, vis-à-vis duquel je ne me jugeais pas quitte. Cette fois il s'assit, en ajoutant : « Comme je vous sais attendu je serai bref, M. le docteur : nous sommes allés à E. suivant votre conseil » — « Vous y êtes allé en famille ou avec des amis ? » — « Non, quand je dis *nous*, c'est-à-dire *je* ; mais, depuis que j'ai eu le malheur de perdre mon père, que je ne quittais jamais, j'ai conservé l'habitude de dire *nous* à propos de tout ce que je fais. Eh bien ! je viens vous rendre compte de la cure et de l'état de la station d'E. Nous avons fait la cure complète : bains, douches, massage, « boissons à toutes les sources, gymnastique « médicale. Tout cela marche très bien, c'est « parfait ! » — « Mais, » interrompis-je, « vous ne « m'avez pas encore dit quels troubles de votre « santé vous faisaient désirer une cure ther- « male. Vous vous souvenez que, très pressé le « jour où vous êtes venu, vous n'avez pas voulu « me renseigner avec précision sur votre santé « antérieure, ni vous laisser examiner. Peut- « être avez-vous fait une cure bien fatigante par « la multiplicité des agents employés ? » —

« Moi ! je me portais fort bien et je continue.
« Mais je ne suis pas fâché de savoir tout le parti
« qu'on peut tirer d'E. quand on est malade. »
— « Bon, mais voulez-vous me permettre au
moins d'examiner l'état de vos organes, afin
que je fasse mon métier d'honnête médecin ? »
— « Oh ! si vous voulez, M. le docteur ; mais
je ne voudrais pas vous faire perdre votre temps
et je n'ai jamais été malade ».

En fait c'était un bel échantillon de sexagénaire robuste, massif sans être obèse, sanguin,
mais sans indice de disposition congestive et,
quand je l'eus examiné soigneusement, de la
tête aux pieds, palpé, percuté, ausculté, quand
j'eus mesuré sa pression artérielle et analysé
ses urines, je dus reconnaître qu'il ne présentait
aucune tare.

« Je vous remercie, M. le docteur, vous êtes
un médecin consciencieux et je le savais depuis
que vous aviez examiné mon père. Mais voyons !
où allez-vous nous envoyer passer l'hiver ? » —
« Monsieur, vous trouvant bien portant, je n'ai
pas d'indication de climat à vous offrir. Vous
pouvez aller où vous voudrez ! » — « Mais non,
M. le docteur ! Nous ne saurions pas du tout
où aller. Nous comptons sur vous pour nous
diriger ».

Voyant qu'avec cet original il fallait brusquer les choses, je lui dis : « Connaissez-vous
l'Algérie ? » — « Non, M. le docteur, nous ne
connaissons rien ; mon père n'aimait pas les

voyages et nous ne nous quittions pas. Allons donc en Algérie, mais dans quelle ville faudrat-il séjourner ? » — « Eh bien, vous pouvez rester à Alger ; mais, si vous voulez pousser plus loin, vous pourriez rester quelque temps à Biskra, dont l'oasis est très recherchée par les Anglais. » — « Oh ! nous n'aimons guère les English... Mais ça ne fait rien. Au plaisir de vous revoir, M. le docteur. » Et il se dirige vers la porte, glissant une enveloppe sur mon bureau.

Je l'arrête : « Pardon ! la dernière fois vous êtes parti en laissant des honoraires trop élevés pour une consultation incomplète. Reprenez ceci. » — « Non, M. le docteur ! Vous aviez bien voulu nous recevoir sans rendez-vous à une heure qui vous dérangeait et encore aujourd'hui ! Nous vous devons ceci ». Il me fourre de force l'enveloppe dans une poche de mon veston et s'enfuit. J'ouvre l'enveloppe : encore la même somme. Décidément c'était un client extraordinaire.

Au printemps suivant nouvelle apparition, toujours à la fin de mon déjeuner. Aussitôt assis : « M. le docteur, nous venons vous rendre compte de l'emploi de notre hiver. Nous sommes restés à Biskra, jusqu'à ce que le dernier English en fût parti. Cela a duré assez longtemps : il y en avait un qui paraissait vouloir rester après nous ; mais vous pensez bien que nous ne voulions pas céder. Il n'y avait plus que nous deux dans l'hôtel et nous n'échangions pas une parole ; il nous lançait des regards furieux, mais cela ne nous intimidait pas. La chaleur commençait à être insupportable et le directeur de l'hôtel nous a annoncé qu'il fermait. L'English est parti un jour avant nous ! »

Je ne pouvais m'empêcher de rire en entendant ce récit, mais mon client parlait avec le plus grand sérieux et après un silence : « Eh bien ! M. le docteur, à quelles eaux nous envoyez-vous cet été ? » — « Votre santé ne nécessite aucune cure ; si E. vous a plu, vous pouvez y retourner ; mais vous n'avez pas besoin de faire vibrer toutes les cordes de la lyre thermale. » — « Oh ! M. le docteur, nous avons fini avec E. Il faut nous envoyer ailleurs ! » — Pour le coup, édifié sur la bizarrerie du personnage, je lui désigne V. et A., en lui disant : « Ce sont des stations agréables et, comme vous n'avez pas besoin de cure spéciale, vous jouirez seulement des distractions, casinos, promenades, etc. » — Là-dessus mon homme se lève et disparaît, laissant encore son enveloppe garnie comme précédemment.

Pour abréger, je reçus ainsi plusieurs années ses visites bisannuelles aux mêmes époques. Il me racontait qu'il avait dans chaque station goûté à tous les griffons, tâté de tous les agents physiques malgré mes recommandations, et il ajoutait certaines réflexions tantôt élogieuses, tantôt critiques sur la mise en œuvre des ressources de la station.

Quant à l'emploi des mois d'hiver, mon client le détermina de lui-même après la villégiature à Biskra que je lui avais suggérée. A chaque automne il venait m'annoncer qu'une Exposition Internationale ou Nationale s'organisait dans telle ou telle ville et qu'il allait, après avoir assisté à son inauguration, la visiter. Ainsi fit-il et à la visite semestrielle suivante il me racontait de point en point les caractéristiques de l'Exposition qu'il avait vue, les incidents relatifs à l'ouverture, insistant d'un ton sarcastique sur ce qu'il était arrivé *au jour annoncé* et n'avait *jamais* trouvé les travaux d'aménagement terminés ! Il me décrivait les traits qui l'avaient le plus frappé comme si je l'avais spécialement chargé d'une mission d'inspection, et, quoique dans cette conversation il ne fût presque jamais question de sa santé toujours excellente, il me laissait toujours les mêmes honoraires. Il en fut ainsi jusqu'à la guerre de 1914, depuis laquelle je n'ai plus revu ce singulier et avantageux client.

IX

UN ÉCHEC DE LA SUGGESTION THÉRAPEUTIQUE OU LE MAGICIEN DÉSAPPOINTÉ

C'était une noble dame sur le retour, ayant petit hôtel et grand renom d'ancienne *profes-sionnal beauty* du *high life*.

Je lui avais été présenté au cours de mon internat par un de mes maîtres, chirurgien, qui m'avait confié le soin de l'anesthésier pendant une petite opération chirurgicale. Ayant beaucoup redouté cette chloroformisation qui s'était passée sans incident, elle avait probablement conservé un bon souvenir de mon modeste rôle ; car, étant praticien depuis quelque temps déjà, je reçus d'elle une aimable lettre, me priant de l'accompagner chez un dentiste, aussi *select* qu'américain, pour l'extraction d'une dent, qui lui causait de violentes névralgies. L'anesthésie locale par la cocaïne n'était pas encore usitée ou du moins d'usage courant.

La dent fut extraite après quelques bouffées de vapeurs chloroformiques. Le dentiste signala la nécessité prochaine d'enlever d'autres dents en trop mauvais état pour permettre la prothèse. Mais il déplut, je ne sais pour quelle raison.

Ce fut chez un autre opérateur que je fus convoqué, quelques semaines plus tard, pour une nouvelle anesthésie. Outre ses névralgies, ma cliente accusait alors des accès de constriction des mâchoires, logiquement imputables aux épines dentaires, et elle exigea que cette fois toutes les dents subsistantes fussent extraites, afin de laisser place nette à un appareil prothétique complet.

Hélas ! avant que celui-ci fût mis en place, le trismus intermittent avait dégénéré en trismus permanent et bientôt je fus appelé, non chez un dentiste, mais dans le petit hôtel, où je trouvai la pauvre édentée les mâchoires absolument serrées, au point que la parole était à peu près inintelligible et que l'alimentation était presque impossible.

Près d'elle je rencontrai un confrère, qui la soignait d'ailleurs assez irrégulièrement ; elle ne se privait pas de consulter tour à tour Pierre, Paul ou Jacques, au hasard des racontars mondains et de ses caprices personnels.

Le confrère et moi, nous fûmes d'accord sur l'existence d'un état névropathique ayant favorisé la contracture à l'occasion de l'odontalgie, mais survivant à celle-ci malgré l'ablation de l'épine provocatrice. Nous conclûmes en termes précis à un trismus hystérique.

Charcot régnait alors et l'hystérie aussi. « Hystérie ! » l'antique et irrationnel vocable était toujours le « Montjoie, Saint-Denis ! » de ses leudes. Pourtant je pense que mon ami Babinski devait déjà recéler dans son sein sa conception du « pithiatisme », s'il n'avait pas encore trouvé le mot même, qu'il nous révéla plus tard. Tel, comme dit Musset, dans son charmant tableau des dimanches chez Nodier à l'Arsenal.

Hugo portait déjà dans l'âme
« Notre Dame »
Et commençait à s'occuper
D'y grimper,

Mais où m'égare l'influence des anniversaires romantiques ? — Je reviens aux masséters contracturés.

Mon confère et moi, associant nos efforts thérapeutiques, pinçâmes successivement, puis simultanément toutes les cordes de la lyre des, antispasmodiques alors usités : polybromures, valérianates, castoreum, asa fœtida, même le sagapenum ou « gomme séraphique », *per os* difficilement et plus souvent *per anum*. — Vains efforts. La situation devenait inquiétante, l'alimentation étant de plus en plus réduite. Nous proposons l'isolement dans une maison de santé.

La malade refusa et la famille voulut d'abord faire l'essai de la suggestion et de l'hypnotisme, dont on parlait beaucoup alors. On nous de-

manda d'appeler en consultation un savant médecin, bien connu par l'usage qu'il faisait, avec
le plus grand succès, disait-on, de la suggestion avec ou sans hypnose.

D'une stature imposante, facies quelque peu
léonin, vaste front et chevelure grise, encore
opulente pour son âge, rejetée en arrière ; fortes moustaches retombant sur une barbe échan-
crée au niveau du menton : il avait grand air.

Mis au courant des commémoratifs, il n'hésita pas à nous dire « Succès certain. Je dispose
de trois procédés : la suggestion persuasive, la
suggestion impérative et la suggestion après
hypnose. Je pense que nous pouvons graduer
nos efforts ».

Le Maître est introduit ; la malade est examinée avec soin, entourée de bonnes amies qui
regardent avec respect et anxiété le consultant
réputé.

Celui-ci, assis près du lit, commence d'une
voix grave une allocution insinuante, fort bien
tournée, concluant que les mâchoires doivent
s'écarter, parce qu'aucune cause anatomique
ni pathologique ne s'y oppose. Que la comtesse
fasse un effort énergique de volonté et sa bouche s'ouvrira !

La malade s'agite, s'asseoit sur son lit, fait
entendre des sons gutturaux et confus, qu'il me
semble pouvoir traduire par « Je ne peux pas ! »

Le Maître alors se lève, redresse sa haute
taille, le bras allongé touchant presque le visage

de la malade, qu'il regarde fixement, et d'une voix haute et impérieuse, prononce : « Madame la Comtesse, ouvrez la bouche! » — Mimique désespérée de celle-ci, on entend un peu plus nettement « Je ne peux pas ! »

Mais lui, d'une voix plus forte et presque menaçante : « Comtesse, ouvrez la bouche ! » Vous pouvez, vous devez ouvrir la bouche ! » La malade fait en apparence de grands efforts ; ses yeux sont injectés, ses pupilles dilatées ; son visage congestionné exprime tout à tour le désespoir et la colère.

Alors le médecin, développant un volume de voix à entraîner un escadron, à surmonter les rumeurs d'une assemblée délibérante, ou même délirante : « Comtesse, entendez-moi bien! Je vous commande d'ouvrir la bouche ! »

Il est superbe avec ses regards flamboyants et son geste dominateur. Le souvenir me revient d'un surnom qui lui a été donné dans les salles de garde par allusion à certain magicien, rôle principal d'une féerie à succès : je le vois bien en effet avec une longue robe ornée des signes du zodiaque et un bonnet pointu constellé de signes cabalistiques; il ne manque que la baguette magique au bout du bras étendu. J'ai grand'peine à réprimer une envie de rire.

Pourtant ce n'est pas le moment de sourire. La malade, avec des regards furieux, montre le poing à son dompteur, puis manifestement lui désigne la porte et, se rejetant sur son lit, se tourne vers le mur, en poussant un sourd rugissement.

L'entourage féminin est au comble de l'émotion et de l'indignation. Nous sommes fort gênés. On nous prie de mettre fin à la séance.

Le magicien s'inclina, sortit dignement et, hors de la chambre, nous dit, sans s'émouvoir : « Je n'ai jamais rencontré une mauvaise volonté pareille. Il faudra commencer par l'hypnose la prochaine fois ». Nous fîmes, mon confrère et moi, signes d'assentiment.

Mais cette prochaine fois ne vint pas. La malade et l'entourage avaient perdu confiance. La proposition d'une cure d'isolement fut acceptée et au bout de quelque temps le trismus disparut.

Le magicien désappointé avait peut-être tort d'incriminer la volonté involontaire de résistance de la patiente, dont la patience se lassa ; eût-il dû avouer le fléchissement momentané de sa radiation volontaire personnelle, devenue *telum imbelle sine ictu* ?... Arcanes de la psychologie pathologique et de la mystique thérapeutique !

X

UNE AMPUTATION A LA CRÉOSOTE

L'unijambiste découragé réconcilié avec la vie par la Médaille Militaire et le vin de Lunel.

Comme médecin chef de l'hôpital militaire temporaire nº 21 de la IVᵉ région, en 1914, je m'étais réservé plus spécialement le service des contagieux.

J'avais choisi pour assistant un confrère civil évacué de Vouziers au moment de la ruée allemande. Le Dr Baudelot, simple médecin auxiliaire, mais qui avait été un externe studieux en chirurgie et en médecine à Paris, et praticien déjà expérimenté, avait rapidement conquis ma confiance par ses qualités médicales, en même temps que mon estime par la fermeté de son caractère et sa hauteur morale.

S'il a le temps de lire ces lignes, aujourd'hui qu'il dirige avec tant de succès, mais au prix d'un constant surmenage, l'énorme sanatorium pour tuberculoses osseuses Van Cauwenberghe à Zuydcoote, il rougira certainement et m'en voudra d'avoir rappelé ici le rôle si utile qu'il a joué pendant les Années Terribles. Mais j'ai trop de plaisir à le faire pour ne pas risquer son courroux.

Avec le concours de ce dévoué collaborateur j'ai soigné à peu près toutes les maladies infectieuses : fièvre typhoïde, rougeole et scarlatine, diphtérie, dysenterie, méningite cérébro-spinale, tétanos, et nous avons pratiqué beaucoup de vaccinations antityphoïdiques.

Dans les rares moments de repos que nous laissait le service notre distraction était de déambuler péripatétiquement, dans les cours, en échangeant nos idées sur la marche des événements et dans les catégories de la médecine et de la morale. Nous étions d'accord sur tous les points, sauf en matière religieuse ; lui catholique pratiquant avec la simplicité et la ferveur les plus édifiantes ; moi, réfractaire aux dogmes révélés, mais enclin à concilier les beautés morales du christianisme avec celles du stoïcisme, en y ajoutant « certaine gaîté d'esprit confite en mépris des choses fortuites », qui était, nous a dit le confrère Rabelais, la marque de sa créature Pantagruel.

L'infirmière du service des contagieux était la bonne sœur Marthe, du couvent de la Providence, dont l'ingénuité égalait la douceur et le zèle empressé à soulager les blessés et les malades. J'ai connu bien des infirmières religieuses et tout autant de laïques admirables dans l'exercice de leurs difficiles fonctions ; mais aucune, je crois, n'unissait à un esprit aussi simple un aussi grand cœur, une modestie et une humilité aussi sincères au plus ardent désir d'être utile. Elle était secondée par ma bien aimée femme, dont la gaîté vaillante, si réconfortante pour son entourage, ne fléchissait pas, malgré ses 60 ans.

Tel fut le milieu qui a servi de cadre à l'histoire médicalement instructive pour tout le monde, mais particulièrement émouvante pour les témoins, du fusilier marin breton Balandard, évacué par les hasards de la guerre sur l'hôpital de la Flèche le 31 décembre 1914.

C'était un de ces «cols bleus», si merveilleux d'endurance, qui sous l'amiral Ronarch ont fait le coup de feu aux bords de l'Yser, sous les avalanches d'obus, avec de la boue jusqu'aux genoux et de l'eau jusqu'au ventre. Ceux qui ont échappé à la mitraille ont été victimes de la dysenterie ou de la fièvre typhoïde. Ce fut le cas de Balandard, qui, épargné par les balles et les éclats d'obus, était envahi par les bacilles d'Eberth et en pleine évolution typhoïde, quand on le descendit du train qui l'avait amené de la Belgique à la Sarthe, par un froid rigoureux, dans les mauvaises conditions que les circonstances rendaient inévitables.

Taches rosées lenticulaires abondantes, températures élevées, facies peu rassurant tympanite considérable, vomissements et diarrhée profuse, grosse albuminurie. Après un seul bain, il fallut se contenter des lotions toutes les deux heures ; car le bain avait été suivi d'un collapsus inquiétant avec extrême petitesse et irrégularité du pouls. Le 3 janvier l'apparition d'une douleur atroce dans le pied droit, déjà froid et insensible, avec disparition du pouls de la pédieuse, dénonce une thrombose par artérite, que les incidents ultérieurs ont montrée étendue jusqu'à la fémorale.

A cete époque des observations avaient été publiées en faveur de l'utilité des injections intraveineuses d'or colloïdal dans la fièvre typhoïde ; ce traitement fut commencé et continué pendant dix jours. Chaque injection pendant les huit premiers jours était suivie d'une réaction caractérisée par une ascension thermique d'abord très élevée, mais qui diminuait à chaque injection ultérieure ; la courbe thermique habituelle se trouva ainsi modifiée, mais la fièvre se maintint ensuite aux environs de 39°, sans que l'état général fût amélioré : une eschare sacrée débutait.

D'ailleurs pendant ce temps se manifestaient les signes de mortification de la jambe, avec les allures redoutables de la gangrène humide : larges taches livides ou purpuriques, refroidissement absolu, teinte noirâtre uniforme, phlyctènes sur des tissus mous et comme pâteux, et au niveau du canal de Hunter une masse allongée, successivement rénitente, puis fluctuante, donnant la sensation d'un hématome.

Des douleurs ressenties de temps en temps

dans la région splénique avec tuméfaction de la rate pouvaient faire penser à des embolies suivies de périsplénite.

Le chirurgien de place André Martin, actuellement chirurgien de l'hôpital Tenon, pensa comme moi qu'une amputation dans les conditions actuelles ne pouvait être suivie d'aucun bon résultat.

La chirurgie étant impuissante, je me souvins que mon maître le professeur Ch. Bouchard, quand j'étais son interne en 1885 à l'hôpital Lariboisière, m'avait rapporté un succès obtenu par lui, quand il était médecin de l'hospice de Bicêtre, dans un cas de gangrène sénile au moyen d'injections interstitielles de créosote dans les tissus en voie de mortification.

Toutefois il s'agissait alors d'une gangrène sèche à marche lente, tandis que mon typhique a une jambe en voie de sphacèle putride, mou, livide, couvert de larges phlyctènes à contenu sanieux, sanguinolent et fétide ; au sein de ces tissus spongieux se fait une résorption continue de produits toxiques. Que pourra produire d'utile l'antiseptique injecté ? Peut-être rien ou peu d'effet. Essayons pourtant ; le malade a un facies déplorable. Une vaste eschare sacrée s'étend sur les fesses et la région lombaire.

Donc, douze jours après le début de la gangrène, nous injectons de place en place, à deux centimètres environ les unes des autres, à 2 ou 3 centimètres de profondeur, sur une ligne horizontale au-dessous du sillon d'élimination, dix gouttes de créosote pure, tous les jours d'abord, puis tous les deux jours.

Autour des points d'injection se manifestent des signes de réaction inflammatoire : chacune d'elle forme une zone d'un rouge vif, siège de douleurs lancinantes, contrastant avec les zones froides, couleur lie de vin et insensibles sur le reste du membre. Nous multiplions les piqûres dans ces zones et nous constatons que progressivement les zones infiltrées de créosote se durcissent, se rétractent, deviennent d'un brun de plus en plus foncé, presque noir et que peu à peu, par la multiplication et la fusion de ces zones d'induration, touté la jambe s'est transformée en une portion de momie, de consistance ligneuse ou parcheminée.

Les parties momifiées ne communiquent plus, à partir de l'articulation du genou, avec la cuisse que par la partie inférieure du fémur. Les ligaments se sont complètement mortifiés et éliminés, avec les bouts de tendons et les parties inférieures des muscles fémoraux.

La jambe ne tient plus à la cuisse que par le ligament rotulien, le ligament croisé et quelques débris latéraux. La rotule est dénudée sur sa face antérieure et ses bords ; l'articulation du genou est ouverte et contient du pus, les cartilages sont érodés, d'aspect rouillé.

Le moment est venu de séparer chirurgicalement le mort du vif. Le Dr Martin sous bande d'Esmarch taille un lambeau externe, sectionne le fémur au niveau de sa partie moyenne ; quatre ou cinq ligatures d'artérioles sont nécessaires dans le lambeau, outre la ligature du paquet vasculo-nerveux principal.

La température est à 37°7 et n'oscille plus qu'entre 37°5 et 38°9, puis redevient peu à peu normale.

Cependant l'état du pauvre B. ne s'améliorait guère. Son eschare sacrée — qu'il appelait « c'te sacré ! scare ! » — ne se cicatrisait pas. Malgré les potions cordiales, Todd, tisane vineuse, l'extrait de quinquina et les injections de strychnine et de cacodylate, les forces ne revenaient pas, lorsqu'un jour ma femme, ayant vu dans la vitrine d'un marchand de vins du vin de Lunel, eut l'idée d'en faire goûter à notre pauvre malade ; elle pensa que pour ce Breton, blasé sur le cidre, l'eau-de-vie et le rouge pinard militaire, un vin blanc liquoreux du Midi serait une nouveauté tentante et lui en apporta une bouteille. Quand il l'eut bue, il manifesta une si vive satisfaction qu'on lui en apporta chaque jour. Après la sixième bouteille, nous constations une amélioration manifeste : la cicatrisation avait repris, la pression artérielle se relevait ; les regards n'étaient plus aussi mornes et un éclair de gaîté se manifestait chaque fois qu'on débouchait une nouvelle bouteille de Lunel.

Le vin de Lunel n'avait pas suffi à remonter

le moral de Balandard autant que le physique ;
de nouveau découragé, il languissait et ses plaies
n'achevaient pas de se cicatriser, quand je
m'avisai de demander qu'on lui décernât la
Médaille militaire, à laquelle lui donnait droit
la perte de sa jambe. Mais il n'était pas facile
d'obtenir que mon pauvre malade fût décoré
en dehors des prises d'armes périodiques, orga-
nisées par le commandement pour des distributions de croix et de médailles. Heureusement
je pouvais user du crédit de mon condisciple du
lycée Paul d'Estournelles de Constant, sénateur
de la Sarthe, qui, dans son château de Cler-
mont-Créans, voisin de la Flèche, offrait l'hospitalité à des blessés et malades convalescents.
Ce brave ami m'avait déjà rendu le service de
faire retrouver un mandat de 25.000 francs, que
l'Intendance avait dû m'adresser pour le paye-
ment des fournisseurs et qui se trouvait égaré
depuis plusieurs semaines, si bien que j'étais
harcelé de réclamations par le boucher, le bou-
langer et d'autres créanciers. M. le sénateur
s'en fut au chef-lieu et, suivant la filière des
bureaux, finit par découvrir le mandat égaré
sous une pile d'autres papiers administratifs.
Cette fois encore, grâce à son influence politique,
j'obtins qu'un haut gradé viendrait tout exprès
à la Flèche apporter à mon pauvre Balandard
la Médaille militaire et la Croix de guerre.

Ce fut une touchante cérémonie. B. était
assis sur son lit, soutenu par la bonne sœur

Marthe, tout pâle avec des regards mornes.
Les médecins, les infirmiers faisaient demi-
cercle quand le général sortit de sa poche la
boîte contenant la croix et le brevet avec la
citation

« Fusilier Balandard, vous êtes un brave. Vous
vous êtes battu aussi courageusement que vos
camarades dont beaucoup sont morts, mais
vous avez passé à travers les balles et les obus;
ce sont les microbes qui vous ont attaqué et
qui vous ont eu ! Ces messieurs vous ont sauvé,
mais n'ont pu conserver votre jambe. Voici la
récompense qui vous consolera de sa perte.
Qu'elle ait été emportée par un obus ou par la
gangrène, c'est aussi honorable pour vous ;
car vous l'avez de toute façon sacrifiée à la
patrie et même vous auriez été plus vite guéri.
Votre mérite est donc plus grand. Fusilier
Balandard, je vous remets cette médaille des
braves ; donnez-moi une poignée de main. »
Pendant cette allocution, dont le général paraissait assez satisfait, B. avait été tour à tour
rouge et pâle, mais enfin il était resté rouge ;
la sueur coulait sur son front et ses yeux étaient
redevenus brillants. Il balbutia avec peine :
« Merci, mon général », puis il embrassa la
bonne sœur qui lui avait épinglé la médaille sur sa chemise. Le lendemain il nous
supplia de faire une photographie où se trouvaient réunies autour de son lit les personnes
qui l'avaient soigné, la Sœur et ma femme, le

Dr Baudelot, les infirmiers et moi. Ce fut le Dr Larigaudry, habile en photographie, qui opéra avec un plein succès. A partir du jour où B. put apercevoir, chaque fois qu'il baissait la tête, le ruban jaune à liséré vert et la belle médaille qui décoraient sa capote d'hôpital, sa convalescence marcha d'un train rapide. Il put bientôt se trainer avec béquilles dans les cours de l'hôpital, puis dans la ville ; malheureusement il était assez souvent, trop souvent invité par quelque autre convalescent ou civil bienveillant à prendre sur le zinc des consommations, plus incendiaires que le vin de Lunel, et je dus mettre un frein à ces visites dans les bars. On put enfin, sa cicatrice étant assez solide, le pourvoir d'un pilon, puis d'une jambe articulée ; mais les premiers modèles fournis par l'appareillage du Service de Santé laissaient beaucoup à désirer et, quand je pus le faire renvoyer dans ses foyers, il ne se servait guère que de sa jambe de bois. Il nous fit des adieux touchants, les larmes coulaient sur son rude visage encore bien maigre.

Mais en juin 1917 il m'adressait cette gentille lettre :

M. le chef et Mme,

Je suis bien loin d'oublier ceux qui ont pris tant de soins pour me sauver la vie, ainsi que sœur Marthe qui m'a tant gâté, et M. Baudelot.

Si vous me voyiez, je ne suis pas reconnaissable tant j'ai engraissé et j'ai une belle jambe articulée ; je marche sans bâton ni béquilles, les mains dans mes poches, en fumant ma pipe. Et vous aussi, M. le médecin-chef, toutes mes félicitations pour votre décoration, que j'ai lue dans le journal, vous l'avez .bien méritée pour le dévouement que vous donnez pour vos malades et blessés malgré votre grand âge. Et j'ai été content aussi d'apprendre la médaille des Épidémies qu'a reçue la sœur Marthe ; elle doit se regarder souvent la poitrine, comme moi je fais pour ma médaille militaire. Recevez, M. et Mme, mes plus sincères salutations.

BALANDART

Plancoët, C.-d.-N. chez
mes parents.

Sa jambe momifiée, qui fut présentée à la Société des Hôpitaux avec l'observation, figure au Musée du Val-de-Grâce.

Depuis cette époque j'ai pu traiter trois autres cas dans mon service à Lariboisière avec le concours de mon interne de 1917, Maurice Gaumet, qui en a fait le sujet de sa thèse : *Traitement des gangrènes massives des membres par les injections interstitielles de créosote* (momification créosotée), thèse soutenue le 12 juillet 1917 avec félicitations du Jury (Chauffard, P. Marie, F. Widal, Desgrez) et mention très bien.

XI

GLORIEUSE FIN
D'UN GENTLEMAN PECHEUR,
ENGAGÉ VOLONTAIRE A 52 ANS
DANS LA LÉGION ÉTRANGÈRE

Au milieu de la cohue des blessés et malades
qui descendaient du train, après plusieurs jours
et nuits de transport de la Flandre dans la Sarthe, parmi les uniformes variés, sales et en
lambeaux, des lignards, artilleurs, cavaliers,
et marins, mon regard fut attiré par un soldat
de très haute taille, mais excessivement maigre, hâve, d'une pâleur terreuse, avec un grand
nez en lame de sabre.

Autour de ce squelette ambulant semblait
flotter, quoique raidie par la boue et boutonnée avec soin, une longue capote kaki. Ce soldat, chancelant à chaque pas, s'appuyait sur
son fusil, qui, avec le bidon feutré attaché en
haut du canon, semblait un bourdon de pèle-
rin militaire.

Je m'avançai pour le soutenir et lui souhaiter
la bienvenue : il me répondit péniblement avec
un fort accent anglais qu'il n'était pas blessé,

mais évacué du front d'Ypres pour diarrhée et bronchite. Il était manifestement de condition sociale bourgeoise. Quand il fut couché dans l'hôpital militaire temporaire n° 21, je lui fis raconter son odyssée.

Alfred T. Cooke, d'Eastbourne, était un sportman fanatique de pêche.

Il avait pêché non seulement dans toutes les rivières d'Angleterre, mais dans l'Afrique du Sud et en Australie : c'était d'ailleurs aussi un brillant fusil. Son plus bel exploit de pêche en Angleterre fut de prendre en une matinée à l'embouchure de la Cuckmere, près de Seaford, 50 livres de poisson.

En Afrique du Sud, il prit « le poisson tigre » dans la Rivière Blanche et des poissons géants dans les rivières d'Australie. Il était loin d'Angleterre quand la guerre éclata, il soignait ses poumons au voisinage du Cap.

Revenu en hâte se mettre au service de son pays, quoiqu'il eût 52 ans, il fut amèrement désappointé de ne pouvoir se faire engager en Angleterre, probablement à cause de sa mauvaise santé : après un mois d'efforts à Londres consacrés à aider le colonel Norton Griffith à former un bataillon spécial de coloniaux, il s'en vint à Paris et s'engagea dans notre Légion étrangère comme un jeune homme.

Pressé par son frère aîné, qui connaissait sa frêle santé, de revenir, il répondit : « Non, je ne reviens pas. Je veux aller jusqu'à Berlin, si je suis vivant. J'ai eu plusieurs occasions de me faire transférer au dépôt de Paris, mais je n'en ai pas besoin. »

Quand il entra à la Légion, ce fut, uniquement à cause de son âge, le seul Français qui ne fut pas vacciné contre la typhoïde, et c'est presque le seul de la Légion qui soit mort de cette maladie. Dans ses lettres à sa famille, il fait allusion à l'horrible eau qu'il est parfois obligé de boire.

Voici des lettres écrites à son frère sur la ligne de feu, quand et où il pouvait dérober un instant ; elles révèlent un noble esprit et un vif sentiment de la nature ; même au milieu d'horreurs et de souffrances « *telles qu'aucun des livres du monde ne pourrait les dire* », suivant ses propres mots (1).

France, Déc. 12, 1914.

« Cher vieux Fred, — Reçu votre carte postale hier juste après vous avoir écrit. N'est-ce pas une glorieuse nouvelle au sujet de ces trois navires allemands coulés ? Il y avait une causerie entre trois Anglais et trois Américains dans un abri, lorsqu'un soldat français a apporté *le Matin*. N'avons-nous pas poussé trois hourrahs sauvages, ce qui a porté les autres à voir de quoi

---

1. Ces lettres m'ont été communiquées par la famille et ont été publiées dans *The fishing Gazette* de Londres (20 mars 1915).

il s'agissait ! C'est certes beau et je puis imaginer votre grande joie.

« Les Allemands sont maintenant dans le village même que nous avons quitté. Il n'y aura pas moyen d'oublier jamais notre retraite. Levés à 1 heure du matin sous une pluie diluvienne, notre troupe marchait en colonne par deux, les routes étant trop épouvantables pour qu'on pût être quatre de front ; pas permis de dire un mot, défense absolue de fumer, et ainsi nous marchâmes le long de cet effrayant front de bataille, arrêtés souvent en silence une demi-heure. A notre droite le ciel s'illuminait des reflets éblouissants des coups de feu qui grondaient continuellement, ou plutôt c'était un bruit de déchirement, d'arrachement et d'instant en instant des boules de feu décrivaient de gracieuses courbes.

« Quelle boue et quelles flaques d'eau nous traversons ! Jamais je n'oublierai cette marche.

« Outre ce trépignement d'hommes dans le gâchis, imaginez la longueur de nos trois bataillons en colonne de deux ! En tête de notre compagnie marchait notre capitaine Escalle ; à cinq pas derrière lui suivait un soldat pour passer doucement un mot de commandement.

« De temps en temps il s'arrêtait et laissait un lot d'entre nous le dépasser. « Serrez, serrez ! » disait-il sans cesse. Nous n'avons pas été découverts par les Allemands. Nous percions curieusement l'obscurité et, en traversant trois villages, on voyait les petites fenêtres d'en haut soudain éclairées et des figures, anxieuses sans doute, apparaître.

« Sur différents points où nous passons, silhouettées contre le ciel, de hautes croix, avec la figure de notre Sauveur en appelant aux cieux. Jamais le monde n'a eu tant besoin de piété que dans ce temps submergé sous un déluge de sang et de l'armes.

Tout en silhouettes et également beau.

Quand la pluie cessait, que la lune décroissante se montrait et que les étoiles brillantes étaient au-dessus de nous tous, jusqu'à ce que le soleil se levât doucement derrière nous et que le jour parût, comme en réponse à l'appel continu des perdrix et des pluviers effarouchés !

« Bien fatigués nous arrivions à notre destination à 7 heures et aussitôt travailler dur de toutes façons — solides sections de garde et autres devoirs : dans un maigre moment de répit aujourd'hui je me suis promené sur un champ où de durs combats avaient eu lieu, et les champs étaient très, très vastes et à perte de vue des casques déformés et des lambeaux d'uniformes, et les tombes qui disent tant de choses.

« Cette bataille ne finira-t-elle jamais ? Tous les livres du monde ne pourront dire la somme de cette misère humaine : j'ai vu des martyrs au delà de ce qu'on peut croire. Le petit cottage où notre escouade a ses billets de logement est possédé par un vieillard et sa femme ; deux fils, un tué, l'autre un enfant. Maison fracassée ; des arbres fruitiers coupés ras : des trous dans le toit et les murs.

Mercredi, 16 décembre.

« Cher vieux Fred, — les autres feuillets, écrits depuis plusieurs jours, je n'ai pu les mettre à la poste. Toutes les lettres doivent êtres courtes et remises non cachetées au capitaine.

Nous avons marché le plus souvent la nuit, creusé des tranchées et fait des enchevêtrements de fils de fer barbelés, abattu des arbres, le plus souvent sous une pluie battante, dormant sur la paille. « Des alertes » toutes les heures et nous tous aussi joyeux que des cloches de mariage, en dépit d'une grande fatigue et de la boue qui nous couvre de la tête aux pieds. Impossible de décrire l'état de nos routes. Si je me présentais à votre porte aujourd'hui, vous me diriez : « Les vagabonds ne sont pas admis. »

Quant à nos quartiers, vos cabanes de rebut à Seaford seraient le paradis ; la pluie s'égouttant sur notre paille et les rats sont choses tout à fait acceptées et notre grande distraction est la chasse à un bout de chandelle ou à un morceau de beurre. C'est une jolie chance de s'assurer de bonnes choses. Obtenu toute une chandelle cette nuit et deux boîtes d'allumettes terriblement soufrées. Cela vous aurait porté un coup

de voir où nous prenions notre eau — des puits
étroits creusés dans des cours pleines de fumier
de vache. C'est merveille qu'il reste encore quelques villageois, mais ils doivent être immunisés
contre la typhoïde.

« Des Taubes, des ballons et un feu constant
jour et nuit. Faction en sentinelle, garde de
nuit ; je n'ai été mis qu'une nuit « en prison»,
étant mal à l'aise ; lorsqu'au tour de garde le
sergent me dit qu'il m'avait placé « en prison »
(seulement deux prisonniers), comme la paille
était sèche et qu'il y avait plus d'espace, ce fut
un régal. Quels désirs nous avons de tant de
choses que vous rejetez !

« Je suis un modèle de santé ; aller au front certain jeudi. Trois jours là et puis retour en réserve ; ne pas dormir des quarts d'heure dans
les tranchées juste par bribes. La distance entre
les tranchées opposées varie de 100 à 300 yards ;
c'est le jeu de « Jacques dans la boîte » ; si une
tête apparaît, grêle de balles. Les « Boches »
aiment les attaques vers minuit ; nous sommes
constamment en déplacement de village en village.

« Un copain allant à Paris mettra ceci à la poste.
Nous sommes maintenant à Morcourt, à 15 milles
à l'est d'Amiens. Je vous envoie une cartouchière
que j'ai ramassée sur le champ de bataille ; j'ai
vu des lots d'obus explosés ou non, toutes
sortes d'accoutrements, de casques bossués et
d'objets ; trop fatigué pour en emporter.

Envoyez-moi des cartes postales neuves sous une enveloppe. Serai avec vous par la pensée à Noël, et sur mes genoux aussi. Bonne chance, votre toujours,

Alfred-Théodore COOKE

— Ce brave vieux volontaire était atteint d'une fièvre typhoïde qui évolua jusqu'à la guérison ; malheureusement la tuberculose pulmonaire, dont il était atteint antérieurement, aggravée par les fatigues de ces cinq mois de front, prit le galop et se termina par une poussée de granulie asphyxiante, malgré tous les soins que nous prîmes de lui. Il m'inspirait ainsi qu'à mes assistants un affectueux respect et, malgré la multiplicité de nos préoccupations et de nos émotions, nous lui consacrions plus de temps qu'à d'autres malades.

Quand je le vis près de sa fin, c'était tard dans la soirée, je restai assis à son chevet, écoutant ses adieux faits à voix entrecoupée. Il me pria d'envoyer à sa famille quelque partie de son uniforme ; il me répéta à plusieurs reprises qu'il *était fier d'avoir combattu pour la justice sous le drapeau français, comme un frère d'armes*, et s'éteignit doucement.

J'envoyai à son frère, aussitôt après ses funérailles, quelques boutons et fragments de sa tunique avec ses papiers. Sa préoccupation constante avait été que sa famille n'eût pas de chagrin ; il me demandait de lui écrire qu'il allait de mieux en mieux pour la rassurer.

Aux obsèques, le pasteur protestant du Mans a prononcé quelques belles paroles et j'ai exprimé devant la tombe avec une vive émotion la gratitude de la France pour ce courageux Anglais, qui, à plus de 50 ans et malade, s'était engagé sous nos couleurs.

Le cercueil était couvert d'un drapeau français et de deux drapeaux anglais.

XII

SOUVENIRS MÉDICO-MILITAIRES
D'UN VIEUX DE L'ARRIÈRE

Mes états de service n'ont rien de sensationnel.
Tels qu'ils sont, je n'ai pas lieu d'en rougir.

Aide-major de 2e classe de réserve à ma sortie de l'internat, j'ai sauté du premier au troisième galon comme chef de clinique, puis j'ai
gravi lentement les échelons supérieurs. J'ai
accompli régulièrement et avec plaisir les périodes d'instruction réglementaires à Belfort,
à Bezançon dans des régiments d'artillerie, trouvant toujours un accueil cordial auprès des
officiers de l'active. C'est là en 1890 que j'ai
entendu pour la première fois les officiers appeler leurs artilleurs « nos *poilus* ».

A Bezançon j'ai noué même deux relations
très agréables et durables. Le capitaine Dégot,
qui devint général, était un lettré et un psychologue : il a écrit un livre intéressant sur *la Peur
chez les soldats*. Il avait pour compagnon insé-
parable le professeur de philosophie du lycée,
Colonna, et le contraste entre eux était saisissant, l'officier étant de haute taille et l'univer-

sitaire, un nain. Ce pauvre être, physiquement si mal pourvu, était d'une intelligence supérieure et de la plus haute valeur morale ; il avait réussi le tour de force, étant d'aspect presque risible, d'en imposer à ses élèves, à tel point que non seulement il ne fut jamais l'objet d'une moquerie, mais leur inspirait une admiration respectueuse : sa manière était de dire dès le premier contact avec sa classe : « Messieurs, votre maître n'est pas beau, il pourrait même exciter vos railleries, mais attendez un peu pour le juger. Vous verrez qu'il peut vous être utile. » Et il leur prouvait si bien son utilité que les parents ne tardaient pas à entendre vanter l'intérêt que ses leçons provoquaient. Il avait un des premiers compris l'utilité de faciliter l'orientation professionnelle de ses philosophes, en leur faisant comprendre en fin de cours par quelques leçons spéciales le fort et le faible, les avantages et les difficultés des professions entre lesquelles ils auraient à faire un choix, leurs études secondaires terminées, et hors classes, ayant étudié au cours de l'année les caractères et aptitudes de chacun d'eux, il les conseillait en conséquence. Aussi ai-je appris sans étonnement sa brillante carrière universitaire : malgré que ses moyens physiques eussent pu être un obstacle, il avait passé rapidement de Bezançon, à Lyon, puis à Paris dans un lycée, et enfin au Collège de France. Pendant mon séjour à Bezançon j'eus le très grand plaisir de passer chaque soirée à causer avec ces deux hommes si dissemblables, l'officier et le professeur, dont la conversation était si substantielle intellectuellement.

Cette période d'instruction se termina par des manœuvres et une revue du corps d'armée sous les yeux du général de Négrier. Il faut croire qu'il avait un œil de lynx ; car, lorsque je défilai avec ma batterie, il remarqua que je ne portais pas en sautoir la réglementaire petite sacoche et la bandoulière de cuir rouge, d'une complète inutilité, mais que par économie je n'avais pas acquises. Un aide de camp fut détaché pour me blâmer. Mais il n'y eut pas d'autre sanction à cet accroc au règlement.

Malgré cet incident, il est probable que mes supérieurs hiérarchiques versèrent à mon dossier des notes favorables, puisque à quelques années de là je fus informé par le ministre de la Guerre que j'étais nommé chevalier de la Légion d'honneur et invité à me faire décorer dans une prise d'armes aux Invalides, après avoir préalablement acquitté les droits de chancellerie. Les cloisons interministérielles au point de vue des récompenses honorifiques sont sans doute étanches. Car j'étais déjà chevalier depuis plusieurs années au titre de médecin de l'hôpital Tenon. J'écrivis donc au Ministre de la Guerre que, son collègue de l'Intérieur m'ayant déjà honoré de cette distinction, je ne croyais pas devoir payer une seconde fois les droits de

chancellerie : « Nous l'ignorions », me répondit
M. Lebureau. « Renvoyez-nous les papiers. »
Mais plusieurs personnes, ayant lu mon nom
sur les journaux et me sachant déjà chevalier,
interprétèrent l'erreur autrement et m'écrivi-
rent pour me féliciter d'avoir été fait officier.
Je dus remercier en leur disant que cette distinction n'était qu'un doublet. Et je n'eus la
rosette que dix ans plus tard, au cours de la
guerre.

Cependant je possédais le 4e galon, quand
j'atteignis l'âge où j'étais dégagé de toute obligation militaire. A la question : « Voulez-vous
rester dans les cadres ? » je répondis affirma-
tivement, désirant en cas de guerre conserver
le droit de servir avec mon grade. Mais je n'eus
pas la prudence d'imiter la plupart de mes collègues des hôpitaux, en posant comme condition de n'être employé que dans le gouvernement militaire de Paris. La conséquence fut
qu'on m'affecta successivement à diverses uni-
tés et qu'en 1913, à l'occasion d'une mobilisation partielle, comme le gouvernement en prescrivait quand des bruits de guerre se produi-
saient, je fus invité à me rendre pendant 24 h.
au Mans (IVe région), et j'y appris du Directeur
du Service de Santé que j'étais affecté à la direction d'une ambulance chirurgicale ! J'objec-
tai aussitôt que je n'étais pas chirurgien,
n'ayant pas touché un bistouri depuis la fin
mon internat. « Comment ? » répliqua mon

Directeur, « N'êtes-vous pas le collègue de mon ami Picqué, à Lariboisière ? » — « Certes, et je l'estime particulièrement ; mais il est chirurgien ; moi, médecin ! » L'excellent Picqué, qui devait pendant la guerre être envoyé aux ambulances d'Orient et finir tragiquement à Rome dans des conditions étranges, avait été chirurgien militaire avant de concourir pour les hôpitaux de Paris.

La raison qui m'avait fait passer pour chirurgien, mon amitié pour un chirurgien, est une de ces petites circonstances qui permettent d'apprécier avec quel soin étaient préparés les cadres du Service de Santé à cette époque. Nous en avons vu bien d'autres exemples, hélas ! au début de la guerre !

Bref on modifia mon affectation et je fus avisé qu'en cas de mobilisation je devrais me rendre le 2e jour à La Flèche pour y exercer la fonction de médecin-chef de l'hôpital temporaire nº 21 et de la Place. Je serrai la feuille rouge dans le fond d'un tiroir, ne pensant guère qu'elle me servirait. J'entrais dans ma 61e année....

— L'heure des vacances sonne. Je pars pour ma maison des champs, emportant un fort lot d'épreuves d'imprimerie à corriger, quand la nouvelle arrive de l'assassinat de l'archiduc héritier d'Autriche à Serajevo et de l'ultimatum adressé à la Serbie en termes tels qu'aux yeux de tout homme réfléchi le spectre de la guerre se dressa à l'horizon ; je me hâte d'achever la correction de mes épreuves et le 1er août, jour où l'ambassadeur d'Allemagne à Paris demanda ses passeports, je courus à Paris chercher une assez forte somme d'argent en vue d'une longue absence éventuelle (sans soupçonner pourtant qu'elle dut être si prolongée) et remettre mes épreuves à l'éditeur. En revenant à la gare de Fontainebleau, j'entendais sonner le tocsin à toutes volées dans tous les villages et je lisais les premières affiches de la mobilisation.

Le lendemain, ayant revêtu mon uniforme démodé (le dolman à brandebourgs et le pantalon rouge à bandes noires), je voulus partir au Mans par le train du soir. Mais j'étais accompagné de Mme Le Gendre et de sa femme de chambre et la consigne interdisait aux civils pendant plusieurs jours les trains militaires. Après refus du chef de gare, nous avisons à la queue d'un des trains un fourgon à bagages vide ; nous y montons et nous nous asseyons dans l'obscurité sur nos valises. Bientôt des mobilisés y montent aussi et derrière le rempart qu'ils forment le chef du train ne nous découvre pas avant le départ. En cours de route il n'osa plus faire descendre les dames qui accompagnaient un officier supérieur à barbe grise.

Le train s'arrêtait à toutes les stations où se pressait la foule des mobilisés ; bientôt le fourgon était comble et cependant aux stations suivantes de nouveaux arrivants essayaient encore d'entrer. Pour empêcher la bousculade et la surpression, seul gradé dans le wagon, je devais me tenir debout à l'entrée, et je passai ainsi la plus grande partie de la nuit, regardant la campagne inondée de clair de lune et dans l'état d'âme d'un médecin qui pense aux prochains carnages.

Débarquement au Mans par une pluie d'orage torrentielle et hôtels combles. Très fatigué par une nuit d'insomnie debout, je ne devais pas avoir l'air martial ; car je perçus cette exclamation d'un mobilisé. « Pige-moi c' bon vieux commandant ! » La première épithète pouvait à la rigueur me flatter, la seconde me faire craindre d'être insuffisant pour la tâche qui allait m'incomber.

Même difficulté pour l'embarquement de deux dames au train se dirigeant sur La Flèche qu'au départ de Paris. Refus énergique du chef de gare. Mais ici Dieu me tira d'embarras ; le Dr Dieu était un de mes anciens élèves, ophtalmologiste au Mans : il obtint du commandant de place l'autorisation que je réclamais.

Enfin nous débarquons, après de nombreux arrêts, dans la coquette petite ville qui, entourée de collines boisées, s'étend sur les deux rives du Loir et qui est gardienne du cœur d'Henri IV, légué aux Jésuites fondateurs du Collège, auquel a succédé le Prytanée militaire ; on y voit aussi d'ailleurs deux statues de ce bon roi.

C'est là que je devais, d'après les instructions de ma feuille de mobilisation, organiser d'abord un hôpital militaire temporaire dans la caserne de La Tour d'Auvergne, évacuée par un régiment, et le plus grand nombre possible d'autres formations sanitaires dans des locaux réquisitionnés dans la ville et les villages voisins.

La tâche ne fut pas toujours aisée : la politique et la religion ont de tout temps divisé la population en deux camps hostiles. Malgré « l'Union sacrée » proclamée par les chefs du gouvernement et du Parlement, bien des heurts se produisirent entre la Municipalité et les représentants de l'opinion contraire. Néanmoins, étranger aux querelles locales et avec le prestige du 5e galon qui venait de m'être octroyé, je pus rester à la fois neutre et ami de tout le monde, comme le Sosie d'Amphytrion.

J'ai eu le plaisir d'avoir pour collaborateur pendant trop peu de temps mon collègue des Hôpitaux de Paris, l'agrégé Marcel Labbé, le brillant professeur d'aujourd'hui, qui, obligé de quitter Reims avec tout le personnel de l'ambulance dont il était le chef, avait été dirigé sur La Flèche ; j'avais réussi à l'installer dans les locaux du Prytanée militaire, qui, quoique vides dans la période des vacances des élèves, m'avaient été jusque-là refusés en prévision de la rentrée.

J'ai eu comme collaborateurs permanents le médecin-major Lévêque La Croix, confrère parisien des plus distingués, et les aides-majors Larigaudry, O'Neil, Legoy, Thiroux, Coulombe, Bagourd, Savoye, Guérin. Le plus jeune; Boulard, qui faisait fonctions de radiographe, bientôt envoyé sur le front, fut tué dès les premiers jours.

Médecins de ville ou de la campagne, ces confrères firent de leur mieux les interventions chirurgicales courantes ; pour la grande chirurgie le Dr André Martin, déjà admissible au concours de chirurgie des Hôpitaux de Paris et aujourd'hui chirurgien. à Tenon, était un collaborateur précieux. En outre, mon collègue et ami Delagénière, le célèbre chirurgiendu Mans, voulait bien se faire à l'occasion chirurgien consultant.

Je trouvai un concours très cordial dans les médecins de la ville, le Dr Bordas, médecin du Prytanée, son frère, médecin d'une commune voisine, et le Dr Tuvache, quⁱ dirigeait une formation de la Croix-Rouge.

En outre, un confrère parisien, le Dr Marage, physiologiste de valeur, natif de La Flèche et propriétaire foncier dans la région, avait organisé dans les locaux du Séminaire, où il avait été élève, un service pour le traitement des blessés de l'appareil auditif et la rééducation de l'ouïe ; il était spécialement compétent, comme chargé de cours sur la physiologie de la voix à l'Ecole des Hautes Etudes.

Ce qui fut toujours difficile, ce fut le recrutement des infirmiers : il y avait parmi eux quelques gradés intelligents et débrouillards, mais ils m'étaient sans cesse enlevés pour les services de l'avant et les autres, appartenant aux professions les plus diverses, étaient difficiles à former. Un lot de dames de bonne volonté et les religieuses du couvent de la Providence me furent d'un grand secours pour le soin des blessés ; mais la plupart des dames se refusaient à soigner les malades pour des raisons diverses plus ou moins fondées.

Comme tous les dirigeants des formations de l'arrière, j'ai rencontré bien des difficultés dans l'organisation et l'exécution : rareté ou insuffisance de crédits, matériel de rebut. Les réquisitions de lits m'avaient apporté un extraordinaire bric à brac de couchettes de tout acabit, jusqu'à des lits d'enfants.

On aura une idée du peu de secours qu'on obtenait de la direction du Service de santé de la Région par le récit de mes négociations avec elle au sujet d'une commande de 150 lits, destinés à organiser un service de typhoïdes, malades pour lesquels des lits confortables sont nécessaires, si on veut éviter les meurtrissures et eschares de la peau des parties en contact prolongé avec le lit. On m'envoya des grillages minces en lames de fer très espacées, sans ressorts, fléchissant sous le moindre poids et supportées par des pieds de 30 cm. de haut : quand le malade y était placé, le prétendu sommier

s'aplatissait jusqu'au contact du sol. Pour ausculter et palper le malade, il fallait s'agenouil-
ler par terre ou même s'étendre complètement,
quand il était trop faible pour s'asseoir. Lorsque
je protestai, le directeur se retrancha derrière
l'Intendant qui, s'appuyant sur un catalogue
du fournisseur officiel, entreprit de me convaincre que, les lits envoyés correspondant au
n° de la commande faite par la Direction, tout
était pour le mieux et que ma réclamation était
sans portée. Comme je me tournais vers le Directeur en lui disant : « Si vous étiez atteint de
fièvre typhoïde, accepteriez-vous d'être soigné
dans un de ces lits ? », il me répondit paisiblement : « Ce n'est pas la question. Vous avez
demandé des lits, on vous les a envoyés. Gar-
dez-les. » Et il me fallut revenir à mon service
de typhoïdes, sans pouvoir faire mieux que
d'exhausser les pieds des lits avec des briques et
de soustraire aux lits des blessés les moins
graves des matelas plus épais que les minces
galettes de varech fournies par le S. S.

L'organisation des bains présenta de grosses
difficultés ; je ne pus réunir plus d'une demi-
douzaine de baignoires pour adultes, malgré
mes réquisitions en ville. Il fallut tout le zèle
de mon assistant Baudelot, n'ayant pour aides
que la bonne sœur Marthe, le caporal Olive,
ancien garçon de pharmacie à Paris, et un
infirmier séminariste rigoureusement sourd,
pour réussir à baigner systématiquement ceux

des typhiques qui avaient plus de 39º ; je dus renoncer à faire la balnéation systématique que je pratiquais toujours dans mon service à Paris.

Je connus comme tous les chefs de formations l'avalanche de circulaires, souvent inexécutables et parfois contradictoires et dont il fallait accuser réception, mais contre lesquelles on ne pouvait protester sans s'exposer aux foudres des grands chefs et provoquer une nouvelle débauche de papiers comminatoires.

Et ces extraordinaires feuilles de statistique dans lesquelles le zèle de Bertillon, jaloux de renchérir sur l'œuvre des Etats-Unis après la guerre de Sécession, avait accumulé avec une ingéniosité quasi diabolique une foule de questions, en regard desquelles il était impossible dans la moitié des cas d'aligner une réponse sincère dans les conditions présentes ! — Et le S. S. harcelait pour obtenir les réponses et renvoyait les feuilles quand on les lui adressait incomplètes... ou avec trop de points d'interrogation. Or j'ai ouï dire que ces tonnes de papier noirci ont fini par périr dans un incendie à Paris.

Malgré tout, je n'eus pas à rougir devant les nombreux Inspecteurs qui se succédaient, les uns militaires, courtois et bienveillants comme l'éminent professeur Vaillard, ou parfois rudes et peu indulgents, comme mon regretté collègue de l'Académie, Delorme ; d'autres, civils militarisés et plus exigeants encore, comme mon camarade de Lariboisière, Chaput, délégué par le Ministère pour inculquer aux chirurgiens improvisés de l'arrière, par la parole et l'exemple, les préceptes de la chirurgie la plus hardie.

Enfin, mes collaborateurs et moi, nous pouvions à l'époque où j'ai quitté La Flèche, en décembre 1915, nous réjouir de la statistique des formations de la Place, puisque sur 4.732 hospitalisés, dont 200 typhiques, nous n'avions eu que 90 décès. Pourcentage honorable.

C'est avec émotion que je suis allé avant mon départ jeter un dernier regard sur ces 90 tumuli, dont la terre était plus ou moins fraîchement remuée, surmontés de croix de bois d'une uniformité réglementaire ou de stèles avec caractères arabes pour les Musulmans, l'inscription à la peinture noire des noms et des régiments dans une allée réservée aux sépultures militaires, que j'avais vue s'allonger pendant dix-huit mois. Il est fort pittoresque, ce Campo Santo, hors la ville, encadré de grands vieux arbres et très fleuri. Que de fois j'y suis entré avec le même cérémonial à la tête des autorités civiles et militaires, précédé d'un ou deux cercueils couverts du drapeau tricolore, spécialement destiné à cet usage funéraire et que j'ai emporté comme relique, quand la formation a été dissoute! Que de fois j'ai fait le trajet à travers les rues, sous le soleil ardent, la pluie battante ou la neige à gros flocons, venant d'une ou l'autre des formations hospitalières dont l'ensemble constituait la Place.

Fin de Carrière et dernières impressions

En janvier 1916, grâce à mon ami le professeur P. Teissier, chef du cabinet du S. Secrétaire d'Etat du S. S., j'étais rappelé dans le gouvernement militaire de Paris et l'éminent Directeur du S. S., le médecin général inspecteur Sieur, me confiait la double fonction de diriger un service d'officiers malades au Dispensaire Heine rue de la Glacière, où mon collègue Rochard œuvrait comme chirurgien avec autant de succès que d'entrain, — et de collaborer au triage et au traitement des soldats tuberculeux dans mon service de Lariboisière, dont la salle d'hommes fut militarisée, — sans préjudice de mes deux salles de femmes, dont je conservais la direction.

Ce fut une lourde tâche. Mon service d'officiers se trouvait rue de la Glacière, j'habite dans le quartier des Invalides et, n'ayant pas à ma disposition d'autres moyens de transport que le métro, pour faire mes deux visites du matin, je devais parcourir en quatre étapes la moitié du périmètre de Paris. Après déjeuner, je retournais à Lariboisière et j'y restais jusqu'à 6 heures.

Au dispensaire Heine se trouvaient en majorité des officiers serbes, ayant subi la terrible retraite qu'on se rappelle, aussi émouvante et pénible que celle de la Grande Armée en 1812 ; à Corfou beaucoup purent se rétablir. Mais les chroniques furent évacués sur la France et il s'en trouvait de si malades et si déprimés que leur vue et les récits de leur odyssée m'ont laissé de bien pénibles impressions.

Parmi les Français j'eus à soigner le vicaire général d'un évêché, qui avait brillamment servi au front comme aumônier dans une armée, malgré un âge déjà avancé ; il en était revenu très malade. Charmant causeur, d'esprit tolérant, lettré, après une très longue convalescence il a fini par guérir, car j'ai su qu'il avait été promu à un évêché.

Outre la thérapeutique médicamenteuse, il était indispensable de faire à tous ces pauvres déprimés une psychothérapie intense, le traitement le plus fatigant pour le médecin.

A Lariboisière la fatigue était d'un autre ordre : l'auscultation d'une centaine de thorax et les examens radiologiques. J'avais la bonne fortune d'être doublé d'un assistant plein de courage et très instruit, le Dr Lucien Beaumé, ancien interne de la promotion de 1888, médecin-major de réserve, qui, après 18 mois de service au front, avait dû être évacué pour raison de santé. Que d'heures nous avons passées dans le local si exigu dont je disposais pour la radiologie, non aéré, encom-

bré sans cesse de tousseurs et de cracheurs de
bacilles, en été dans une chaleur d'étuve !

Que de fois nous avons regretté, lui la vie
plus mouvementée et du moins en plein air
qu'il avait eue aux armées, et moi mon hôpital
de la Flèche en pleine campagne et mes courses
pour visiter les formations sanitaires dans les
environs !

Notre besogne devait finir par avoir raison
de nos forces. Au bout d'un an nous avions
perdu l'appétit et nous maigrissions à vue
d'œil. Déjà ébranlé par sa campagne, Beaumé
tomba pour ne plus se relever, emporté en
quelques semaines par une granulie pulmonaire.

Quant à moi, des hémoptysies abondantes
et réitérées sont venues mettre brutalement
fin à ma carrière militaire quelques mois seulement avant l'armistice, mais beaucoup plus
prématurément à ma vie hospitalière et professionnelle. Après de nombreuses péripéties
pulmonaires, pleurales et laryngées, la sclérose,
bienfaisante en ce cas; de la vieillesse, a enrayé
la caséification en me laissant l'invalidité.

Maintenant pendant les jours mélancoliques
de la 75e année, en remâchant mes souvenirs
de jeunesse et mes impressions professionnelles,
je trouve quelque réconfort à jeter un coup
d'œil de temps à autre entre deux quintes de
toux sur mes petits trophées : la médaille d'argent de l'Assistance publique à Paris, la petite

médaille d'honneur des épidémies (en or), que m'a décernée le ministère de la Guerre et, plus souvent, par nécessité, le chronomètre qui m'a été légué par une cliente reconnaissante de mes soins.

Ces deux objets, seuls représentants dans ma demeure du métal précieux disparu depuis tant d'années, m'autorisent seuls à joindre l'épithète *aurea* au nom si commun de *mediocritas* pour caractériser ma situation d'ex-petit rentier. Je me complais aussi à écouter sans fatigue ni frais quelques symphonies de Beethoven, grâce au superbe poste de T. S. F. que m'a offert avec une délicate munificence un groupe de mes élèves et de mes amis.

C'est encore une consolation de feuilleter quelques-uns des beaux livres d'art qu'ont publiés plusieurs médecins, mon ami le professeur Paul Richer, l'habile statuaire, sur le *Nu dans l'art*, les *Histoires de l'art* du Dr Elie Faure, le *Falconet* du Dr F. Valon : la charmante étude de mon illustre collègue M. Georges Clemenceau sur les *Nymphéas* de Claude Monet. Car Musset a eu bien raison d'écrire :

> Le remède au Mélancolique
> C'est la musique
> Et la Beauté !

Apprenant à chaque instant la mort d'un

ami ou d'un collègue, j'attends mon tour et je me dis avec mon cher Montaigne :

Qu'il faut être toujours « tout botté et prêt à partir. »

TABLE

Souvenirs de mes années d'apprentissage
(1870-1885).

1. Début insolite d'études médicales............ 5
2. Un bel hôpital sur le pied de guerre en 1870... 13
3. La lugubre chirurgie de 1870-1871........... 20
4. Une installation au Quartier Latin en 1872... 27
5. Un duel coûteux, mais sans effusion de sang.. 35
6. Cafés et brasseries du Quartier Latin, il y a 50 ans 44
7. Péripatétisme, manifestationisme et noctambulisme 54
8. Manifestations tumultueuses (vulgo *chahuts*) à la Faculté de Médecine................... 61
9. Comme quoi il était difficile d'apprendre l'anatomie à Paris dans les années Septantes... 74
10. Les graves lacunes de l'enseignement médical de cette époque........................... 89
11. Un bal d'étudiants et d'artistes au quartier latin en 1874............................ 103
12. Variations sur le thème du stage clinique et la timidité 112
13. Mon ami le Chimiste mélomane. — Une société d'amateurs de musique : la Trompette. — Déplorable début dans la carrière des concours 129
14. Cure de la timidité par l'Enseignement populaire : l'Union française de la Jeunesse..... 139
15. Soirées littéraires de la rue Visconti et Dîners médico-littéraires du Café Procope........ 160
16. Je me mets dans mes meubles. 176
17. Vieil étudiant et jeune externe 184
18. L'amour de la Calotte et la Lune de miel de l'Internat 198

19. Silhouettes de chefs et d'internes en 1883.... 227
20. Fantaisie, tapage et travail................ 240
21. L'Ecole de Cochin en 1884.................. 252
22. Ma dernière année d'internat............... 262
23. Epilogue : Soutenance de thèse............. 274

Impressions professionnelles (1885-1917).

1. Le marsouin égyptologue..................... 281
2. Une vocation malheureuse................... 288
3. Conséquences imprévues de deux embaume-
   ments 295
4. Incidents de consultation : Pensée sauvage
   et vieux billets. — Des pellicules sur un collet. — Leçon de pédagogie inopportune.... 303
5. Un triste 14 juillet de médecin consultant..... 312
6. Trois nudités inattendues.................... 319
7. Suicide d'artiste (souvenir d'hôpital)......... 328
8. Original et précieux client.................. 334
9. Un échec de la suggestion thérapeutique ou
   le magicien désappointé 341
10. Une amputation à la créosote. — Unijambiste
    réconcilié avec la vie par le vin de Lunel et
    la médaille militaire...................... 347
11. Glorieuse fin d'un gentleman pêcheur, engagé
    volontaire à 52 ans, dans la légion étrangère. 358
12. Souvenirs médico-militaires. — Fin de carrière. 367

Le Crin-Crin d'un Mire

LECTEURS AMIS,

Le violon d'Ingres est proverbial. Mais il n'y a pas que les Grands artistes qui éprouvent le besoin de se délasser de leur fatigue professionnelle par la recherche d'une émotion artistique d'un autre ordre

Plus d'un humble barbouilleur a senti cette nécessité. Ne pouvant disposer d'un Stradivarius, il a dû se contenter d'un *Crin-crin*. La mauvaise qualité du son n'exclut pas la sincérité du sentiment chez le râcleur de cordes. Quelques bonnes âmes peuvent se rencontrer pour le comprendre et ne pas feindre de l'écouter, en se bouchant les oreilles.

Tous les bergers de Sicile, qui cherchaient à se consoler de leurs peines d'amour, n'avaient pas la flûte des pasteurs de Théocrite.

Extérioriser son plaisir ou sa peine d'une manière quelconque est en certains humains une impulsion irrésistible. Le romancier allemand Sudermann l'a bien compris dans sa *Frau Sorge* (Madame Chagrin, traduite sous le titre « La femme en gris »), quand il a conté l'histoire d'un enfant qui exprimait ses joies ou ses chagrins... en sifflant — comme les merles.

Le vieux médecin (*mire* en vieux français), qui a, tout au long de sa vie, déversé dans des effusions pauvrement rimées ses enthousiasmes, ses indignations, ses bonheurs et ses douleurs, n'en faisait confidence à personne.

— « Eh ! qui, diantre ! vous pousse à les faire imprimer ? » lui dit tout bas Alceste. « Pourquoi rompre ce silence au soir de la vie ? »

Est-ce vanité de vieil enfant ? — La rime n'est pas toujours riche... et le style, non plus... Les idées sont banales — Alors ? » Voici : j'ai toujours éprouvé du plaisir à me relire en lettres moulées. Ayant pris le parti de communiquer à mes amis, avant de les quitter, quelques échos de ma vie, je n'aurais pas été tout à fait sincère en leur cachant mon tiroir à vers. Ceux que j'en tire, dans l'intention de ne pas dissimuler mon vice secret, seront la carte d'adieu avec P. P. C. du septuagénaire à ceux qui se sont intéressés à lui, avec le rappel des noms d'amis très chers disparus (d'où le nombre insolite des dédicaces; encore ai-je dû en omettre involontairement plus d'un).

D'ailleurs, lecteurs amis, si l'envie vous en prend, après avoir lu, faites comme le Héros de Frau Sorge... Sifflez !

AVANT-PROPOS

« Oh ! Les vers d'un Mire !... Lit-on,
« Mon cher, des vers de mirliton ?
« Vous n'étiez pas un Porte-Lyre
« Et vous chantiez !... Mais dans quel ton ? »
— Ami lecteur, calme ton ire.
Ne blâme pas avant de lire.
Ma lyre est à peine un piston,
Voire un flageolet qui soupire.
Il s'en faut de tout que j'aspire
A te faire oublier Milton.
Mais Esculape et Podalyre
Sortaient du vainqueur de Python.
Maistre François veut qu'un bon mire
Pour son malade ait le sourire ;
Lui-même osa souvent écrire
En vers malins plus d'un centon :
Il savait que contre un délire
Musique vaut mieux que séton.
Et que les choux du Vieux Caton (1).
Lis donc, ami, sans plus médire.

1. Il est prudent de rappeler que Caton l'Ancien estimait les choux capables de prévenir ou de guérir beaucoup de maladies.

A MES PARENTS

Vous qui m'avez donné la vie, ô toi, ma Mère,
Qui parmi les soucis d'une existence amère
As su te consoler par le culte des arts, —
Toi, Père, escomptant trop d'avantageux hasards
Et ne réalisant jamais tes rêveries, —
J'évoque avec respect vos mémoires chéries.

C'est de toi que je tiens l'indescriptible émoi,
Redressement moral et bien-être physique,
Qui toujours me saisit et s'empare de moi,
Quand j'entends, chère Mère, une noble musique.
Tu m'as encor donné ce vif amour des fleurs,
Qui, sans se satisfaire à les voir aux parterres
Ni même à respirer leurs parfums salutaires,
S'efforce à copier leurs formes, leurs couleurs.

GERMINAL

(Juvenilia).

INSOUCIANCE

« *Vous aimez, vous chantez sans craindre l'avenir,*
« *Enfants* », *disent ces vieux à la tête chenue,*
« *Et vous semblez, dans votre espérance ingénue,*
« *Croire que vos beaux ans ne sauraient pas finir.* »

« *Pourtant votre horizon ne peut que s'embrunir,*
« *Et, lorsque la vieillesse enfin sera venue,*
« *Vous gémirez des maux que fait cette inconnue,*
« *N'ayant pas su contre eux à temps vous prémunir.* »

— *Et moi :* « *L'oiseau, dans son insouciance heureuse,*
« *Au ciel bleu du printemps ne songe qu'à chanter,*
« *Tissant son nid d'amour sous la ramure ombreuse.*

« *Ce gai bohémien va-t-il s'inquiéter*
« *Si plus tard de l'Hiver la brutale arrivée*
« *Doit jeter bas le nid où naquit sa couvée ?* »

LE RETOUR AU NID

Fier d'un léger duvet, le jeune oiseau, rêvant
D'essayer la vigueur de ses plumes nouvelles,
Veut voler hors du nid protecteur et, bravant
Des dangers qu'il ignore, il part à tire-d'ailes.

Mais il a trop compté sur sa force : le vent
Et la pluie ont bientôt glacé ses membres frêles ;
Meurtri, mourant de faim, on le voit bien souvent
Retourner à grand'peine aux mousses maternelles.

Mère, quand j'ai quitté le foyer de famille,
Comme l'oiseau qui fuit la natale charmille,
J'emportais en mon sein mille rêves joyeux.

Aujourd'hui j'ai perdu, non sans dure souffrance,
Plus d'une illusion et plus d'une espérance ;
Je reviens le cœur triste et des pleurs dans les yeux.

AMORE E SICCOM'IL VENTO,
O NOCEVOLE O FAUSTO

Le marin éperdu, quand il se sent drossé
Vers l'écueil où l'attend la mort inévitable,
Peut maudire le vent, chasseur inexorable
Qui presse son navire ainsi qu'un daim blessé.

Mais, lorsqu'après des jours d'accalmie implacable
Les vivres font défaut, qu'il se croit menacé
De périr par la faim, vampire épouvantable
Dont la griffe s'enfonce en son corps convulsé,

Il invoque à grands cris le retour salutaire
De ce vent redouté qu'il maudissait naguère.
— Amour, dont nul ne peut se flatter d'esquiver

L'atteinte, nous voyons les hommes en délire
Tour à tour invoquer ton nom et le maudire :
Tu peux, comme le vent, les perdre ou les sauver.

L'AMOUR ET LA MORT
RÉMINISCENCE DE G. LEOPARDI.

L'Amour et la Mort sont bien frère et sœur :
Dans le même instant Dieu les a fait naître.
Sa Bonté Puissante, en créant notre Etre,
Nous pouvait-il mieux marquer sa Douceur ?

L'un nous fait goûter la plus vive joie
Qui soit réservée à nos cœurs mortels.
L'autre est le remède aux soucis cruels,
Aux constants chagrins dont l'Homme est la proie.

O Mort, tu n'es pas le spectre glacé
Que croit voir souvent notre couardise :
Je te vois plutôt, pudique promise,
Enlaçant l'Amour, ton beau fiancé.

Vous m'apparaissez, Visions sereines,
Couple d'une grâce austère ennobli,
Qui tenez en mains les deux coupes pleines
Des plus doux poisons, l'Ivresse et l'Oubli.

♦

LES DEUX AMOURS

Il est un faux amour, méprisable et brutal,
Trop bas pour inspirer aucune noble envie.
Il avilit, énerve et son pouvoir fatal
Comme une lèpre immonde empoisonne la vie.

Il ne mérite pas le nom de passion ;
On n'en doit pas attendre une flamme immortelle :
N'ayant pas d'autre but que la possession,
Il ne peut que s'éteindre et finir après elle.

Plaignons qui connaît seul cet amour dégradant.
Mais il en est un autre, et noble, incorruptible,
Celui-ci, comparable aux anges de la Bible
Qui chassaient les Démons avec le glaive ardent,

Chasse du cœur humain par sa seule présence
Le cortège odieux des pensers malfaisants.
Rien ne peut l'amoindrir, ni le temps, ni l'absence ;
Il se trempe au contraire et croît avec les ans.

C'est l'amour dégagé des chaines sensuelles,
Qui devient chaque jour plus fidèle et plus fort,
Qui, planant au-dessus des voluptés charnelles,
Survit à la beauté, survit même à la Mort.

Car il fait désirer dans la femme qu'on aime
Non pas sa beauté, non le charme passager
De son corps, mais l'Esprit, le Cœur, l'Ame elle-même.
C'est le seul Amour vrai ; tout autre est mensonger.

LE BAL

Danse, plaisir banal, mais cher à tous les hommes,
Tu peux donner aux pauvres êtres que nous sommes
En tout temps, en tout lieu l'oubli momentané
Des maux cuisants auxquels chaque homme est condamné

* * *

Cheveux poudrés, si blanche sous le blanc satin
Qu'il n'est lys dont l'éclat près du sien ne pâlisse,
Elle danse avec grâce, — ou plutôt elle glisse
Au milieu des danseurs, comme un mignon lutin.

La modeste candeur se lit sur son front lisse.
Sur sa bouche se joue un sourire mutin,
Mais un rire d'enfant en jaillit argentin,
Quand un sot compliment provoque sa malice.

Je l'admirai longtemps, timide confondu
Dans la foule ; enfin j'ai pu tenir dans mes bras éperdu
Pendant de courts instants sa taille souple et fine.

Puis, la danse ayant fait tomber de ses cheveux
Une fleur d'oranger, j'en suis maître — et la veux
Garder en souvenir de cette enfant Divine

BELLE ET BONNE

J'ai bien souvent pensé, Madame,
Que sur votre jeune oreiller,
Les yeux pleins d'une douce flamme,
Quelque fée avait dû veiller.

Grâces du corps, charmes de l'Ame,
C'est elle qui fit scintiller
Ces fleurons que je vois briller
A votre couronne de femme.

Mais le don le plus ravissant,
Qu'ait mis sur votre front naissant
Votre marraine fantastique,

Est cette adorable bonté,
Qu'on lit dans la sérénité
De votre regard sympathique.

RÊVE DU VIEUX TEMPS

Laissez-moi vous conter un rêve,
Madame ; il n'est guère sensé ;
Ce n'est qu'un bonheur effacé,
Mais son illusion trop brève

Adoucit mon dépit présent.
— Vous êtes une chatelaine
Au profil fier et séduisant,
Compatissante, mais hautaine.

Vous habitez un vieux château,
Hauts murs de brique, angles de pierre
Et toits d'ardoise, que le lierre
Couvre à demi d'un vert rideau.

Dans la salle, qu'à peine éclaire
Un grand vitrail aux tons éteints,
Est le fauteuil héréditaire
Sous l'œil grave des aïeux peints...

Vous êtes assise, parée
D'une robe de brocard blanc,
La taille étroitement serrée.
Un diadème étincelant

Ceint votre blonde chevelure.
Vous écoutez distraitement
Un page, qui vous fait lecture
De quelque vieux conte charmant.

Soudain au pied de la tourelle
Retentit un galop pressé ;
Au son d'un cor on a baissé
Sur le fossé la passerelle.

Rapière au flanc, plume au chapeau,
Tout jeune, fringant, presque imberbe,
Et sur l'épaule un court manteau,
S'avance un cavalier superbe.

Ce cavalier, c'est moi, Madame,
Moi qui suis amoureux de vous ;
Oui, je sens brûler dans mon âme
Un feu cruel et pourtant doux.

Faisant resonner sur la dalle
Ma botte à l'éperon doré,
Je traverse la longue salle.
— Votre page s'est retiré —

Manchettes en riche dentelle,
Et rubans au reflet changeant,
Baudrier tout brodé d'argent
Me font une prestance telle

Que vous n'osez me refuser,
Malgré votre rigueur altière,
Tout en abaissant la paupière,
Votre blanche main à baiser.

Puis, sur un clavecin d'ébène,
Incrusté de fleurs et d'oiseaux,
Vos doigts, en l'effleurant à peine,
Eveillent de tendres morceaux,

Tantôt langoureuse romance,
Tantôt prélude ou menuet :
Le son s'éteint, puis recommence.
Moi, j'écoute d'abord muet

La pénétrante mélodie,
Sur votre fauteuil accoudé ;
Mais bientôt, d'une voix hardie,
Sans être trop réprimandé,

En murmurant à votre oreille
De brulantes phrases d'amour,
Je peins « ma flamme non pareille »
Dans le style fleuri du Jour.

Si J'espérais qu'il pût vous plaire,
Ce rêve fou du Temps passé,
Encore que mal esquissé !...
Lisez-le du moins sans colère.

CAPRICES DES YEUX

J'aime vos yeux, parce qu'ils sont
D'une couleur étrange et rare,
Tantôt d'un brun sombre et profond,
Tantôt lumineux comme un phare.

Tout grands ouverts, parfois ils ont
Un reflet verdâtre, bizarre,
Lorsque votre esprit vagabond
Loin des réalités s'égare.

Etes-vous gaie, ils sont joyeux,
Caressants, pleins d'espièglerie,
Clairs comme un jour d'été les cieux.

Mais, si quelqu'un vous contrarie
Les voilà noirs, pleins de furie.
O les chers yeux capricieux !

JALOUSIE

Je suis jaloux de tout, de l'air qu'elle respire
Et qui fait sur son front voltiger ses cheveux,
Du fruit qu'elle a cueilli, de la fleur qu'elle admire,
De tout ce qu'a fixé son regard curieux.

Je suis jaloux du pauvre auquel vont son sourire
Et l'aumône à la fois ; je suis même envieux
Du gros chien, que sa main mignonne et douce attire,
Et dont les doigts légers lissent le poil soyeux.

Je voudrais être tout ce qu'elle voit ou touche
Et que chacun des mots qui sortent de sa bouche
Ne pût être entendu par un autre que moi.

Jadis j'aurais prié quelque magicienne,
Des sexes séparés brisant la dure loi,
De confondre à jamais et ma vie et la sienne.

PARESSE AMOUREUSE

J'admire le penseur, l'apôtre, qui sans cesse,
Malgré tous les dégouts dont il est abreuvé,
Prêche aux hommes le vrai. J'applaudis à l'ivresse
De l'artiste qui cherche un idéal rêvé.

Mais je l'admire aussi, l'amoureuse paresse,
Qui par ses chaines d'or a tant de fois rivé
L'homme au cœur haut et fier aux pieds d'une maîtresse
Dont les doux yeux l'avaient séduit et captivé.

Aimer est ici-bas la seule destinée.
Qui puisse convenir à toute âme bien née.
Oui, l'Amour, ses douleurs et ses plaisirs fiévreux,

Sont le but de la vie, et la gloire elle-même,
Ce rêve qui berce tant d'esprits généreux,
Ne vaut pas le baiser de la femme qu'on aime.

LE SILENCE ÉLOQUENT

Lorsque je suis assis près de toi, ton haleine
Effleurant mes cheveux comme un zéphyr discret,
Tes yeux cherchant les miens, ma main pressant la tienne,
Je suis heureux ; mon cœur, gonflé d'amour, est prêt

A déborder ainsi qu'une coupe trop pleine,
Et cependant ma bouche entr'ouverte se tait ;
De ma gorge serrée un soupir sort à peine.
Ah ! Tu me crois peut-être indifférent, distrait ?

Non, non ! ne le crois pas ; je t'aime, je t'adore,
Mais, pour te peindre bien l'ardeur qui me dévore,
De quels mots de la langue humaine puis-je user ?

Quels mots pourraient suffire? Et les phrases brûlantes,
Qui se pressent à flots sur mes lèvres tremblantes,
N'en diraient pas autant qu'un soupir, un baiser.

AMOUR PARTAGÉ

Allez, beaux jeunes gens, allez ! L'allée ombreuse
    Ouvre sa profondeur
Discrète devant vous, — toi, pudique amoureuse,
    Toi son ardent vainqueur.
Déjà le crépuscule a couvert de ses voiles
    Les bois silencieux.
Vos seuls témoins seront ces millions d'étoiles
    Dont s'émaillent les cieux.
Faites-vous un doux nid dans les fleurs, sur la mousse,
    Un nid tout parfumé ;
Et vous y trouverez la caresse plus douce,
    Le baiser embaumé.
Fraîche brise du soir, comme une bonne mère,
    Berce ces deux enfants !
Et vous, épargnez leur votre visite amère,
    Cauchemars étouffants !
Mais ils ne dorment pas, et leurs soupirs se mêlent
    A ceux de la forêt,
Et l'indulgente Nuit, dont les ombres les cèlent,
    Seule entend leurs secrets.

« *Je t'aime* ! *M'aimes-tu* ? *Ma chère âme, ma vie,*
  A toi mes nuits, mes jours ! »,
Dit l'Amant. — *Et l'amante a répondu, ravie :*
  « *Je t'aimerai toujours* ! »

RADIEUX PRINTEMPS

Avril étant venu, ce tailleur souriant
Essayait leurs habits printaniers aux branches.
La mousse, que brodaient cent mille étoiles blanches,
Etalait sous nos pieds un tapis d'Orient.

Le grand ciel radieux jetait en teintes franches
Les plus vives couleurs dont le peintre est friand
Sur le lac, où glissait un cygne aux souples hanches
Et que rasaient les vifs martinets en fuyant.

A mes côtés courait une mignonne fée,
Blonde, aux yeux chatoyants, qui riait, décoiffée,
A l'épagneul frisé gambadant devant nous.

Puis, songeuse et lassée, et la bouche mi-close,
Où la perle des dents luit dans son écrin rose,
Elle s'est endormie, — et c'est sur mes genoux.

SOUS BOIS

Quand nous serons courbés sous le poids des années,
Nous nous rappellerons, chère âme, ces journées
Où, jeunes et fringants, nous explorions les bois
De Meudon et Chaville. — Oh ! la première fois,
Quel beau soleil, brillant dans un ciel sans nuage,
Perçait de ses rayons le dôme de feuillage
Et des sentiers étroits éclairait les détours !
La Nature semblait sourire à nos amours :
Fauvettes et pinsons fêtaient notre venue ;
Les grands arbres, vieillards à la tête chenue,
S'inclinaient sur nos fronts tout paternellement.
— Elle courait dans les taillis allègrement,
Egrenant des chansons, et, pour cueillir des mûres,
Ecartant les buissons, au mépris des morsures
Que la ronce jalouse infligeait à ses bras.
— Moi, je suivais, pensif et recueilli, ses pas,

Savourant le bonheur de la voir si jolie.
Elle était, s'il se peut, par la course embellie :
L'air vif et sain avait d'un léger incarnat
Nuancé la pâleur de son teint délicat.
Sa robe bleue avait la teinte des pervenches
Qu'on distingue en avril de loin parmi les branches.
Et les papillons fous, blancs, jaunes, azurés,
S'y trompaient, voltigeaient autour d'elle, attirés
Par un charme et quittaient sans pitié les corolles
Des liserons. Ses blonds cheveux, ses boucles folles
S'éclairaient au soleil de reflets chatoyants.
Jamais ses yeux n'avaient resplendi plus brillants
Et mon cœur s'emplissait d'émotions bénies,
Tandis que, pleins d'espoir, tous deux, les mains unies,
Nous faisions des projets infinis d'avenir.
« Je voudrais dans ces bois bien souvent revenir,
Y bâtir un châlet modeste, où du théâtre
Je voudrais oublier les soucis ; j'idolâtre
La campagne et les fleurs ; c'est mon plus cher désir
D'y passer le printemps et l'été. Quel plaisir
De pouvoir à mon gré, sans souci des toilettes,
Courir les bois, cueillir lilas et violettes,
Déjeuner, puis dormir sur la mousse ! Et le soir.
Ce serait un repos enivrant de pouvoir,
Aux rayons de la lune argentant l'herbe verte,
S'asseoir au piano ! Par la fenêtre ouverte
Monte des foins coupés le parfum pénétrant :
Mes doigts vont réveiller sur le clavier vibrant
Les plaintes de Schubert dans son Adieu mystique
Ou les émois de la Sonate Pathétique.

Je veux modestement borner mon horizon :
Ma demeure serait une blanche maison,
Enfouie à moitié dans le lierre et les roses.
Je n'y recevrais pas les visages moroses,
Mais un groupe choisi d'amis sûrs et joyeux. »
— Moi, je demandais si ce chalet merveilleux
N'aurait point par hasard quelque porte secrète
Dont j'aurais seul la clef... Ma demande indiscrète
La scandalisait fort et ses rires mutins
Partaient sous la feuillée, éclatants, argentins.

VELIZY

Une autre fois encor nous courions la campagne,
Insouciants, en gens que l'amour accompagne,
Quand l'orage, grondant soudain, nous a surpris ;
Et nous allions, cherchant d'éphémères abris
Sous les voûtes des bois, promptement traversées
Par les gouttes de pluie innombrables, pressées.
Mais les jours pluvieux ont leurs charmes aussi
Pour les aventureux : on erre à la merci
Des éléments, perdus et comme à la dérive
Par les sentiers changés en torrents ; on arrive

Dans une auberge où flambe un feu de bois bien clair,
Devant lequel on se réchauffe ; on a tout l'air
De pauvres matelots échappés d'un naufrage. —
Puis on laisse passer tranquillement l'orage,
On dîne, et, lorsqu'enfin il cesse de pleuvoir,
En se parlant tout bas, tout bas sous le ciel noir
On revient lentement par la forêt obscure ;
Et les rameaux mouillés vous frappent la figure
A chaque pas qu'on fait dans le chemin étroit.
Le sol est détrempé, l'air est humide et froid...
Mais on est jeunes, fous ; l'on rit et l'on babille,
Comme deux oisillons contents dans leur charmille.

O Bois ! soyez bénis, vous qui des amoureux
Cachez les doux ébats dans vos taillis ombreux.
Croissez, toujours plus beaux, plus forts ; que chaque année
Votre frondaison soit plus riche et plus ornée !
Que des milliers d'oiseaux, langoureux ou malins,
Y voltigent, jetant leurs fredons cristallins,
Et garnissent de nids ormeaux, hêtres et chênes !
Quand des vents printaniers les premières haleines
Chassent le noir hiver et ses frimas affreux,
Vous verrez accourir d'autres coup'es heureux,
Qui, comme nous, sentant leur force et leur jeunesse,
Eveillant vos échos par leurs chants d'allégresse,
S'essaimeront parmi vos bosquets rajeunis...,
Et qui vous béniront comme je vous bénis.

CE QUE DIT LA MER

Le soleil s'est plongé sous les vagues dorées.
Sur l'horizon de pourpre, assombri lentement,
On voit les noirs granits aux formes acérées
Et les mats des bateaux découpés nettement.

Nous avons pris tous deux nos places préférées
Sur la grève, où la vague expire mollement,
Et je tiens dans mes mains les deux mains adorées
De la femme aux yeux clairs que j'aime uniquement.

J'écoute de la mer la grande voix amie,
Qui s'élève le long de la côte endormie,
Monte, décroit, puis meurt en murmures lointains.

Que dit-elle ? — « Aimez-vous et chassez la pensée
Qu'une page d'amour soit plus vite effacée
Qu'un sillage d'esquif sur mes flots incertains. »

FIN D'AUTOMNE

Mignonne, j'ai revu les bois où dans l'Eté
Nous a conduits deux fois l'amoureuse folie.
Tandis qu'alors, de chants et de parfums remplie,
La forêt se drapait dans sa verte beauté,

Aujourd'hui les frimas de décembre ont ôté
Leur parure aux rameaux que la rafale plie.
Mais devant ce tableau, tout de mélancolie,
Je ne pouvais vraiment me sentir attristé.

Car j'ai pensé, Mignonne : « A notre amour fidèle
« Qu'importe que l'hiver ait dépouillé les bois ?
« Les oiseaux sont partis, mais j'entends votre voix.

« En attendant qu'Avril ramène l'hirondelle
« Et les papillons blancs volant sous le ciel bleu,
« On peut s'aimer autant l'hiver, au coin du feu. »

AMOUR ET COURAGE

Dix mois se sont passés depuis l'heure cruelle
Et douce, où j'ai senti s'allumer dans mon cœur
Cet amour délirant, source toujours nouvelle
De maux et de plaisirs, de joie et de douleur.

Après dix mois passés mon cœur toujours fidèle
Dans le vôtre aujourd'hui voit toujours son vainqueur.
Vous dire : « Je vous aime », ou bien, « Vous êtes belle ».
C'est encor aujourd'hui pour moi le seul bonheur.

J'ai pendant ces dix mois répandu bien des larmes,
Blasphémé contre vous, en maudissant vos charmes,
Maudit mon sort et même désiré la mort.

Mais enfin vous m'aimez. J'en suis sûr ; sans alarmes.
Désormais je prévois l'avenir ; j'aurais tort
De le craindre : à présent vous m'aimez ; je suis fort.

LA MAISON D'HENRI MURGER,
à Marlotte.

Nous aimons la maison au rustique portail
Où court l'aristoloche avec la clématite.
Elle est à notre gré, ni grande, ni petite,
Modeste en son ensemble, exquise en son détail.

Aussi j'embaumerai de mes rimes fleuries,
Le souvenir des Jours que nous avons passés
Dans ses murs, où le lierre et la vigne enlacés
Tendent élégamment leurs vertes draperies.

TON CHANT, TON SOURIRE

Le ciel est gris, l'averse tombe ;
Il fait froid comme dans la tombe.

Tu chantes : le ciel devient bleu.
Tu souris : voici la lumière ;
Le soleil rayonne et son feu
Nous rend la chaleur coutumière.

Ton chant, c'est pour moi la clarté,
Et ton sourire, c'est l'été.

LES MAINS UNIES

Ta main dans ma main repose, mignonne,
Ta petite main dans ma grande main.
Chaque soir béni que l'amour nous donne,
Nous nous endormons, sûrs du lendemain.

La nuit est pour nous maternelle et bonne ;
Car ton jeune cœur bat contre mon sein.
Ton souffle m'effleure et je suis certain
De trouver toujours, quand l'aube rayonne
    Ta main dans ma main.

Unis dans la joie, unis dans la peine,
Nous vivrons heureux et sentant à peine
Le temps entraîner nos ans dans son cours.

Puis, quand sonnera notre heure dernière,
Quand la Mort viendra pour faucher nos jours,
Qu'Elle trouve — Ciel ! entends ma prière ! —
    Ta main dans ma main.

HEUREUX OISEAULX, DOLENT POÈTE
(XVIe siècle).

Au bon poète Aug. Angellier.

Petis oiseaulx qui les bois emplissez
De vos chansons, aux rameaux balancez
   Des frais et verdoyans bocages,
Estes-vous pas heureux ? N'est-ce pour vous
Que le soleil espand ses raions doulx,
   Que l'esté garde ses ombrages ?
N'est-ce pour vous que l'eau coule au ruisseau,
Vive et limpide, et que le vermisseau
   Emmi l'erbe épaisse se traîne ?
N'est-ce pour vous qu'aux sillons retournez
L'homme a lancé ces grains, que vous gianez
   Pour vos petits sans nulle peine ?
Quand vient le froid, vous bâtissez le nid,
De chaude mousse et fin duvet garni,
   Où se tapit vostre famille ;
Si n'aimez mieulx, par crainte des frimas,
A tire d'aile atteindre ces climas
   Où le soleil en tous mois brille,
Heureux oiseaulx ! — Mais le Poète, las !
Qui le soutient ? Qui l'aide, s'il est las

Et si l'espine le déchire ?
Dolent, front bas, seul il suit son chemin ;
Nul ne demande : « A-t-il froid ! A-t-il faim ?
De peu fault que son cueur chavire !

DÉVOTION ABUSÉE

On vient de la remettre à l'amoureux charmé,
La missive où ses yeux liront la récompense
Depuis longtemps promise à sa persévérance,
L'aveu par la pudeur jusqu'ici réprimé.

On lit sur son visage anxieux, enflammé,
Que ses doigts, qui déjà tremblent d'impatience,
Auront bientôt brisé la faible résistance
Qu'oppose à ses désirs le vélin parfumé.

Mais, comme un vrai dévôt fait sur la dalle grise
Sa génuflexion en entrant à l'Eglise,
Avant d'oser prier son divin Créateur,

L'amoureux va poser sa lèvre, desséchée
De plaisir, sur la place auguste qu'a touchée
Le pouce... indifférent et crasseux... du Facteur !

MESSIDOR

(Virilia).

HOMMAGE AU Dr HENRI FEULARD

Ancien chef de clinique à l'Hôpital Saint-Louis,
Victime, ainsi que sa fille, de l'Incendie du Bazar de la Charité (1898

Ces strophes ont été composées pour l'inauguration dans la Bibliothèque de l'Hôpital d'une stèle ornée du portrait de notre ami, et insérées dans une plaquette avec les discours prononcés alors.

Henri Feulard, collectionneur des curiosités du Vieux Paris, bibliophile érudit, avait entrepris d'écrire une « Histoire de l'Hôpital Saint-Louis » ; la Biblio_ thèque, confiée à ses soins, porte son nom.

Dédiée à Madame Jeanne H. Feulard.

Henri Feulard, nous tous qui t'aimions dans la vie,
Nous venons saluer ton image, ravie
    A nos regards dans un tragique instant,
Mais qu'un habile artiste a su faire revivre
Telle qu'elle apparaît sur le seuil de ce livre
    D'après le bronze et le marbre éclatant.

Dans ton cher hôpital Saint-Louis, dont la gloire,
Par ta plume fixée en instructive histoire,
       Aurait reçu quelques rayons nouveaux,
Parmi les livres où nos aînés en science
Ont mis avec les fruits de leur expérience
       Les rêves vains issus de leurs cerveaux,

Une stèle de forme élégante se dresse,
Dont la vue à nos fils rappellera sans cesse
       Ce que tu fis de durable pour eux ;
Le bronze fait valoir ton profil noble et calme,
Qu'une femme élancée ombrage de la Palme
       Par l'Avenir promise aux généreux.

Mais ce petit volume, où se trouvent tracées
Les paroles d'adieu naguère prononcées
       Par ceux qu'unit devant ton monument
Le sentiment commun d'un désastre indicible,
Puisse-t-il conserver l'éclat immarcescible
       De l'amitié qui fut son seul ciment !

A ceux qui ne t'ont pas connu, qu'il puisse apprendre
Quels services déjà ta jeunesse a su rendre
       A l'art auquel tu t'étais consacré !
Dans le chœur des savants qui jalonnent la route
Du Progrès, au mépris des labeurs qu'elle coûte,
       Tu t'avançais entre tous honoré.

Tu savais que toujours l'invincible espérance
De trouver le remède à l'humaine souffrance
  Est le meilleur soutien de nos travaux ;
Que le vrai médecin est celui qui console
Et que dans' bien des cas une douce parole
  Donne un répit à d'incurables maux.

Mais tu goûtais aussi toutes les choses belles,
Les débris d'autrefois et les modes nouvelles :
  Robes de bal, monuments aux murs gris,
Fleurs, tableaux, prose et vers, médailles patinées,
Rares éditions, gravures burinées
  Des vieux quartiers de notre grand Paris.

Tu connus par deux fois les mortelles tortures
Qu'on endure au chevet de chères créatures,
  Frêles enfants fauchés comme des fleurs ;
Mais l'amour, mais la foi commune réconforte
Celui dont la compagne, âme pieuse et forte,
  Sait partager noblement les· douleurs.

Après les mauvais jours vint l'heureuse journée,
Le succès et ta vie enfin rassérénée.
  Hélas ! beau jour qui fut sans lendemain !
Le lendemain, ce fut le sinistre effroyable
Où la mort aux meilleurs parut impitoyable...
  La plume ici s'échappe de ma main !

Les hommes garderont un souvenir fidèle
A celui qui vécut en serviteur modèle
        De la Science et de l'Humanité,
Et le Juge céleste a recueilli les âmes
Du père et de la fille, abîmés dans les flammes
        En confessant ton nom, ô Charité !

IMPRESSIONS ARTISTIQUES

LA BEAUTÉ CHASTE
Venus Victrix

A la mémoire d'Edouard Marty.

Dans l'île de Milo quand tu fus découverte,
Extraite par lambeaux de l'humus étouffant,
Une Beauté nouvelle aux hommes fut offerte.
Ce n'était plus la femme aux caprices d'enfant,

Ni l'ardente Cypris en débauches experte,
Ni l'être de plaisir qui rit en se coiffant.
On comprit que tes bras, dont nous pleurons la perte,
Ne pouvaient couronner qu'un guerrier triomphant.

Du genou qui retient tes voiles on admire
Le mouvement discret dans sa pudicité.
Chastes sont tes yeux fiers, ton front pur, ton sourire.

C'est l'amour qui rehausse, et non la volupté
Que ton torse splendide et sacré nous inspire,
Idéal de noblesse et de sérénité !

LA FUREUR GUERRIÈRE

UNE MÊLÉE DE CAVALIERS, DE SALVATOR ROSA

(Musée de Vienne.)

A mon fils, Capitaine de Cavalerie.

Au déclin du jour, dans un site romantique,
On voit s'entrechoquer deux escadrons rivaux
De soldats, cuirassés et casqués à l'antique,
Indicible fouillis d'hommes et de chevaux.

Pour quelle noble cause ou quel tyran cynique
S'emmêlent dans le sang ces mouvants écheveaux,
Pour qui des fronts brisés s'échappent les cerveaux,
Quel cri pousse en tombant ce vaincu frénétique,

On ne sait. — Mais jamais l'effroyable beauté
Des guerres d'autrefois n'aura mieux éclaté
Que dans cette anonyme et splendide tuerie

De lourds chevaux cabrés et d'hommes demi-nus,
Que Salvator a peints d'une brosse en furie,
Grouillant un soir quelconque en des lieux inconnus.

HUMBLE PIÉTÉ D'ARTISTES

LE « SACRAMENTHAUSLEIN » D'ADAM KRAFFT (1).

A la mémoire de la Marquise Arconati Visconti.

Dans la vieille Nürnberg aux pignons pointus, gris
Ou rouges, entassés sans ordre en son enceinte
Pittoresque, Adam Krafft, maître sculpteur, épris
Pour son Art et sa Foi d'une ardeur aussi sainte,

Avait pendant sept ans sans répit travaillé,
Pour faire un merveilleux et géant Tabernacle,
Vrai bijou mesurant vingt pieds jusqu'au pinacle.
— Puis sous sa pyramide il s'est agenouillé

Avec deux compagnons fidèles et robustes,
Qui courbent noblement les lignes de leurs bustes.
Symbole ingénieux de naïve fierté !

En ce geste émouvant d'athlètes en prière
Survit le long effort humblement supporté
Pour dresser vers le ciel ce poème de pierre.

1. Cet admirable échantillon de la sculpture du xvᵉ siècle se trouve
dans la Lorenzkirche.

LA BONTÉ

CONSOLATION PAR LA MUSIQUE.

A Marcel Brulé.

Une femme a perdu l'enfant qu'elle adorait ;
Elle sanglote auprès de la funèbre couche.
L'ami vint consoler la mère qui pleurait ;
Il veut parler… Les mots expirent dans sa bouche.

Mais il sent que soudain Dieu l'inspire en secret,
S'assied au clavecin ; puis, tour à tour farouche
Et tendre, il fait gronder ou gémir chaque touche,
Comme le vent d'hiver à travers la forêt.

L'adagio de la « Sonate Pathétique »
S'épanche, désolé, consolant et mystique,
Sous les doigts de l'Artiste au regard fulgurant.

Glissant au désespoir un rayon d'espérance,
Le Dieu de la Musique a vaincu la souffrance.
…Et Beethoven s'enfuit en silence, et pleurant.

LA SYMPHONIE HUMAINE ET SURHUMAINE

(AMOUR ET SOUFFRANCE, NATURE, HÉROISME, FRATERNITÉ.)

A Romain Rolland et Edouard Herriot,
auteurs de si beaux livres sur Beethoven.

Dès les premiers accents de chaque Symphonie
Où BEETHOVEN *a mis le sceau de son génie*
On éprouve un frisson
Et comme un choc nerveux : la pensée éperdue
Suit tous les instruments, avec eux confondue,
Et vibre à l'unisson.

On pénètre le sens mystérieux, sublime,
Les secrets émouvants que ta musique exprime,
Sans rival assembleur
Des rythmes et des sons : deux puissances jumelles
Te dictaient tour à tour des phrases immortelles,
L'Amour et la Douleur.

La Musique est la langue ardente et cadencée,
Dans laquelle à ton gré tu moules ta pensée.
Ce que Dante, Vinci,

Michel-Ange, Shakspeare ont fait dire à la pierre,
Au Verbe, à la couleur, ta Symphonie altière,
    A su le dire aussi.

Tel Andante en mineur *est l'aveu lamentable*
D'un drame intérieur, d'un secret qui t'accable
    Et d'un déchirement.
La cime la plus haute attire la tempête :
Le sort s'est acharné sur ta puissante tête
    Impitoyablement.

Qui ne sait tes malheurs ? — L'amour sans espérance
Et ton infirmité, c'était trop de souffrance
    Pour ton cœur désolé.
Ce grand cœur était tendre, infiniment sensible ;
Tes lettres ont crié son épreuve indicible,
    Toujours vivre isolé !

Que tu devais souffrir, quand tu sentais se clore
Ton ouïe à la voix !... Sur le clavier sonore
    Toujours, toujours plus bas,
Tu te penchais en vain ; ces divines merveilles,
Qui naissaient chaque jour sous tes doigts, tes oreilles
    Ne les percevaient pas.

Et cet autre tourment qui pesa sur ta vie !
D'une soif d'amour pur, pourtant inassouvie,
    Ton âme agonisait.

Juliette, l'objet de ta flamme sacrée,
Le sort l'avait de toi pour jamais séparée... (1).
    Et ton cœur se brisait.

Alors, tout palpitant d'ardeurs dissimulées
Et d'aspirations sans cesse refoulées,
    Tu crias tes douleurs
Dans des chants d'un accent si plaintif et si tendre
Que les vrais amoureux ne peuvent les entendre
    Sans essuyer des pleurs.

Tu sais aussi pourtant, secouant ta tristesse,
Célébrer le printemps, l'éternelle jeunesse,
    Les flûtes des bergers
Et l'aspect consolant des campagnes riantes,
Dans tes vifs allegros et les fugues brillantes
    De tes scherzos légers.

Les baumes tout puissants de l'immense Nature
Ont pendant quelque temps pu fermer ta blessure ;
    Mais bientôt plus affreux
Revient le cauchemar écrasant qui t'obsède :
Aux grâces du scherzo le finale succède,
    Apre, amer et fiévreux.

1. Giuletta Guicciardi, qui épousa le compte Gallenberg, après avoir
été aimée de Beethoven.

On entend à la fois gémir la chanterelle,
Soupirer le hautbois et le violoncelle
      Sangloter frémissant.
Les rumeurs de l'orchestre, en s'éteignant lointaines,
Suggèrent les hoquets de victimes humaines
      Etouffés dans leur sang.

Enfin tu sus gagner la gageure orchestrale
D'unir dans l'ouragan d'une masse chorale
      Toute l'Humanité :
Empruntant à Schiller son Ode grandiose,
Tu transformas la Joie en une apothéose
      De la Fraternité.

DANSE MACABRE

Après l'audition de la Fantaisie musicale de Saint-Saens.

A Claude Laforêt (D⁏ Fl. Bonnet-Roy).

L'horloge a fini de teinter Minuit.
La Mort, se dressant dans le cimetière,
De chaque tombeau soulève la pierre ;
Chacun des Dormants s'éveille et la suit.

Tous ont fait toilette et la Lune luit
Sur des linceuls blancs festonnés de lierre.
« Allons ! vite, un Bal ! » — Parmi la bruyère
Les spectres en rond dansent à grand bruit.

Ils font cliqueter leurs os de squelettes
Et chantent en chœur, à voix de chouettes,
Le De Profundis en Joyeuseté.

Mais koko-riko... Chacun vers sa tombe
Fuit en maugréant ; la pierre retombe
Jusqu'au prochain soir... Le coq a chanté.

LA CONSCIENCE DE L'ARTISTE

A Paul Richer.

Quand il eut terminé son Zeus Olympien,
De la sculpture grecque inimitable exemple
Et le plus merveilleux joyau de son œuvre ample,
PHIDIAS s'écria, nous rapporte un Ancien :

« Des Hommes, dont chacun en passant te contemple,
« Sévère ou louangeur, le Jugement n'est rien.
« Dis par ta Foudre, ô Zeus, si ton image est bien ! »
— La Foudre approbatrice éclata sur le temple...

Il te faut méditer ce conte fabuleux,
Si tu doutes de l'Œuvre, Artiste scrupuleux,
Où tu mis à la fois ton cœur et ta science.

Dédaigne les avis d'un public ondoyant.
Ecoute seulement parler ta Conscience,
Et tiens pour bien jugé son arrêt foudroyant.

L'ÉCHO DU CRISTAL

A Georges Dumas

Quand ma Mie eut vidé la coupe de cristal
Et que d'un geste las sa main l'eut reposée,
Son ongle rose et fin, d'un choc horizontal,
Eut à peine effleuré la facette irisée

Qu'un son pur résonna, vibrant et musical,
Pour l'oreille et le cœur frais comme la rosée,
Et sa vibration, harmonique fusée,
Eveillait dans mon âme un écho triomphal,

Lorsqu'un officieux, stupide et sans oreille,
Se hâta d'étouffer la sonore merveille,
En posant son doigt lourd sur le cristal vibrant !

La vie offre souvent une scène pareille :
Quelque réalité brutale massacrant
Un idéal naissant qui dans l'âme s'éveille.

LA FAUCONNIÈRE D'AMOUR

Dans le style italien du XVe siècle.

A Maurice de Fleury.

Quand le Faucon fuyard aux buissons s'est caché,
Il brave l'oiseleur, au lieu de se soumettre,
Et repousse à grands cris, hagard, effarouché,
Des serres et du bec le chaperon du maître,

L'Amour, que tu croyais à jamais attaché,
Ma Belle, et malgré tout ce que tu peux promettre,
Refuse obstinément de se laisser remettre
Le bandeau qu'à grand peine il avait arraché.

Ton oiseau ne fait pas l'école buissonnière,
Mais s'est à tout jamais de ta cage envolé.
Tu l'as trop tourmenté de cruelle manière;

On ne reverra plus cet Amour engeolé.
Il ne suffisait pas de clore sa paupière
Pour qu'il devînt aveugle : il n'était qu'aveuglé.

IMPRESSIONS MORALES

PLUS DE POÈTES ?

A Eugène Terrien.

Si quelqu'un dit un jour devant vous : « Désormais
« Il ne nous naîtra plus de poètes et l'ère
« Des chantres inspirés est fermée à jamais. »
— Répondez hardiment : « Tant qu'on verra sur terre

« Les méchants impunis étaler leurs forfaits,
Des riches regarder sans pitié la misère
Et rester sourds aux cris de faim et de colère
Du manœuvre qui plie écrasé sous son faix,

« Tant qu'on verra la Force opprimer la Faiblesse,
Des peuples asservis, des bourreaux couronnés,
Des poètes naîtront : vengeurs prédestinés,

« Ils iront, rugissant la strophe accusatrice,
Ils iront s'attaquer sans peur au Crime heureux
Et le marquer au front de leurs vers rigoureux. »

L'HISTOIRE ET LA POÉSIE

A la mémoire de Gaston Créhange et Eugène Dugué

Sans doute, en précisant les dates et les faits,
L'Historien déjà démontre les forfaits,
Les noires trahisons, longuement préparées,
Et le mépris flagrant des promesses jurées.
Le Poète peut mieux graver pour l'avenir,
D'un trait impérissable au fond du souvenir,
Par le double pouvoir du rythme et de la rime,
Le nom du criminel et l'horreur de son crime,

L'HOMME SIMPLE ET LE FACTICE

I

LE LABOUREUR.

A A. Chauffard.

Sous les tièdes rayons d'un soleil automnal
Le Paysan poursuit son labour matinal,

Salut, frère ! Salut, ô travailleur, auguste
Malgré les lourds sabots et tes pauvres haillons !
Car c'est toi, dont la main patiente et robuste
Sait guider la charrue et creuser les sillons.

Ton incessant labeur est accablant sans doute
Et ta vie est toujours bien humble. Mais écoute !

Un poème, sublime en sa variété,
Va naître et dérouler ses phases merveilleuses.
Supporte avec fierté tes heures travailleuses
En homme qui nourrit toute l'Humanité.

Tes forts et braves bœufs sont las : la blanche écume
Ruisselle sur leur flanc qui palpite et qui fume.

Ils ont bien mérité, comme toi, du repos,
Depuis l'aube qu'ils vont et viennent dans la plaine ;
Permets leur de souffler et de reprendre haleine.
Puis vous repartirez plus frais et plus dispos.

Dans quelques jours, d'un geste ample, ta main alerte
Fera pleuvoir les grains sur la terre entr'ouverte.

Si les oiseaux pillards, cachés dans les buissons,
En troupe sur tes pas fondent à tire-d'ailes,
Tes bons chiens, compagnons vigilants et fidèles,
Protègeront l'espoir des futures moissons.

II

LE RÊVE DU COMÉDIEN.

A Lubet-Barbon.

Un homme vient au monde avec une âme ardente,
Prête à se livrer toute au feu des passions,
Où fermente déjà la sève débordante
Des désirs, des fureurs et des ambitions.

Il voudrait s'enivrer de toutes les ivresses ;
Il rêve de goûter, même au prix de son sang,
Les plaisirs qu'il suppose inhérents aux richesses
Et le rayonnement triomphal d'un haut rang.

Mais sa naissance est humble ou son nom ridicule :
Son destin sera d'être obscur, pauvre, inconnu.
Il lui faut étouffer cette ardeur qui le brûle,
Se laisser consumer par ce feu contenu.

Il ne peut se résoudre au personnage mince
Que le sort lui réserve, à l'ennui quotidien.
Né dans la plèbe avec des appétits de prince,
Que peut faire cet homme ? — Il se fait comédien.

* * *

Dès lors pour lui tout change et pendant quelques heures
Ses rêves les plus fous seront réalisés :
Richesses, rang, honneurs, même à l'état de leurres,
Offriront leur mirage à ses yeux abusés.

Il va voir à ses pieds déferler cette houle
Humaine, avec laquelle il était confondu ;
Tel qui l'a rudement coudoyé dans la foule,
Maintenant à sa lèvre est comme suspendu.

Le front transfiguré sous les feux électriques,
Il marche fièrement à pas majestueux.
Tandis qu'autour de lui les merveilles scéniques
Déroulent leurs tableaux changeants et fastueux.

Interprète inspiré d'un immortel poète,
S'il sait faire chanter un vers harmonieux,
Il voit sous ses accents s'incliner chaque tête,
Des bouches lui sourire et se mouiller les yeux.

La salle tout entière, émue et frémissante,
Subit docilement son empire vainqueur :
A la voix de l'acteur grondante ou caressante
Chacun sent défaillir ou palpiter son cœur.

L'homme réel n'est plus : l'illusion tragique
L'a métamorphosé de son souffle puissant.
C'est un rêveur, plongé dans un sommeil magique,
Qui vit, sans en douter, un rêve éblouissant.

POÈME DES IRIS ET MYSTÈRE DES YEUX

A mon beau-frère Gustave Lanson.

I

Iris, anneaux vivants, colorés et mobiles,
Vous êtes pour nos yeux des protecteurs habiles
Qui sans cesse dosez les rayons trop ardents.
Mais vous êtes aussi les serviteurs prudents
De l'Ame, dont nos yeux révèlent les pensées :
Vous arrêtez l'élan des ardeurs insensées,
Qui pourraient se trahir sans vous, ou les voilez.
Il est vrai que parfois, traîtres, vous révélez
Au monde malveillant un douloureux mystère
Que cherchait à cacher une âme solitaire.
La pupille ouvre accès au miroir ténébreux
Où se peint tout visage, aimable comme affreux,

Où l'Ame vient saisir, pour nourrir sa pensée,
Du monde extérieur l'image renversée.
Cet accès s'élargit par l'amour et la peur ;
Le sommeil le resserre ainsi que la fureur.
Le cercle coloré qui règle la pupille
Est comme un messager de l'Ame, pauvre fille
Que la vie organique a cloîtrée au cerveau
Et qui somme l'Amour d'éclairer son caveau.
Mais il peut n'être pas d'accord avec les lèvres :
Fille prête à céder aux amoureuses fièvres
Repousse l'amoureux pour garder bon renom
Et les yeux disent « Oui ! », quand la bouche dit « Non ! »

II

Iris, orgueil des yeux que ton charme illumine, —
Alerte Nymphe Iris, messagère divine, —
Quand de vous comparer un homme imagina,
Poète il fut, — ainsi que celui qui donna
Le même nom aux fleurs, dont les teintes diverses
Egalent l'Arc-en ciel qui succède aux averses.
La Nymphe, en déployant l'écharpe aux sept couleurs,
Signifie aux humains que Phébus boit les pleurs
Epanchés à grands flots par la sombre nuée,
Quand la foudre en grondant sur elle s'est ruée.

III

Que d'Iris différents au beau Jardin des Yeux !
On en voit de pareils aux joyaux précieux,
La topaze, l'onyx, le saphir, l'améthyste,
Tels qu'aime à les sertir l'ingénieux artiste.
La Nature nourrit les merveilles de l'Art :
C'est le ciel reflété qui nous vaut ton regard,
Ton iris bleu-turquoise, Aphrodite Cyprine ;
L'iris pers d'Athéna, comme l'aigue marine
Empruntant l'émeraude au creux des flots houleux
Et l'azur qui s'étale aux calmes golfes bleus ;
— Le brun, cher à Van Dyck, des châtaignes bien mûres,
Et l'ocre d'or bruni des souples chevelures
Que, d'un pinceau chargé d'amour, le Titien
Sut faire rayonner au ciel vénitien.
Il est des iris doux et gris, ceux des gazelles,
Et de tendres, l'iris rose des tourterelles ; —
D'autres durs, repoussants, d'un vert mat et foncé ;
Avec l'œil terne et froid dans l'orbite enfoncé,
Vrais boucliers de bronze où le regard s'émousse.
D'autres, d'un brun verdâtre et couleur de la mousse,
Nous évoquent la source où le cerf aux abois
Vient reprendre la force en sa fuite sous bois . —
Pour l'iris virginal, couleur de la pervenche
Qui modeste, au printemps, vers le gazon se penche,
Ou du myosotis incliné sur les eaux,
Qui paraît se cacher dans le sein des roseaux,

— S'il promet au chercheur un bonheur sans nuages, —
Il peut dissimuler d'aussi cruels orages
Que l'iris brun, farouche, au reflet assombri,
D'une noire beauté, jalouse d'un mari.

IV

Quel amoureux ne s'est senti l'âme en détresse,
En plongeant ses regards dans ceux de sa maîtresse,
De ne pouvoir y lire ainsi qu'à livre ouvert
L'avenir qui l'attend ? Feu de cendre couvert ?
Ou cendre d'anciens feux à jamais refroidie ? —
Une erreur peut conduire à quelque tragédie.
Mais l'Iris est toujours un critère incertain :
Bleu, vert ou violet, noir, gris, jaune ou châtain,
Cet anneau provoquant, sphinx cruel et mobile,
Déconcerte aisément un devin même habile.
Il est à naître encor l'Œdipe astucieux
Qui dira le Secret de l'Enigme des Yeux.

LA PLUIE SUR LES ROSES

A Joseph Génévrier.

Si la fraîche rosée a mouillé, le matin,
La rose à peine éclose, elle accroit son prestige,
Et son folâtre amant, le papillon lutin,
La trouvant plus jolie, autour d'elle voltige.

Mais la pluie à grands flots inonde le jardin :
La rose se déforme et pourrit sur sa tige...
Et son chantre Ronsard, que cette vue afflige,
Gémit éloquemment sur ce triste destin,

Quand sur la joue en fleur de la Vierge amoureuse
Une larme a coulé, — dépit, joie ou pudeur, —
Elle n'efface pas sa charmante rougeur.

Les larmes que répand l'Epouse malheureuse,
Subissant l'abandon et l'infidélité,
Flétrissent à la fois son cœur et sa beauté.

PHILOSOPHISME

Mode pyrrhonien.

QUE SCAIS-JE ?

A la mémoire d'Edouard Brissaud.

Dieu, Providence, Espoir. — gigantesque cheville,
Qui donne au vers la force et la sonorité, —
N'êtes-vous qu'oripeaux dont le Poète habille
D'un concept incertain la froide nudité ?

Dieu, Providence, Espoir, — gigantesque béquille,
Nécessaire soutien de notre Humanité,
La vieille mendiante, effarée, en guenille,
Trébuchant dans la nuit de sa caducité !

Dieu, Providence, Espoir, ces vocables sonores
Ne sont-ils rien que mots et creuses métaphores ?
Devons-nous en sourire ou bien les adorer ?

D'un Dieu Puissant et Bon ce monde est-il l'ouvrage ?
N'a-t-il que le Hasard pour père ? Et l'Homme sage
En un monde plus juste a-t-il droit d'espérer ?

MODE PASCALIEN.

TRAGICOMÉDIE

A A. Marfan.

« Le théâtre, du monde image symbolique »,
Dit Pascal. — Oui, la vie est un drame d'un jour
Que, sous l'œil du Destin, spectateur ironique,
La Troupe Humaine joue au terrestre séjour.

La Terre est le décor changeant et magnifique
Où l'action se meut. Triste et fou tour à tour,
L'Homme-Acteur dit son rôle ou bouffon ou tragique,
Sa tirade enflammée ou de haine ou d'amour.

Mais, que les pièces soient bien ou mal débitées,
Semblable dénouement : même aux plus sommets
L'acteur succombera ; ses heures sont comptées.

Bon ou mauvais, son rôle est fini désormais
« Et quand on a jeté deux ou trois pelletées
« De terre sur sa tête, en voilà pour jamais ! »

L'INÉVITABLE IMPRÉVUE

A la mémoire de Victor Noirault.

Après de durs chemins des routes doux-fleurantes.
Le soleil au déclin se fond en brumes d'or.
Un marcheur las se plaît aux chansons murmurantes
Des oiseaux vers leurs nids reprenant leur essor.

L'air est tout parfumé de senteurs enivrantes.
La terre en s'endormant semble sourire encor.
Oubliant sa fatigue en face du décor
Qui s'estompe pourtant sous les clartés mourantes,

Le voyageur jouit de ces lieux enchantés,
Quand paraît à ses yeux, soudain épouvantés,
Au détour du sentier un affreux cimetière.

Ainsi, quand l'homme a vu dans sa rude carrière
Les obstacles céder à son constant effort,
Il croit jouir enfin du bonheur... Mais la Mort ?

MODE STOICIEN.

COURAGE MALHEUREUX

A Pierre Teissier.

Mon cœur est avec vous, chercheurs d'obscurs problèmes,
Qui, pour faire à nos yeux luire une vérité,
Traversez cette vie hâves, courbés et blêmes,
Supportant noblement fatigue et pauvreté.

Vos travaux sont traités de risibles systèmes
Et, lorsqu'à bout d'espoir et de ténacité
Vous périssez avant les triomphes suprêmes,
Le sarcasme s'attache à votre œuvre avorté !

Gloire à ceux d'entre vous qui poursuivent leur route
D'un pas égal et sûr, sans connaître le doute :
La palme est assurée à leur ferme vertu.

Mais, si l'un, moins heureux, trébuche et s'abandonne,
Plaignons-le : l'équité commande qu'on pardonne
Au lutteur qui succombe ayant bien combattu.

L'IDÉAL SACRIFICE

> A la mémoire de mon cher neveu,
> l'aspirant Michel Lanson, mort pour la
> France sur le front de Champagne en
> 1915 à l'âge de vingt ans.

Jeune homme, tu disais : « A quel but souverain
« Dois-je me consacrer pour contenter ma vie ?
« Etre artiste? ou savant ? — On m'élancer sans frein
« Vers les plaisirs d'amour où la Beauté convie ?

« Ou bien graver mon nom sur les tables d'airain
« De l'Histoire, que lit l'Humanité ravie ?
« Vienne alors le trépas ; j'aurai l'âme assouvie
« Et j'attendrai le coup fatal d'un front serein ! »

— Erreur ! Renonce à tout terrestre bénéfice.
Que ton Idéal soit l'Esprit de Sacrifice,
Non la Science ou l'Art, la Gloire ou la Beauté !

Sur le bonheur d'Autrui que ton bonheur se fonde.
Fais le Bien : tu vivras dans une paix profonde
Et tu verras la Mort avec sérénité.

L'AME ET SES CHIENS DE GARDE

> A la mémoire de mon pre-
> mier maître.
>
> Antoine Pressard

Comme un vieux serviteur, à qui tout est permis,
Gourmande sans pitié le Maître qui s'égare
Et le sauve à propos de plus d'une bagarre
Où l'allaient entraîner de dangereux amis,

La Conscience veille. Alerte à crier gare,
Elle guette l'assaut des Désirs ennemis
Et, pour mieux protéger notre Ame qui s'effare,
Lâche au besoin ses chiens, les Remords endormis.

L'Homme-Enfant, complaisant au vice qui l'amuse,
Veut sans cesse écarter son rude surveillant,
En usant tour à tour de mensonge et de ruse.

Mais, si l'Homme a trouvé son gardien sommeillant,
Celui-ci par la meute est vite réveillé :
Par les crocs le coupable est bientôt tenaillé !

Mode Cornélien.

LE DROIT A L'ÉCHAFAUD

A mon collègue Sieur.

Vous, que Tyrans ou Peuple ont jetés au charnier
Des Révolutions, innocentes victimes,
Morus, Egmont, Bailly, Malesherbes, Chénier,
Vous méritiez la mort, simples ou magnanimes.

Chacun de vous, de son Idéal prisonnier,
Défendit Foi, Patrie ou Liberté : quels crimes
A châtier ! Aussi, modestes ou sublimes,
Vos têtes ont roulé sanglantes au panier.

Quand le temps est venu de moissonner les chênes,
Trouvant les troncs chétifs indignes de ses peines,
Le bûcheron choisit les arbres sans défaut.

L'Histoire nous le prouve au cours de ses tempêtes :
Si Rois ou Peuples font des abattis de têtes,
Les plus nobles d'abord ont droit à l'échafaud.

VICTIMES ET BOURREAUX ANONYMES

A mon collègue Dopter.

Ce n'est pas seulement des victimes choisies
Que moissonne la faux des Révolutions,
Ni les fauteurs des schismes et des hérésies
Qu'engloutit le Moloch des Persécutions.

Un tyran veut la mort ou les apostasies,
Il punit les auteurs de nobles actions.
Mais la foule, fouettée au vent des factions,
Tue enfants, femmes, vieux, — tout dans ses frénésies.

Le bûcheron choisit les arbres les plus beaux.
Au hasard l'ouragan balaye tout, entraîne
Les chênes pêle-mêle avec les arbrisseaux.

Aussi l'Humanité doit confondre en sa haine
Avec Torquemada tous les Inquisiteurs,
Henri Huit, le duc d'Albe et les Septembriseurs.

TROIS MÉDAILLONS
DE NOBLES TÊTES COUPÉES

I. LUCILE DUPLESSIS-DESMOULINS.

A ma belle-fille Lucienne.

Aucun nom féminin n'est plus pur que le tien,
Lucile Desmoulins, amoureuse et stoïque,
Epouse simple, douce et pourtant héroïque,
D'un brouillon génial et faible seul soutien.

Quand il quittait brisé l'arène politique,
Où son talent servait le mal comme le bien,
Ton Camille oubliait sur ton cœur énergique
La blessure saignante au cœur du citoyen.

Qui lira les yeux secs cette lettre sublime, (1)
Tendres cris de douleur d'éloquente victime
Et déchirant adieu que sa voix t'a jeté ?

Vos âmes d'un seul nœud unissaient vos deux vies ;
De bien près dans la mort elles se sont suivies :
Que vos noms soient unis par la postérité !

1. « Adieu, Loulou ; adieu, mon bon soutien ; adieu, ma vie, mon âme, ma divinité sur la terre... Je vois fuir devant moi le rivage de la vie. Je vois encore Lucile, je la vois, ma bien aimée ! Oui, te voilà ! Mes mains liées t'embrassent, mon cœur palpite encor pour toi et ma tête séparée ouvre encor ses yeux mourants sur Lucile ». — Ton Camille.

II. MADAME ROLAND.

A Xavier-Léon.

De Jean-Jacques Manon Phlipon s'était nourrie
Et, la Vertu Romaine étant son idéal,
Enflamma ses amis, — sa « Gironde chérie » —,
D'ardeur au bien public et d'esprit libéral.

Du grave et vieux Roland la discrète Egérie,
Mère, n'eut pour l'époux qu'un respect amical (1) ;
Mais, d'amour pour Buzot secrètement meurtrie.
Elle ne faillit pas à l'honneur conjugal.

Mourir avec grandeur est l'infaillible marque
A laquelle on connaît les héros de Plutarque :
Manon marche au trépas avec sérénité.

La victime innocente, et tout de blanc vêtue (2),
Dit, de la Liberté saluant la statue :
« Que de crimes commis en ton nom, Liberté ! »

1. Mme Roland, même dans les lettres datées des premières
années de son mariage, n'appelle jamais Roland que « mon bon ami »
2. Rioulfe (*Mémoires d'un détenu pour servir à l'histoire de la
tyrannie de Robespierre*).

III. Charlotte Corday.

A Maurice Genty.

Dans le sabot de cuivre (1) et son bain de santé
L'Ami du peuple est mort, l'horrible pamphlétaire,
Fou d'envie orgueilleuse et de férocité,
Marat, abject et lâche autant que sanguinaire.

Le pinceau de David nous l'a représenté :
Ce visage terreux de reclus volontaire,
Ce bras maigre qui pend inerte vers la terre,
En plein cœur le couteau par Charlotte planté !

Une enfant de vingt-ans, éprise de justice,
S'était dit : « Par ma main qu'un tel monstre périsse !
« Vengeons tant d'innocents : pour la France il le faut. »

Vierge pure, assassin ? — Oui ; du sang des Corneille (2)
Sans remords, elle cite aux siens le vers merveille :
« Le crime fait la honte, et non pas l'échafaud ! »

1. On appelait « sabot », à cause de sa forme, la baignoire de cuivre, en partie couverte, dans laquelle Marat prenait ses bains médicinaux (Renseignement fourni à V. Sardou par le Dr Galtier, qui en 854 occupait le logis non modifié de Marat, 20, rue des Cordeliers et transmis à Le Nôtre et à G. Cain. — (Promenades dans Paris).

2. On sait que ce vers fameux, cri digne du Grand aîné, est du médiocre cadet, dans *le Comte d'Essex*, et que Charlotte était une arrière-petite nièce de Pierre et de Thomas. Elle le citait dans la lettre, qu'elle écrivit à son père en partant pour Paris secrètement, après avoir pris sa résolution meurtrière.

CROQUIS

CONDITOREI

(Patisserie berlinoise.)

A mon petit-fils Henri.

Des pâtissiers vêtus de blanc
Offrent d'un air affriolant
Les plus fines pâtisseries
En multicolores séries.

De vieux messieurs au chef branlant,
Des jeunes au regard brûlant
Débitent des galanteries
A des dames toutes fleuries.

Gâteaux et femmes sentent bon :
A les sentir plus d'un se grise.
Menton sans barbe et barbe grise,
Le coquebin et le barbon,

Tous cultivent la gourmandise
Et quelques-uns la paillardise
Sous l'œil paterne et vigilant
Des pâtissiers vêtus de blanc.

GARDE A VOUS !

A un brigadier de Hussards (1898).

Petit houzard au menton lisse
De jeune fille, aux yeux ardents,
Dont le sourire vainqueur plisse
Ta lèvre sur de blanches dents,

Ne prends pas des airs si fendants,
Avec ton bonnet de police
Qui de coin sur l'oreille glisse :
Tu te feras « mettre dedans ».

Le jour où tu montes la garde,
Si quelque donzelle regarde
Ton beau minois d'un œil troublant,

Hypnotisé par un tel charme,
Ne laisse pas tomber ton arme,
Petit houzard bleu, rouge et blanc.

LE LAVANDOU

(VAR).

A Mme Auguste Broca
en souvenir de son hospitalité à la Fossette.

Au Lavandou, vrai village de rêve,
Le flot, de tons à chaque heure changeant,
Vient étaler sur la plus douce grève
Ses plis moirés d'azur frangé d'argent.

Aux flancs des monts sur les buissons de cystes
L'olivier gris tord ses étranges nœuds
Et l'or flambant des genêts épineux
Des lavandes sertit les améthystes.
Au Lavandou.

Aux frais vallons où bruissent les eaux,
Où la pervenche enlace les roseaux,
Les amoureux ont des retraites sûres.

Corps fatigués savourent le repos ;
Esprits chagrins redeviennent dispos
Et cœurs meurtris guérissent leurs blessures
Au Lavandou.

MARINE

(BRETAGNE.)

Au pied d'une falaise abrupte, haute et grise
La mer glauque s'étale, ondulant sous la brise.
Aucune voile en vue et pas un vol d'oiseau.
Simplicité, grandeur : le ciel, le roc et l'eau.

MARLOTTE

A ma femme bien-aimée (1898).

Petit village, au bord de la forêt couché,
Quand nous avions vingt ans, vivant comme en un rêve,
La chanson sur la lèvre et le cœur plein de sève,
Cherchant l'ombre et les bois, nous t'avons déniché.

Vingt ans après, pendant l'indispensable trêve
Au labeur annuel, nous t'avons recherché
Pour un mois de repos, qui dans ton sein s'achève,
Petit village, au bord de la forêt caché.

Bien des fois, l'un à l'autre ainsi qu'à toi fidèles,
Peut-être viendrons-nous encore à tire d'ailes,
Comme un couple d'oiseaux mouillés et palpitants.

Et c'est d'ailleurs sur toi que notre espoir se fonde
Pour trouver un dernier asile dans vingt ans,
Petit village au bord de la forêt profonde.

LA FORÊT DE FONTAINEBLEAU

A ma belle-sœur Jeanne T...

Vieux chênes de la Mare aux Fées,
Nobles géants que tant j'aimais,
Quand reverrai-je désormais
Vos crinières ébouriffées,

Vos bras tordus et vos troncs creux ?
Bouleaux aux feuilles bruissantes,
Mirant vos blancheurs frémissantes
Dans une eau morte aux tons ocreux ;

Noirs sapins que le soleil dore,
Que Pierre Dupont comparaît
Aux tuyaux de l'orgue sonore
Et qui gémissez sans arrêt ;

Erables chamarrés de mousses,
Ormes en gothiques portails,
Ondoyants et fins éventails
Des fougères vertes ou rousses ;

Rochers l'un sur l'autre abattus,
Que le Temps affouille et taraude,
Toujours pompeusement vêtus
De velours couleur d'émeraude ;

Bruyères, dont le bourdon fauve
Pille, bruyant et jamais las,
Les menus calices lilas,
Roses ou blancs, teintés de mauve ;

Ravins obscurs et clairs sentiers,
Où tant d'amours se sont nouées ;
— Vous les possédez tout entiers
Ceux dont les âmes sont vouées

Au culte de votre beauté !
— Forêt, majestueuse et tendre,
Qui ne t'aime ? Car tu sais rendre
La force, la paix, la gaîté !

BRUMAIRE

(Senilia).

LE PAYSAGISTE ET SON CHIEN

A Armand Siredey.

LE RÉVEIL.

Le soleil est encor caché sous l'horizon,
Quand notre Chanteclair, éveillant la maison,
Dressé sur ses ergots, claironne la diane.
Ses rivaux emplumés répondent en échos ;
Bientôt sur tous les tons dans l'aube diaphane
C'est un concert joyeux d'ardents cocoricos.
Dans le grand marronnier proche de ma fenêtre
Un merle haut perché chante comme un perdu.
D'un angelus lointain, par instants entendu,
Les sons intermittents font vibrer tout mon être.
Je me lève, excité par les pressentiments
Secrets, que la Nature octroie à ses amants.
Le haut du ciel bleuit, le bas est gris d'opale,
Et lentement s'y glisse un trait d'un rose pâle.
Un beau jour est probable et je cède à l'attrait
D'aller le savourer tout entier en forêt,
Où je veux me griser d'air et de solitude,
Sous le prétexte vain de pochade ou d'étude.

LE DÉPART.

Avec mon attirail de peintre sur le dos,
Mon Virgile de poche (in-32 Didot), —
Plus le frugal menu d'un déjeuner sur l'herbe,
— J'apparais — et mon chien, qui voit d'un air superbe
Son maître, haut-guêtré, empoigner le bâton
Ferré du promeneur, se hâte d'être au ton.
Tout joyeux de l'aubaine, il aboie en fanfare
Et manque d'écraser un canard, qui s'effare.
Mon « Poilu », qui souvent baille ou dort au logis,
Est enchanté d'aller rôder dans les taillis
Et goûte fort surtout un déjeuner champêtre,
Des restes du festin aimant à se repaître.
Dans l'air frais, qu'il fait bon marcher à travers champs
Quand l'alouette au ciel lance ses premiers chants !
Au bord sombre du bois, d'où les lapins bondissent,
Vient onduler la plaine où les seigles blondissent ;
Le vert gris de l'avoine et l'ocre d'or des blés,
L'outremer des bleuets, les rouges endiablés
Des coquelicots — qui veulent qu'on les regarde —,
Tableau fascinateur pour le cerf et sa harde,
Et pour le peintre errant en quête de « motifs » !
Mais Poilu met en fuite et des lièvres furtifs
Et des vols de perdrix poussant des cris d'alarme.

SOUS BOIS.

Entrons dans la forêt, qui console et qui charme.
Voici mes vieux amis en rangs silencieux :
Les chênes imposants, les bouleaux gracieux ;
Des taches de lumière argentée ou dorée
Font briller à leurs pieds la mousse bigarrée.
Des fougères voici les élégants camails.
Des hêtres, déployant, comme les paons leurs queues,
Leurs feuilles aux reflets changeants, vertes et bleues,
S'étalent les rameaux en larges éventails.
Ces rameaux ondoyants et leurs ombres mouvantes
Font penser à ce flux d'images décevantes,
Qui passe et disparaît au fond de notre esprit ;
Tel un mot qu'on efface, à peine est-il écrit.
J'aime les arbres verts aux cimes balancées,
De l'Eglise feuillue ogives élancées.
Mais, parmi les frissons de leurs frères vivants,
J'aime aussi les troncs morts, qui dressent vers les nues,
— Avec tant de tons gais contrastes émouvants, —
Les durs squelettes noirs de leurs ramures nues.
Ils sont, tout comme moi, des débris du passé.
Mais le vieux, dont on voit la démarche tremblante,
Avec ses cheveux blancs et sa tête branlante,
Offre un pénible aspect dont l'œil est offensé.

Le chêne antique reste aussi droit, tant qu'il dure ;
Son tronc creux et moussu se dresse triomphant ;
Il retrouve au printemps quelque peu de verdure,
Vieillard capable encor d'un sourire d'enfant.

LE MOTIF.

Le motif est trouvé : Théodore Rousseau
En un clin d'œil l'eût vu digne de son pinceau :
Au plus épais des bois s'ouvre une clairière ;
Sur un épais tapis de mousse et de bruyère,
De touffes de genêts fleuris bien entouré,
Se dresse un roc, vêtu de lichen coloré.
Près de lui dans la mousse une mare se creuse,
Ceinte de verts roseaux et d'une teinte ocreuse ;
Sur son miroir, où rient des nénuphars en fleurs,
S'incline et s'y reflète un très-vieux saule en pleurs.
Le contraste est charmant et du plus bel effet.
Vite à l'œuvre : installons pliant et chevalet
Et d'une brosse agile esquissons sur la toile
Ce motif séduisant, que le hasard dévoile.
Le soleil est ardent, splendide la lumière ;
Mais, pour en protéger ma fragile paupière,
Sur ma tête s'étend un parasol ouvert,
Vaste, blanc par dessus, et bien doublé de vert.

LE CHEVREUIL.

Je travaille au milieu d'un si profond silence
Que l'on entend dans l'air les mouches bourdonner,
Une branche fléchir sous l'oiseau qui s'élance
Et dans le sable sec des fourmis cheminer.
— Tout à coup, je perçois le bruit de quelque bête
Ecartant des rameaux ; je relève la tête
Et je m'attends à voir jouer un écureuil.
C'est bien mieux : j'aperçois un tout jeune chevreuil,
Tel qu'en peignit Courbet dans sa fraîche Remise !...
Il regarde, immobile ; aussi je l'utilise
Pour meubler d'un vivant ce coin mort de forêt
Et je retiens mon souffle, — et lui, reste en arrêt ;
Sa tête aux yeux si doux s'encadre entre les branches ;
Ses membres élégants et fins, ses souples hanches,
Je les vois à travers les feuilles du taillis,
Et je vais lestement en prendre le croquis :
Mon grand parasol blanc sans doute l'hypnotise,
Cependant qu'à grands traits, moi, je l'anatomise.

LA FUITE DU MODÈLE.

Allons bon ! mon Poilu, qui chassait seul sous bois,
Au loin fait tout à coup retentir ses abois.
D'un bond prodigieux, plus prompt qu'une étincelle,
Je vois dans le fourré s'enfoncer mon modèle.
De chic il me faudra plus tard le terminer...
Consolons-nous ! Voici l'heure du déjeuner !

DÉJEUNER ENTRE AMIS.

Chevreuil à part, j'étais content de mon étude.
Après l'avoir lorgnée avec sollicitude,
Je lui tournai le dos pour sourire au pâté :
Il était savoureux. Encore qu'irrité,
J'en fis part à Poilu, coupable involontaire
Et sans aucun remords. — Le pâté vous altère ;
A le manger sans boire on mourrait étouffé.
Poilu but dans la mare, et moi, j'eus du café,
Qui, dilué dans l'eau, remplissait une gourde.

SIESTE ET RÊVE.

Nonobstant le café, j'avais la tête lourde :
Il ferait bon dormir à l'ombre... Et je dormis !
Poilu dormait déjà. Comme on cause entre amis !
Je dormis, et bientôt je rêvai ; — sans mensonge
Je ne me croyais pas capable d'un tel songe :
« L'Après-midi d'un Faune » ! Or, je l'atteste ici,
Du Faune qu'ont chanté Mallarmé, Debussy,
J'ai l'amour pour les bois et les choses rustiques,
Mais non l'ardeur impure aux transports érotiques.
Pourtant je rêvai que, Faune errant dans les bois,
Je mettais maint Dryade et maint Nymphe aux abois.
Quelles mœurs de rapin pour un sexagénaire,
Mire et peintre amateur ! Pourquoi pas Lacenaire ?
Ou Landru ? — Freud aurait donc raison :
Au fin fond de tout vase il existe un poison ;
Aspiré par le rêve, il monte à la surface.
Par bonheur au réveil son souvenir s'efface...
— Mais soudain un concert de sourds mugissements,
De cris d'enfant peureux et de longs aboiements,
Succédant au silence, éclate à mon oreille.
J'y reste sourd d'abord ; à la fin je m'éveille.

LA VACHE.

Mon petit campement — spectacle plein d'horreur —
Dispersé sous les pieds d'une vache en fureur !
Venue à l'abreuvoir par un enfant conduite,
Tranquille elle aurait bu, pour s'en aller ensuite
Porter son lait du jour, crémeux et nourricier,
Bénéfice escompté du garde-forestier.
Poilu déteste, hélas ! toute bête encornée ;
Quoiqu'elle ne fût pas malintentionnée,
Il s'élance indigné pour la mordre au jarret,
Autour d'elle bondit et jappe sans arrêt.
La vache se retourne et, face à l'ennemi,
Renversant mon pliant, qu'elle brise à demi,
Elle balaye enfin ma toile avec sa queue
Et, mêlant les couleurs rouge, ocre, verte et bleue,
Sans malice à coup sûr, par ce coup d'éventail
Anéantit l'effet d'un matin de travail.
Son trop jeune cornac à la calmer s'efforce ;
Autant mettre le doigt entre l'arbre et l'écorce
Que vouloir séparer les deux rudes lutteurs.
Mon parasol rompu, plus de boîte à couleurs ;
Palette, ni coûteau, même la moindre brosse,
Appui-main, rien n'échappe à la bête féroce.
Quand elle eut tout brisé, la vache se calma.
— J'espère qu'au logis son maître la blâma...

« *Quand on a l'honneur d'être une vache laitière,*
« *Qui doit alimenter la maison forestière,*
« *Se démener ainsi, Dame Vache, c'est laid !*
« *La colère empoisonne et fait tourner le lait !* » —
Elle s'en fut..., mais moi, désarmé comme artiste,
Je demeure accablé, silencieux et triste,
Tel un enfant qui vient de perdre son jouet.
Il ne me reste plus qu'à faire mon paquet.
— Non ; pour me consoler, j'ai mon Virgile en poche.
Je me couche, la tête à l'ombre de la roche.
Sur un coussin de mousse et les pieds au soleil.
Et je vais lire... Eh non ! Je succombe au sommeil.

LA VIPÈRE.

De nouveau je rêvais : Eglogues, Géorgiques,
Tes amours, ô Didon, si brèves et tragiques,
Et du Père Æneas les nombreux accidents —
Quand Poilu me réveille avec des cris stridents :
En cherchant du gibier, il a dans son repaire
Dérangé par malheur une jeune vipère ;
Elle montre en sifflant son dard et ses crochets.
Sans fuir précisément, parce que j'approchais,
Poilu aboie au monstre, en gardant sa distance.
— « Monmaître, esquivons-nous ; crois-moi, pas d'insistance ! »

Me dit-il clairement dans la langue des chiens,
« Tu n'as pas ton sérum contre les ophidiens. » —
Je lui donnai raison ; la fuite était plus sûre
Qu'une lutte exposant à fâcheuse morsure.
Oubliant au logis le précieux sérum,
Comme « en cas d'accident » je n'ai pris que du rhum.
On le prescrit souvent comme remède à l'homme,
Mais il n'est pas encor d'usage courant comme
Remède pour le chien. Laissons donc le serpent ;
Qu'il rentre dans son trou, méprisable et rampant !

LE RETOUR.

Parmi tant d'incidents le soir est venu vite.
L'appétit du souper à rentrer nous invite.
De mon matériel rassemblant les débris,
Je prends, un peu penaud, la route du logis,
Mais consolé de mon propre échec en peinture
Par les tableaux mieux réussis de la nature.
Le soleil déclinant, ayant ensanglanté
Les troncs des pins, jauni le panache argenté
Des trembles, disparaît ; même après sa descente,
Il teint d'un rose ancien la brume opalescente.
— Crépuscule. — Bientôt la lune resplendit.
Dans un demi-sommeil la forêt s'engourdit.

Nous cheminons : Poilu trouble dans leur clairière
Un lapin philosophe, assis sur son derrière,
Ainsi que des faisans de sexe différent,
Qui se parlaient d'amour peut-être en picorant ;
Ils me font tressaillir par leur fuite bruyante.
La plaine, ce matin si gaie et chatoyante,
M'attriste, en s'endormant sous son grand monteau gris,
D'où s'échappent discrets des rappels de perdrix.
Chacun est sur son seuil, tout au long du village,
Et, comme je reviens sans butin ni bagage,
Vis-à-vis des voisins je me fais tout petit.
Je rapporte du moins un robuste appétit.
Arome du gigot cuit à point qu'on découpe !
Poilu trempe déjà son museau dans sa soupe.
L'un et l'autre contents, repus et fatigués,
Maître et chien vont dormir sans s'être harangués.
— Dans le calme profond de cette vie agreste
Des plaisirs des cités nul regret ne me reste.

ÉPITRE COMPLAINTE
DE POILU, CHIEN SANS LANGUE (1)

POUR UNE DAME QUI A FAIT SON PORTRAIT

A Mlle Madeleine Carpentier.

(Peut se chanter sur l'air du Barbier de Séville :
« Je suis Lindor, ma naissance est commune ».

Je suis Poilu : dans toute la commune
On me connaît comme chien de berger.
A tout j'aboie, aux passants, à la lune.
J'aime surtout un bon os à ronger.

Mais par malheur je suis un phénomène :
J'ouvre ma gueule, afin de vous montrer
Que je n'ai plus de langue à vous tirer.
Vivre sans langue est une dure peine !

1. Le pauvre l'a perdue par gangrène ; il a guéri, grâce aux soins
d'un vétérinaire habile, mais ne peut plus retenir sa bave.

Je ne l'ai pas perdue à la bataille,
Bien que je sois quelque peu querelleur.
Et ne redoute aucun chien de ma taille ;
La maladie a fait mon seul malheur.

On dit que c'est la faute d'un microbe :
Mais moi j'accuse aussi le médecin —
Vétérinaire, — ainsi que son maudit vaccin.
C'est grâce à lui qu'on me croit hydrophobe.

J'aime à courir ; mais, malgré moi je bave,
Et quand j'approche, aussitôt les peureux
En chœur s'écrient : « Fuyez ! il a la rage ! »
Je suis vraiment un chien très malheureux.

Si je me plains d'avoir perdu la langue, —
Croyez-moi bien, Madame — ce n'est pas
Pour ne pouvoir plus faire de harangue,
Mais pour ne plus lécher les bons repas.

Dans tous les cas où l'on ne sait que faire,
Un homme dit : donner sa langue au chien ;
Si seulement quelque politi-chien
M'offrait la sienne... Oh ! quelle bonne affaire !

Mais aujourd'hui, grâce à votre fusain,
Puisque j'ai su vous servir de modèle,
Je vais pouvoir, aimable demoiselle,
Humilier tous les chiens du voisin.

Je suis le seul des chiens de ce village
Dont une dame ait tracé trois portraits,
Dont trois dessins conservent le visage,
Oreilles, queue, — en somme tous mes traits.

On me verra désormais — noblement —
D'un chien modèle adopter l'attitude.
Que n'ai-je encor mon lingual truchement ?
Je pourrais vous prouver ma gratitude,

Puisque, sans faire un discours de pompier,
Je lècherais le bas de votre robe.
Ne le pouvant, je dépose à vos pieds
Cet énorme os. que pour vous je dérobe.

TÉNÈBRES

(Réminiscence de Byron.)

A Edmond Deglos.

J'eus un rêve effroyable en son étrangeté,
Rêve qui doit un jour être réalité.
Notre Soleil s'était éteint, et dans l'Espace,
Où maintenant notre œil à les compter se lasse,
Les astres, de rayons tout à coup dépouillés,
Comme au temps du Chaos Biblique éparpillés,
Se heurtaient, n'ayant plus une course réglée.
Et la terre flottait noire, aveugle et gelée.
— Or les Hommes, devant ces désolations
Cosmiques, oubliaient leurs vieilles passions :
Tous, confondus dans une égoïste prière,
Avec des cris d'angoisse imploraient laumière —
Et l'on vivait autour de grands feux allumés...
Mais les bûchers étaient trop vite consumés.
Allumer les forêts fut la seule ressource.
A travers leurs fourrés la flamme prit sa course ;
Les feuilles flamboyaient avec des sifflements,
Les troncs chenus avec d'horribles craquements

Se tordaient.
        On brûla les maisons et les villes.
Et les tyrans brûlaient leurs palais inutiles.
Et les prêtres brûlaient leurs temples et leurs Dieux.
Pour chasser la croissante obscurité des cieux,
Tout dut alimenter la terrestre fournaise.
Puis... plus rien ! qu'un amas gigantesque de braise
D'où jaillissaient, bientôt éteintes dans les airs,
De mourantes lueurs.
        Ces passagers éclairs
Montraient les fils maudits des familles humaines
Grimaçant avec des faces d'énergumènes.
Les uns cachaient leurs fronts dans leurs mains et pleuraient
Ou mordaient la poussière — et les autres couraient,
Blasphémaient et grinçaient des dents, en plein délire.
D'autres, silencieux, avec un affreux rire,
Les yeux fixés au ciel, regardaient sans rien voir
Cet immense linceul implacablement noir.

Les oiseaux, sans pouvoir voler, battaient des ailes.
Loups et lions tremblaient à côté des gazelles.
Les serpents oubliaient de mordre ou de piquer.
Alors l'homme affamé se remit à traquer
Les bêtes comme aux temps anciens : dures batailles
Dans la nuit, sans pouvoir contenter ses entrailles.
L'homme alors se jeta sur l'homme et l'égorgea
Et, l'ayant dépecé des ongles, le mangea.
La faim dénaturant les êtres qu'elle touche,
Un père furieux mordait à pleine bouche

Le corps tout pantelant d'un fils idolatré
Et succombait lui-même, à moitié dévoré.
— Le monde était désert. La terre dépeuplée
N'était plus qu'une masse inerte et désolée,
Cimetière de la défunte Humanité.
Plus d'hiver, de printemps, d'automne, ni d'été ;
Sur le sol calciné plus d'arbres, plus de plantes.
Les fleuves n'allaient plus leurs courses turbulentes,
Par la glace enchaînés, et l'Océan grondeur
Etait silencieux jusqu'en sa profondeur ;
Il n'éclaboussait plus d'écume ses rivages,
Rien n'y remuait plus. Veufs de leurs équipages,
Les vaisseaux pourrissaient sur la mer et leurs mâts
Pièce à pièce y tombaient, immobiles amas.
Car les eaux n'étaient plus par la Lune attirées
Et les flots étaient morts, et mortes les marées.
Les nuages au ciel ne s'amoncelaient plus ;
Dans l'ombre universelle ils étaient superflus
Pour couvrir du linceul de leurs voiles funèbres
Un monde, qui n'était désormais que Ténèbres.

GERMANICA

Au mausolée de Frédéric III a Potsdam.

A Edouard Quénu,
Membre de l'Institut,
Président de l'Académie de Médecine.

J'ai vu dans la blancheur du marbre et la clarté
Funèbre d'une lampe à la voute oscillante
Le tombeau de celui que la postérité
A nommé Frédéric le Noble ; car, vaillante,

Son âme vit venir avec sérénité
La mort la plus cruelle, agonie effrayante
Par sa lenteur, alors que sa main défaillante
Signait encor des lois pleines d'humanité.

On a dit que, touché de nos maux indicibles
Ou (qui sait ?) inquiet des revanches possibles,
De la Conquête même il avouait l'excès,

Victime se sentant peut-être désignée
Pour expier des siens les trop sanglants succès
Et d'avance à son sort noblement résignée.

1898.

LES HOHENZOLLERN ET DIEU

A Pierre Marie.

Frédéric-Deux, l'athée et génial bandit,
Dans sa verve cynique à Voltaire un jour dit
Que ses plans ténébreux pour la Prusse qu'il crée
Craignent du Hasard *seul* la Majesté sacrée.

Puis Guillaume Premier, Tartufe piétiste,
Croit prudent de vouer l'Empire, restauré
Par un Bismark, en faux et mensonges artiste,
Au « Vieux Dieu » des Combats, des Teutons vénéré.

Mais le Dieu Juste inscrit aux tables du Destin
Ce contraste vengeur : Frédéric-Trois, le Noble,
Aura pour successeur Guillaume-Deux l'Ignoble,
Empereur des Mouchards et Royal Cabotin.

1914.

L'HALLALI DE GUILLAUME II,
LE LOUP CHACAL

A Pierre Sébileau.

Ainsi donc ce Bandit, voyant son coup manqué,
N'aura pas attendu même pour crier Grâce
Qu'il fût en son repaire à son tour attaqué
Et que son arme enfin tombât de sa main lasse.

Ainsi ce Loup sanglant, que l'on suit à la trace
Des meurtres qu'il commet, quand il se voit traqué,
Reniant à la fois ses crimes et sa race,
Pour fuir le châtiment en Chacal s'est masqué.

Voici pourtant, malgré tant de subtils détours
Et de feintes, malgré de furieux retours,
La meute vengeresse à son poil accrochée.

Le Monde entend déjà des sanglots et des cris
Et va voir, frémissant de joie et de mépris,
Panteler les lambeaux de la Bête écorchée.

1918.

IL S'APPELAIT BENOIT

A L. Dufestel.

Benoît Quinze trônait sur le siège de Pierre.
On pouvait supposer qu'avec un si doux nom
Ce Pontife, indigné de la fureur guerrière,
Aux avances du Boche aurait dû dire : « Non ».

Quand on inaugura la Bertha meurtrière,
Cet engin inédit d'un infernal renom,
La cible de début du monstrueux canon
Fut, un Vendredi Saint, *une Eglise en prière ! (1).*

De ces lâches tueurs de femmes et d'enfants,
A l'heure de la Mort de Jésus triomphants,
L'anathème d'En Haut égalait seul les crimes.

Or, quand il a fallu dire son sentiment,
Seigneur, ton Délégué répondit seulement
Qu'il offrait des secours en argent aux victimes.

1. Le premier coup tiré par la Bertha de plus de 100 kilomètres sur Paris éventra l'Eglise Saint-Gervais, à l'heure de l'Office des morts tuant et blessant quantité de fidèles en prière.

LE SOLEIL LEVANT (1916)

A Léon Tissier.

Japon, très-vieux pays du Soleil qui se lève,
Mais qui t'es rajeuni par le noble dessein
D'unir patiemment et de fondre en ton sein
L'Occident qui travaille et l'Orient qui rêve,

L'Allemagne et son chef, un Tartufe assassin,
Le Bulgare et le Turc, depuis trois ans, sans trève,
Prennent à notre Europe et son sang et sa sève
Par le fer et le feu, par fraude et par larcin.

Avec les défenseurs du Droit dans le Vieux Monde
Viens mettre le talon sur l'Allemagne immonde ;
Tu peux être aujourd'hui l'arbitre du Destin.

De l'effroyable nuit viens déchirer les voiles ;
Unis à nos drapeaux, bientôt semés d'Etoiles,
Ton Soleil émergeant de la Mer le Matin.

LE DRAPEAU ÉTOILÉ (1917)

A Paul Pouzet.

Du livre du Destin s'écartent les noirs voiles :
Nous y lisons la fin de nos longues douleurs.
Alors que de Wilson on blâmait les lenteurs,
Le Drapeau rayé blanc et bleu, semé d'Etoiles,
Va flotter sur le Front avec nos Trois Couleurs,
Assurant la victoire aux Républiques-Sœurs.

Pershing s'est écrié : « Nous voici, La Fayette !
« Le peuple américain vient pour payer sa dette
« Au Français, qui soutint sa jeune Liberté. »
O France, de ton sort ne sois plus inquiète :
Le Droit frappe de mort celui qui le soufflète ;
Le Crime est moins puissant que la Fraternité,
Et le Caporalisme en vain aura fait tête
   Aux soldats de l'Egalité.

GLOIRE AU GÉNIE ORGANISATEUR

A L. Dutertre.

L'Allemand avait dit : « Depuis la Rome antique
« Aucun peuple n'a su guider l'Humanité ;
« Mais mon heure est venue et mon vieux Dieu Gothique
« A la tête du monde aujourd'hui m'a porté.
« Le droit de commander m'appartient sans conteste :
« Parmi les qualités qui font le Conducteur
« J'ai, seul dans l'Univers — la Science l'atteste —
    « Le Génie Organisateur.

« Mes rois ont tour à tour augmenté mon armée.
De l'Empire aujourd'hui le Maître Sourcilleux,
— Qu'il flatte su qu'il menace avec sa main fermée, —
Impose à mes rivaux, dilemme périlleux,
(Car sa poudre est bien sèche et son fer aiguisé)
Se battre ou consentir l'invasion discrète
Du mouchard patriote en Commis déguisé,
Patient à tisser d'une trame secrète
    L'Espionnage organisé.

« Mais l'infiltration pacifique est bien lente
Au gré d'un conquérant qui se sent surhumain.
De Droit la terre entière appartient au Germain.
A moi le sol Français, la Russie indolente ;
La Belgique est ouverte, et, si son roi, peu sage,
En Paladin naïf commettait cette erreur
De prétendre empêcher ou gêner mon passage,
Alors déchaîne-toi, Teutonique Fureur !
   J'organiserai la Terreur.

« Puis, quand j'aurai vaincu par force et par adresse,
Quand à mes pieds j'aurai terrassé mes rivaux,
Je veux de mes talents démontrer la souplesse :
Alors dans l'Univers, sachant ce que je vaux,
Ma primauté sera par chacun consentie,
Et, relâchant un joug par la force rivé,
Je veux par mon système à l'usage éprouvé
   Organiser la Sympathie. »

— Et l'Univers connut la fureur Teutonique :
Incendie et pillage et meurtre des enfants.
Le Belge est écrasé ; son effort héroïque
N'a pu que retarder les Germains triomphants.
L'armée anglo-française a reculé. Mais Joffre
Transforme la déroute en un recul réglé ;
Gallieni saisit l'occasion qui s'offre
   Et l'Allemand est refoulé.

Il se cramponne au sol et se blottit sous terre.
Alors chaque tranchée est un horrible enfer,
Où, sous un ouragan de flammes et de fer,
Dans les explosions dont le fracas l'atterre,
Le soldat demi-fou, de rage frémissant,
Héros qui, pipe aux dents, tour à tour fume et sacre,
En ses haillons raidis par la boue et le sang,
Attend le suprême massacre.

« Notre Vieux Dieu bénit ma flamboyante épée »
Claironne à tous les vents l'Impérial bandit. —
« Non, ton œuvre à sa base est d'avance sapée :
« Ton fer sera brisé, ton nom sera maudit. » —
—« J'occupe la Belgique et tiens la Roumanie.
« L'Allemagne au-dessus de tout ! dit le Seigneur.
« Que l'Univers consente à notre hégémonie.
J'organiserai son bonheur ! »

Le savant Boche donne un effort « Kolossal » :
Les gaz asphyxiants, honte de la chimie,
Les Gothas foudroyant une ville endormie,
Les sous-marins coulant un navire-hôpital,
La Bertha canonnant des Chrétiens en prières,
Mitraillant les blessés avec leurs infirmières,
Quels succès ! — De tout Droit la violation,
Splendide organisation.

Mais tant de cruauté, tant d'actes sataniques
Ont effrayé, sinon indigné, l'Univers.
Avec nous le Japon et les deux Amériques
Se sont rangées. — Alors commencent les revers
Du Boche qui fléchit. Sa suprême ressource
Est de tarir, croit-il, nos forces dans leur source,
Par le mensonge et l'or répandus à foison
      Organisant la trahison.

Vains efforts : l'heure sonne où triomphe le Droit.
Le Tribunal du Monde a rendu sa sentence :
Habsbourg au pilori, Guillaume à la potence ;
Tino, Cobourg chassés ; au delà du Détroit
Le Turc. Toi, l'Allemagne au cœur dur et pervers,
De ton rêve de sang te voilà dégrisée ;
De l'Histoire à jamais tu seras la risée.
Rampe, en rongeant ton frein, aux pieds de l'Univers,
      A jamais désorganisée.

. . . .

Eh bien ! non. L'Univers n'a pas su la punir
Et, sans même afficher la moindre repentance,
Sans s'avouer vaincue, elle a su désunir
Ses vainqueurs. Exilé, Guillaume est dans l'aisance.
L'Allemagne, invoquant sa feinte pauvreté,
Avec un art qu'aucun scrupule ne déroute,
En combinant l'astuce et la déloyauté,
      Organise sa banqueroute.

1920.

APRÈS GUERRE

FIN DE CAUCHEMAR : AURORE DE LA PAIX.

A Gaston Pochon.

Pendant la nuit parfois un cauchemar fiévreux
Nous assiège et longtemps nous étreint la poitrine
De ses griffes de fer ; puis ce vampire affreux
S'enfuit, lorsqu'au matin l'horizon s'illumine.

Jusqu'à ce jour, au cours des siècles ténébreux,
Les hommes, artisans de leur propre ruine,
Fratricides lutteurs, se déchiraient entre eux,
Comme des naufragés enragés de famine.

Mais le Progrès, lueur qu'on voit au loin grandir,
Aube, aurore de paix, au ciel va resplendir
Et donner le signal d'une éternelle trêve

Aux combats dès la Préhistoire commencés.
Alors l'Homme, échappant à ses tourments passés,
Va s'éveiller ainsi qu'on sort d'un mauvais rêve.

PENSÉES DE MINUIT

(NOËL 1925)

A Emile Sergent.

Jeunes gens qui vivez de mon temps, mes amis, —
Futurs hommes d'Etat auxquels sera commis
Le redoutable soin de gouverner la France, —
Artistes et savants, qui formez l'espérance
D'ajouter un chef-d'œuvre aux gloires du passe,
Ou de voir par vos soins à la fin terrassé
L'éternel ennemi de l'homme, l'Ignorance, —
Médecins qui rêvez d'abolir la souffrance, —
Et toi, dur laboureur, cœur modeste et vaillant,
Toi, mineur, qui noircis tes mains en travaillant, —
Unissez-vous donc tous d'une foi véhémente
Pour sauver ce Pays encor dans la tourmente !
Hélas ! l'Epoque est sombre et bien noir l'avenir.
Vainqueurs par l'union, pourquoi vous désunir ?

Au milieu du fracas des discordes civiles
Les partis furieux échangent acharnés
Les soupçons odieux et les insultes viles.
S'il cherche à séparer ces dogues déchaînés,

Le Juste trop souvent de tous devient la cible ;
Mais il peut quelquefois demeurer invincible,
S'il prend pour bouclier l'amour de la Cité.
Dans tous ces cerveaux fous qu'obscurcit le délire
Son regard, demeuré lucide, apprend à lire ;
Sa froide raison fait rayonner la clarté.
Qu'il vienne ! Où donc est-il, ce Juste, âme intrépide,
Capable d'enrayer la descente rapide
Vers le mouvant abîme où nous allons sombrer,
Pilote à la main ferme, à temps sachant virer ?

Le Juste a fait défaut pour mater la discorde ;
Les citoyens déments ne sont plus qu'une horde.
Navire sans pilote ou trop tard secouru,
Auras-tu dans l'abîme à jamais disparu ?

Le plongeur est debout sur un autre navire,
Qui, pour faciliter sa tâche, en tous sens vire
Et croise avec lenteur dans le chenal maudit,
Où les seuls survivants de l'équipage ont dit
Qu'un bateau chargé d'or a sombré sous ses voiles,
Ayant dû, dans l'horreur d'une nuit sans étoiles,
Éventrer sa carène à des récifs cachés...
Ces trésors engloutis seront-ils arrachés
Par le scaphandrier, guettant l'instant propice
Et prêt à défier l'humide précipice ?
— Le navire perdu, c'était le long effort
De ce peuple, autrefois laborieux et fort ;

L'or de sa cargaison, nos richesses morales
Et de l'Humanité les plus nobles annales.
— Ouvre l'œil à ton poste, intrépide plongeur,
Et nous te bénirons, scaphandrier sauveur !

Contre ce trouble affreux d'un grand peuple en détresse
Est-il un réconfort dans l'humaine sagesse ?
« Pour la France blessée et perdant tant de sang »,
Clament avec ferveur des Français de tout rang,
« C'est notre impiété qui seule est meurtrière :
« Il n'est qu'un seul remède, un seul sûr, la Prière...
« C'est le Dieu des Chrétiens, Jésus, son fils divin,
« Qu'il faut prier : Jamais on ne les prie en vain ».
— Mais le Dieu des Chrétiens n'est pas une évidence ;
On peut n'y croire pas sans paraître en démence.
En douter est permis aux esprits les plus droits
Et le croyant s'abuse en les taxant d'étroits.
L'origine de Tout est à jamais obscure.
Lucrèce avait voulu faire un Dieu d'Epicure :
Les hommes ont pensé, de tout temps, en tout lieu,
Voir en certains d'entre eux des envoyés de Dieu.
Plus d'un s'est dit de lui Fils, Messie ou Prophète,
Ambitieux du plus inaccessible faîte ;
Mais on n'entend qu'un fou s'écrier : «Dieu, c'est moi ! »
— Du mystique problème indescriptible émoi :
L'homme ne peut-il rien sans une aide divine,
Ni par son seul effort éviter sa ruine ?
Sans croire au Dieu fait Homme, on peut être Chrétien ;
Si ton martyre, ô Christ, nous devient un soutien,

Ta croix doit se dresser devant tous en exemple :
Devant elle courbons nos fronts comme en un temple.
A l'Idéal des Grecs manquaient la Charité,
L'Esprit de Sacrifice et la Fraternité.
Jésus les apporta : la Morale est complète.
Dieu, s'il n'est pas qu'un mot, en elle se réflète.
Je vénère Socrate, Epictète et Jésus,
Ces hommes surhumains ; oui, toujours je les eus
Pour soutiens à travers les affres de ma vie.
Ce sont des guides sûrs, quand leur trace est suivie,
Vers l'Inconnu Divin des bonheurs éternels,
Esprit consolateur de nos dégoûts charnels,
Pouvoir réparateur de l'Injustice humaine,
Invisible et présent dans l'Univers qu'il mène.
— Que ce soit la Science, ou l'Art ou la Beauté,
La Vertu, la Patrie ou bien l'Humanité,
Ayez un Idéal et soyez lui fidèles.
Tout noble but est bon qui nous donne des ailes
Et, nous faisant planer sur les bas intérêts,
A l'essor vers le mieux nous maintient toujours prêts.

ANGELUS ET TOCSIN

A Noël Hallé
(in memoriam.)

Au chant du premier coq un autre a répondu,
Puis un autre, et bientôt c'est un chœur éperdu
De tous les Chanteclair épars dans la contrée,
Fiers de leur mission, par Rostand consacrée,
D'obliger Phœbus même, en se frottant les yeux,
A sortir de son lit pour éclairer les cieux.
L'Orient moins obscur, d'abord couleur de cendre,
Blanchit, puis lentement se teint en rose tendre ;
Soudain d'un point, qui semble un fer au feu rougi,
Fuse un rayon de flamme en triangle élargi ;
Enfin le globe entier éblouissant rougeoie :
L'espace est inondé de lumière et de joie.
De la terre s'élève un murmure confus,
Ne réveillant encor que des échos diffus.
Mais des bruits plus précis traversent l'air limpide :
Abois, mugissements, appels, galop rapide.
A travers le vallon, sur le flanc des côteaux,
L'Angelus avertit chaumières et châteaux
Que de tout être humain les premières pensées
A l'Arbitre de Tout doivent être adressées.

Volez, graves ou clairs, de clocher en clocher
Tintements de l'airain vibrant, pour arracher
L'un à la volupté, cet autre à la paresse.
Hommes, vite, debout ! Car tous le temps vous presse.
La Patrie a perdu des millions d'enfants.
O vainqueurs décimés, vainement triomphants,
Français, pour rappeler notre France à la vie
Chaque jour l'Angelus au travail vous convie.
Avez-vous oublié ce soir d'été brûlant
Où dans tous vos clochers les cloches s'ébranlant
Ont sonné le tocsin monotone et sinistre ?
Pour tout mobilisé c'est la voix du Ministre :
« L'Allemand nous attaque ! Aux armes, citoyens !
« Pour nous vaincre il recourt aux plus lâches moyens.
« Quittez tous à l'instant la plume ou la charrue ;
« Et que la France entière aux frontières se rue ! »
A l'austère devoir nul ne s'est dérobé.
Mais parmi les héros combien ont succombé
De la mort par la balle ou l'obus en tranchée,
Dans l'avion en flamme, ou sous les flots cachée,
Ou lente et plus cruelle au fond d'un hôpital !
L'histoire en gardera l'effroyable total :
Quinze cents mille morts, ô mères désolées !
Le même nombre de victimes mutilées.
La France en ces quatre ans eut à pleurer autant
De ses fils que jadis en un siècle...

                             Et pourtant

Elle a vaincu ! — Mais, si la paix fut glorieuse,
De l'Allemand chassé la haine furieuse
N'a pas payé sa dette et n'a pas désarmé ;

Son rictus de revanche est à peine grimé.
Cependant, sans souci d'un avenir critique,
Notre pays se perd en vaine politique.
D'innombrables Français n'ont plus d'autres désirs
Que le luxe et de bas ou vicieux plaisirs,
Mangeaille et cinémas, jeu, filles, cocaïne :
Dans sa gloire la France incline à la ruine.
Malgré sa lourde dette et d'écrasants impôts,
D'aveugles dirigeants votent à tout propos
De trop coûteuses lois ou d'inutiles fêtes. —
Et moi, songeant qu'on peut sur nos cités refaites
Voir planer de nouveau les Gothas assassins,
Je trouve aux Angelus le timbre des Tocsins.

1925.

NATURA MEDICATRIX

A Victor Frémont.

Mes yeux ont vu passer soixante-trois hivers
Et chaque jour inscrit au compte de ma vie,
Avec autant d'ardeur cependant poursuivie,
Des succès plus chétifs et de plus lourds revers.

La rime fuit, rebelle à l'appel de mon vers.
A l'effort vainement ma volonté convie
Une mémoire à trop de travaux asservie
Et qui s'est épuisée en des sens trop divers.

« Mais la Nature est là ! », m'a crié Lamartine
Et le cri du Poète éveille dans mon cœur
Un frémissant écho, de tout regret vainqueur.

Nature, tu rendras par tes bois et tes eaux,
Tes nuages changeants, tes moissons, tes oiseaux
A l'âme du vieillard la fraîcheur enfantine.

1917.

RÉSIGNATION

Soixante-quatre fois depuis que je suis né
Le cycle des saisons a pour moi ramené
De l'avril renaissant la grâce coutumière,
Qui toujours m'a charmé par sa fine lumière.
Ce printemps est pour moi peut-être le dernier

Et de la Mort prochaine aimable avant-courrier.
Que faut-il au vieillard morose
Pour rasséréner son esprit ?
— Un peu de musique, une rose,
Un bon vieux livre bien écrit...
Mieux encor, la chère parole
D'amis anciens... Tant d'eux sont morts !
— En tout cas ce qui le console,
C'est de n'avoir pas de remords.

1918.

NIVOSE

(Tristia).

FUSION D'AMES

A Arnold Netter.

Avoir longtemps cherché l'être complémentaire
Qui doit combler le vide en toute âme existant,
L'avoir enfin trouvé, l'adorer sans mystère,
De ce bonheur conquis savourer chaque instant,

N'avoir plus désormais ici-bas d'autre envie
Que de prouver qu'on aime et se sentir aimé,
En quel langage humain pourrait être exprimé
Le charme surhumain d'une pareille vie ?

Les hommes n'ont pas droit au bonheur surhumain.
Le vrai bonheur de ceux qu'un amour fort assemble
Est d'accepter la vie et de lutter ensemble,
Confiants l'un dans l'autre et la main dans la main.

Deux époux ont vécu murés dans leur tendresse ;
Ils ont, sans se quitter, au seuil de la vieillesse,
Passé trois ans de guerre au chevet des blessés,
Soignant et consolant, heureux d'être harassés.

Le vieil époux s'alite, écrasé de fatigue ;
Elle, cachant ses pleurs, le soutient, lui sourit
Et par des soins constants lentement le guérit.
Mais c'est sa vie aussi que son amour prodigue :

Un mal latent, et qui jamais n'a pardonné,
Ronge son corps vaillant, fragile et surmené.
Ayant perdu depuis des mois toute espérance,
Elle succombe enfin à l'excès de souffrance.

Son compagnon subit le supplice émouvant
D'abandonner au feu le peu qui restait d'elle.
Mais l'âme, libérée, à son amour fidèle,
Revient se fondre avec l'âme du survivant.

1920

AU COUCHER DU SOLEIL A NICE

A Mme Raoul Monod-Broca
en souvenir d'une conversation.

Sur l'azur doux, qui semble en vert pâle se teindre,
Le soleil, à demi submergé par les eaux,
Projette en longs rayons, en nappes, en fins réseaux
L'or rouge de ses feux sur le point de s'éteindre.

Mais ma pensée est loin de ce que voient mes yeux ;
Elle est bien loin, là-bas, sous les cyprès funèbres
Où, même quand y brille un soleil radieux,
L'homme en deuil ne perçoit que froid et que ténèbres.

Les jours chassent les jours et l'année est en fuite
A son tour, emportant comme butin nos pleurs.
Une nouvelle année accourt à sa poursuite,
Amenant elle aussi sa charge de malheurs.

La vie ainsi s'écoule... et la Mort se présente
Au Couple que jamais rien n'avait séparé :
A l'incurable mal physique bienfaisante,
Des vieux époux elle a tranché le lien sacré.

Depuis qu'elle nous a l'un de l'autre privés,
Je vois l'Urne d'argile où Ta Cendre est enclose
Et la dalle de pierre où tes noms sont gravés
Sous la fleur de ton goût, que j'y mets fraîche éclose

          « Dans le Printemps de nos années »,
          Comme dit la Vieille Chanson,
          Nos deux âmes à l'unisson
          L'une à l'autre s'étaient données.

          Aussi vis-tu dans ma pensée ;
          En fermant les yeux je te vois
          Et mon oreille est caressée
          Par le pur timbre de ta voix.

Le reste de mes jours s'achèvera sans trouble.
Jadis chacun de nous de l'autre était le double ;
Maintenant, à l'insu du monde insoucieux,
Tu t'es incorporée à toute ma substance,
Ton oreille est la mienne et tu vois par mes yeux :
C'est pour nous une double et nouvelle existence.

Si ta forme physique est désormais voilée,
De ton esprit au mien rayonne la clarté.
Ton âme intimement à la mienne est mêlée
Et je sens en mon cœur vibrer ta volonté.

Quand je l'aurai rejointe en ce vieux cimetière,
Sur la Croix du tombeau seront gravés ces vers.
« Plutôt que de subir la souillure des vers,
« Mieux vaut qu'en un instant notre humaine matière,
« Pour être dispersée au sein de l'Univers,
« Soit à ses éléments réduite toute entière.

« La flamme a dévoré nos pauvres corps charnels
« Et leur cendre est ici dans deux urnes scellée.
« Mais nous n'avions qu'une Ame : elle s'est envolée
« Vers l'Inconnu Divin des Bonheurs Eternels. »

1921.

RONDEAU TRISTE

Quand tu chantais, pendant notre jeunesse,
Pour t'écouter le passant s'arrêtait.
Mon cœur de joie aussitôt palpitait,
Fier qu'on aimât la voix de ma maîtresse,
Quand tu chantais.

Quand notre vie a subi la détresse,
Si j'ai gardé mon courage, c'était
Grâce au soutien que ta voix m'apportait ;
Seule ta voix dissipait ma tristesse,
            Quand tu chantais.

Puis ton départ pour le monde inconnu
D'où nul mortel n'est jamais revenu
M'a fait toucher le fond de la souffrance.

Si je supporte encor le poids des jours
C'est en gardant vivace l'espérance
De renouer nos terrestres amours,
            Quand tu chantais.

NOTRE SOURCE

A ma sœur Alice G. Lanson.

Petite source claire, au murmure incessant,
Qui calmes mon chagrin par ton bruit caressant,
Enclose en ton bassin de pierres, bigarrées
Par les fauves lichens et les mousses dorées,

Ma bien-aimée et moi, que de fois tu nous vis,
En silence, la main dans la main et ravis,
Descendre les degrés où vient mourir ton onde !
Quand il semble, à midi, que le Soleil inonde
De ses vagues de feu ton miroir de cristal,
En s'y réfléchissant comme sur un métal,
Quand aucun souffle d'air ne ride l'eau dormante,
— Pour les cœurs agités heure douce et calmante —
Nous aimions ta splendeur et ton rayonnement.
Tout se taisait hormis ton doux écoulement.
Les Cyprins demeuraient immobiles, à l'ombre
Et sous le frais abri des feuilles d'un vert sombre
Où dort le nénuphar aux corolles d'argent.
Le saut d'une grenouille, effrayée et plongeant,
Ou d'un vol de bourdon la bruyante insolence
Pouvaient seuls, par instants troubler le grand silence.
— Plus souvent, nous venions à l'approche du soir,
L'un sur l'autre appuyé, lentement nous asseoir.
Le soleil, peintre expert en changeantes images,
Zébrait de pourpre et d'or les croupes des nuages.
Si nos yeux éblouis se détournaient vers l'eau,
Le ciel s'y retrouvait en un fuyant tableau :
L'astre, avant de s'éteindre et de finir sa course,
Jetait de longs reflets empourprés sur la source.
Les cytises tremblants, les roses tamaris,
Les flexibles roseaux, un vieux saule au tronc gris
Y mêlaient le réseau de leur ombre mouvante.
Les poissons réveillés happaient toute vivante
La proie à leur portée ; un pauvre vermisseau,
S'étant laissé tomber du haut d'un arbrisseau,

En se tordant d'effroi flottait à la dérive,
Lorsque un monstre marin, la gueule ouverte, arrive :
Minuscule Jonas, en ce goufre englouti,
Par un décret divin il n'est pas ressorti.
Dans l'air plus frais de noirs quadrilles d'hirondelles,
Qui, découpant l'azur aux ciseaux de leurs ailes,
Se croisent en tous sens, poursuivent à grands cris
Et gobent à pleins becs les moucherons surpris.
Discrètement Vénus au fond des cieux s'allume ;
La source maintenant sanglote dans la brume.
— Certains soirs, quand la lune argentait le chemin,
Humant l'air qu'embaumaient chèvrefeuille et jasmin,
Nous allions visiter la naïade chantante.
Coquette, elle étalait la blancheur éclatante
De sa robe au milieu de sa cour d'amoureux,
Les vieux arbres penchés sur elle, comme heureux
Que sa voix de cristal, mélodieuse et tendre,
Daignât, sans se lasser, pour eux se faire entendre,
Afin de consoler la longueur de leurs nuits.
Ainsi que l'homme, l'arbre aurait donc ses ennuis ?
Nous écoutions émus ses naïves chansons,
Monotones peut-être et peu riches de sons,
Comme il convient aux chants des nourrices berceuses.
Nous avons vécu là ces heures précieuses
Qui s'écoulent si vite et ces divins moments
D'extase, où la Nature enivre ses amants.

Bonheur pur des époux, tendresse conjugale,
Félicité trop rare, ici-bas sans égale,

L'homme qui te connut doit bénir son destin.
Si même un mal affreux, meurtrier clandestin,
A frappé dans ses bras sa compagne fidèle,
Il attendra le jour d'être rapproché d'elle,
Souffrant sans doute, mais sans maudire le sort,
Appelant de ses vœux l'heure, où notre âme sort
De sa gangue charnelle et, fuyant cette terre,
S'envole éperdument vers le divin mystère.
Petite source claire au murmure apaisant,
A t'écouter pleurer je suis seul à présent.

A L'ABSENTE TOUJOURS PRÉSENTE

MEMORIA RERUM.

A Alfred Bramtôt.
(In memoriam.)

Ta petite maison et ton cher vieux jardin
Sont pleins des souvenirs de ton dernier passage,
Et la tendre fauvette et le merle badin
Clairement m'ont chargé pour toi de ce message ;
« Celle qui nous aimait, nous ne l'oublions pas ;
« A l'ombre, en picorant dans la tournante allée,
« Chaque jour, nous cherchons la trace de ses pas.
« Son compagnon est seul ; où donc est-elle allée ?

« Depuis longtemps, longtemps notre Clos n'a plus vu
« Ce bon couple de vieux serrés l'un contre l'autre,
« Avec leur chien Poilu, faisant le bon apôtre,
« Qui nous guettait pour nous surprendre au dépourvu,
« Ce féroce animal, cette bête de proie,
« Dont les longs aboiements, les caresses, les bonds,
« Pour nous inquiétants, leur causaient tant de joie.
« Il est vrai que pour nous d'ailleurs ils étaient bons :
« Après chaque repas les miettes de leur pain
« Par leurs soins s'étalaient sous le grand vieux sapin
« Où nous étions cachés, attendant leur venue, —
« Surtout l'hiver, alors que sur la terre nue
« On trouve rarement de maigres vermisseaux
« Et que la vie est rude aux petits des oiseaux. »
Voilà ce que m'ont dit en leurs gentils ramages,
Dans le grand Clos désert, nos amis emplumés,
Me voyant seul et triste errer sous les ombrages
Des vieux arbres touffus qui nous ont tant charmés.
Mais ces arbres aussi m'ont parlé ; puis les fleurs
M'ont rappelé tant de confidences reçues...
Les fredons de la source aujourd'hui sont des pleurs :
N'étions-nous pas assis sur ses marches moussues,
Quand tu me faisais part de tes moindres projets ?
— Et dans notre maison tous les menus objets
Que tes mains ont touchés, et qu'en place je laisse,
En langage muet parlent de toi sans cesse :
Les romans de Balzac si souvent feuilletés,
La corbeille, qui garde un peloton de laine...
Dans les glaces je vois tes traits fins reflétés
Et j'y recherche encor trace de ton haleine.

Quelque chose de ceux que nous avons chéris
Adhère encore aux lieux aù nous vivions ensemble,
Parfum subtil, empreinte impalpable, qui semble
Ces traces de couleurs, ces fugaces débris
Qu'un papillon froissé laisse au doigt qui le touche.
C'est un souffle qu'on sent vous caresser la bouche...
Et qui suffit encor parfois pour vous griser !
Car le baiser d'une ombre est encore un baiser.

LA RADIEUSE ESPÉRANCE .

NOËL POUR NOS ABSENTS INVISIBLES ET PRÉSENTS.

A Madame Ch. B...

Nous avons eu tous deux ces rares destinées
De savourer longtemps un Amour conjugal,
Où l'Amitié s'unit à l'Amour, son rival,
Pour croître l'une et l'autre au courant des années.

Et devant nous par Lui, resplendissant fanal,
Les routes de la vie étaient illuminées ;
Nous les suivions heureux jusqu'à ce jour fatal
Où nos Guides Chéris les ont abandonnées.

Mais, dans l'obscure horreur de notre isolement,
Leurs voix viennent encor soutenir nos courages,
Nous aidant à lutter contre l'accablement.

A leur fidèle amour ce serait faire outrages
De douter que luira, voulu par le Destin,
Sur nos cœurs réunis un éternel matin.

TÉLÉPATHIE

A Madame Gabriel Lepage.

Est-il vrai que, malgré le temps et les distances,
Deux êtres qui s'aimaient, se trouvant séparés,
Puissent, par des moyens d'eux-mêmes ignorés,
Maintenir le contact entre leurs existences ?

Ne peut-on concevoir des radiations
Passant d'un corps à l'autre en traversant l'espace ?
L'antenne recueillant le son muet qui passe
Confondit d'abord nos imaginations.

Longtemps on ignora ces rayons invisibles,
Qui pénètrent au sein des corps les plus épais,
Les cathodes prenant les anodes pour cibles,
Bombardement d'ions qui ne cesse jamais.

Les Rœntgen, les Curie ont montré ces merveilles ;
Un tel exemple doit provoquer des rivaux
Qui pourront, unissant leurs travaux et leurs veilles,
Nous ouvrir à leur tour des horizons nouveaux.

Peut-être quelque jour ceux-ci montreront-ils
Que des rayons, émis par une âme lointaine,
Atteignent, plus puissants encore et plus subtils,
Une âme sœur, ayant son amour pour antenne.

COMMUNION POSTHUME

A Madame Edouard Primet.

Quant à l'autre mystère, à jamais insondable,
De ce qui, même après qu'elle nous les a pris,
Nous lie après la mort à des êtres chéris,
C'est l'affreux inconnu dont la pensée accable.

Cette pensée étant la suprême souffrance
Que des êtres chéris soient perdus à jamais. —
Pour moi, je garde au cœur l'invincible espérance
De retrouver Là-Haut ceux qu'Ici-Bas j'aimais.

Amant veuf, je répète, avec Hugo l'Apôtre,
Ce que dit Booz : « Celle avec qui j'ai dormi
Est à demi vivante, et moi, mort à demi,
Et nous sommes encor tout mêlés l'un à l'autre. »

Quand deux âmes ont pu d'amoureuse amitié
Au monde des vivants se fondre en une seule,
A jamais la moitié que ce départ esseule
Garde un lien secret avec l'autre moitié.

Celle qui dans le corps demeure emprisonnée
Reçoit de l'autre, hélas ! invisible à ses yeux,
Des messages discrets d'amour mystérieux
Et ne doit donc jamais se croire abandonnée.

LE LEGS DE L'ABSENTE

Neuf ans sont écoulés depuis la mort de Celle
Qui m'avait fait la vie et si douce et si belle
Par sa bonté, sa grâce et son rare talent
D'artiste et sa voix pure.
     Hélas ! en t'en allant
Hors du monde sensible et vers le noir mystère,
Tu me laissais sans force et sans appui sur terre.
Mais ton amour, toujours prévoyant. m'a légué
Un être à ton image et qui m'a prodigué
Des trésors de douceur et de délicatesse,
En entourant de soins filiaux ma vieillesse.

A LA GARDIENNE DU PASSÉ

A Mlle E: Levallois.

Quand Elle s'éteignit après tant de souffrance,
La maîtresse au grand cœur, orgueil de la maison
Par son esprit, sa grâce et sa haute raison,
Elle vous exprima sa suprême espérance

De vous voir désormais borner votre horizon
Au spectacle attristant et sans nulle attirance
D'un vieillard, qu'il faudrait, par douce remontrance,
Préserver des dangers de l'Arrière-Saison.

Nous évoquons souvent les heureuses années,
Comme les fleurs de son tombeau, jamais fanées,
En attendant que Dieu veuille nous réunir.

L'Absente vous bénit, gardienne au cœur fidèle,
Qui chaque jour savez si bien me parler d'Elle,
Attisant au foyer le feu du souvenir.

MON CLOS

A mes petits-enfants Henri,
Francine et Jacques.

A mes nièces et neveu Marthe,
Jean et Alice T.

Le jardin clos, silencieux,
Où se confine ma vieillesse,
Exhale encore précieux
Les frais parfums de ma jeunesse.

Mes yeux trouvent sans la chercher
Au long de la tournante allée
L'ombre chère, semblant marcher,
De Celle qui s'en est allée.

Jadis plusieurs enfants joyeux
S'y poursuivaient avec ivresse,
Interrompant souvent leurs jeux
Pour quémander une caresse.

Sur ces massifs d'arbres ombreux
Le silence plane sans cesse,
Et pourtant j'y recueille heureux
Plus de douceur que de tristesse.

Dans cet air, toujours imprégné
D'amour pur, de joie et d'enfance,
Le vieil homme se sent baigné
Comme dans une eau de Jouvence,

ATTENTE SANS PLAINTE

A Madame Ch. Ruault-Apostolidès.

Les fourriers du Printemps paraissent : la froidure
S'enfuit à leur approche et Mars, en mélangeant
Le rire avec les pleurs sur son masque changeant,
Par le soleil et l'eau fait jaillir la verdure.

Mon cœur mal résigné redevient exigeant.
Son écorce de glace est plus froide et plus dure
Et mon deuil est plus noir, quand la Jeûne Nature
Va se draper d'azur, d'émeraude et d'argent.

Mais Celle dont la voix est sur moi souveraine
Me dit : « Sans oublier ma cendre souterraine,
Au mal de mon absence oppose un cœur vaillant.

« La minute inconnue, ardemment désirée,
Qui refondra notre âme, en deux parts déchirée,
En silence attends-là, sans plainte... en travaillant. »

BIJOUX, PORTRAITS ET FLEURS

J'ai voulu demander tes intimes pensées
D'autrefois aux bijoux qu'alors tu préférais,
Dormant depuis ta mort dans leurs anciens coffrets,
Mystérieux témoins de nos heures passées.

Aux cadres dédorés, où pâlissent tes traits
En teintes par le temps lentement effacées
J'ai voulu tour à tour arracher tes secrets,
Prétentions d'amant et d'époux insensées.

Mais les fleurs m'avaient dit, lorsque tu respirais
Les parfums languissants des corolles froissées,
Qu'en silence, chère âme, autrefois tu souffrais.

Tu songeais, abaissant tes paupières lassées
Pour me cacher le sens de tes regards distraits,
A l'angoisse de l'heure où tu me quitterais.

LE FEU LIBÉRATEUR

Ta bouche aux dents de perle, avec ton front si beau
Dont pendant quarante ans ma vue était charmée,
Toute ta chair enfin, le feu l'a consumée
Pour t'épargner l'affront des vers dans le tombeau.

Ton âme libre attend la mienne, bien aimée :
La mienne va bientôt l'être aussi. Mon cerveau,
Mon cœur, mon sang, mes chairs s'en iront en fumée,
Ma cendre rejoindra la tienne en ton caveau.

Le feu libérera ma part irréductible
Du principe immortel épars dans l'Univers,
M'épargnant comme à toi la souillure des vers.

Aux esprits libérés s'aimant tout est possible.
Vers l'Inconnu malgré tant de chemins ouverts,
De nous unir gardons l'espoir immarcescible.

LE SABLIER

A Georges Pressard.

Si les jours sont égaux au cadran de la vie,
Leur fuite est variable au champ du souvenir :
L'heure que je croyais ne voir jamais finir
N'est plus qu'une minute à mon destin ravie.
Soixante-quinze fois depuis que je suis né
Le cycle des saisons a pour moi ramené
De l'Avril renaissant la grâce coutumière ;
J'en goûte autant toujours la limpide lumière.
Cependant chaque jour m'approche du charnier
Et ce vers que j'écris peut être le dernier.
Avec un sentiment de douce lassitude,
Cœur plein de souvenirs poignants, mais sans remords,
Sans regret de la vie et sans inquiétude
De l'Inconnu, j'aspire à revoir mes chers Morts. —
Presque tous mes amis d'enfance et de jeunesse
Pour cet inconnu sont, l'un, puis l'autre, partis.
Celle qui m'apporta son active tendresse,
Avec des goûts aux miens tellement assortis,
L'épouse au cœur loyal, au devoir attachée,
Qui maternellement a soutenu mes pas,

N'est plus, — et l'existence a perdu tout appas,
Depuis que de mes bras elle fut arrachée.
Dans ce Jardin secret où s'égrènent mes jours
Va de nouveau fleurir l'automnal chrysanthème ;
Verra-t-il le dernier de mes nombreux séjours ?
— Je pourrais longuement développer ce thème.
Je mentirais vraiment : car je vois sans chagrin,
D'un œil indifférent plus que mélancolique,
Le sable de mes jours se glisser grain par grain
Dans le col étroit du sablier Symbolique.

DISQUISITIO DE OPTIMA MORTE : QUANDO ? QUO ? QUOMODO ?

A Lucien Bardou.

Si partisan qu'on soit de la puissante éthique
Qu'ont léguée aux humains les Maîtres du Portique,
On se résigne mal à certains accidents,
Tels que la mort, l'amour et les rages de dents.
J'ai connu de l'amour et l'angoisse et la joie,
Et jamais je ne fus au mal de dents en proie.
J'accepte de la mort l'inévitable coup ;
L'heure m'importe peu, mais le mode, beaucoup.

Sur ce point je me sens disciple d'Epicure:
Ni du temps, ni du lieu de ma fin je n'ai cure,
Mais souhaite vraiment que le moment fatal
Soit autant que possible et subit et brutal.
Les à-coups successifs d'une paralysie
Ne me plairaient pas mieux qu'une lente phtisie.
Un coma confortable où l'on vient sans effort,
La syncope, un ictus foudroyant m'iraient fort...
Après tout, ce sont là des châteaux en Espagne,
Et toute mort est bonne à qui perd sa compagne.

1929.

DERNIER SOUHAIT

Je ne puis vraiment pas me plaindre de la vie,
Ayant eu de l'amour la joie et les douleurs.
Dans la guerre et la paix j'ai servi ma patrie,
Et j'ai vu sa victoire, après tant de malheurs.

J'ai pu goûter souvent cette béatitude,
Egale à celle d'un grand amour partagé,
De lire dans des yeux mouillés la gratitude
Du malade souffrant, que l'on a soulagé.

J'ai prêché liberté, concorde, tolérance,
Relevé des vaincus, consolé des chagrins,
Combattu de mon mieux l'erreur et l'ignorance.
Peut-être ai-je des droits à quelques soirs sereins.

Pourtant dans ma vieillesse active et solitaire
J'espère à chaque instant le signal du Départ ;
Du tombeau conjugal je réclame ma part
Et me résigne mal à mon exil sur terre.

Mais, ainsi que Pétrarque eut l'enviable sort
De mourir, saturé d'amour et de science,
En relisant Virgile, et n'eut pas conscience
De quitter d'un seul coup l'Etude pour la Mort,

Quand l'heure sonnera pour moi de ne plus vivre,
Puissé-je m'endormir, le front sur un beau livre !

Le Clos-Samois-sur-Seine, 1929.

TABLE DES MATIÈRES

Le Crin-Crin d'un Mire.

Aux lecteurs amis........................... 389
Avant-propos 391
A mes parents 393

GERMINAL

(JUVENILIA.)

Insouciance 397
Le retour au nid 398
Amore, siccome il vento 399
L'Amour et la Mort 400
Les deux amours 401
Le bal 402
Belle et bonne 403
Rêve du Vieux Temps 404
Caprices des yeux 408
Jalousie 409
Paresse amoureuse 410
Le silence éloquent 411
Amour partagé............................. 412
Radieux printemps 413
Sous bois 414
Vélizy 416
Ce que dit la mer.......................... 418

Fin d'automne 419
Amour et courage 420
La maison d'Henri Murger 421
Ton chant, ton sourire 421
Les mains unies 422
Heureux oiseaulx, dolent poète 423
Dévotion abusée 424

MESSIDOR

(VIRILIA.)

A la mémoire du Dr Henri Feulard............. 427

Impressions artistiques.

La Beauté chaste (Venus Victrix) 431
La fureur guerrière (Mêlée de cavaliers par Salva-
  tor Rosa) 432
La Piété humble (Le sacrament hauslein de Adam
  Krafft) 433
La Bonté (Consolation par la Musique) 434
La Symphonie humaine et surhumaine (Beethoven). 435
Danse Macabre (Fantaisie de Saint-Saens) 439
La conscience de l'artiste (le Zeus de Phidias).... 440
L'écho du Cristal 441
La Fauconnière d'Amour 442

Impressions morales.

Plus de poètes ? 443
L'Histoire et la Poésie 444
L'Homme simple et le Factice : Le Laboureur, Le

Rêve du Comédien 444
Poème des Iris et mystère des Yeux 448
La pluie sur les roses......................... 452

Philosophisme.

Que sçais-je (mode pyrrbonien) ?.............. 453
Tragi-comédie (mode pascalien) 454
L'inévitable imprévue 455
Courage malheureux (mode stoïcien) 456
L'idéal sacrifice 457
L'âme et ses chiens de garde 458
Le Droit à l'Echafaud (mode cornélien).......... 459
Victimes et bourreaux anonymes............... 460
Trois médaillons de nobles têtes coupées 461
    I. Lucile Duplessis-Desmoulins............. 461
    II. Madame Roland 462
    III. Charlotte Corday...................... 463

Croquis.

Conditorei (pâtisserie berlinoise) 464
Garde à Vous ! 465
Le Lavandou 466
Marine 467
Marlotte 467
La Forêt de Fontainebleau 468

BRUMAIRE

(Senilia.)

Le Paysagiste et son chien 474

Epître-Complainte de Poilu, chien sans langue...... 484
Ténèbres (Réminiscence de Byron)............... 487

Germanica.

Au mausolée de Frédéric III à Potsdam........ 490
Les Hohenzollern et Dieu...................... 491
L'Hallali du Loup-Chacal 492
Il s'appelait Benoît 493
Au Soleil Levant 494
Au Drapeau étoilé............................ 495
Gloire au Génie organisateur.................. 496

Après guerre.

Fin du Cauchemar : Aurore de la Paix.......... 500
Pensées de Minuit 501
Angelus et tocsin 505
Natura medicatrix 507
Résignation 508

NIVOSE

(TRISTIA.)

Fusion d'Ames 513
Au coucher du Soleil à Nice 515
Rondeau triste 517
Notre Source 518
A l'absente toujours présente : memoria rerum.... 521
La radieuse espérance 523
Télépathie 524
Communion posthume 525

Le legs de l'absente 527
A la gardienne du Passé 527
Mon Clos 528
Attente sans plainte 530
Bijoux, portraits et fleurs 531
Le feu libérateur.. 532
Le sablier 533
Disquisitio de morte optima : quando ? quo ? quo-
    modo ? 534
Dernier souhait 535

295. — Imp. de la Libr. N. Maloine, 27, r. de l'École de-Médecine, Paris.— 11-29